健康就在呼吸间

肺系疾病防治与康复指导

主　编　何　明
副主编　吴峥嵘　李　渊　郝素英

U0212257

人民卫生出版社
·北　京·

图书在版编目（CIP）数据

健康就在呼吸间：肺系疾病防治与康复指导 / 何明
主编 . —北京：人民卫生出版社，2020.12
ISBN 978-7-117-30888-5

Ⅰ. ①健… Ⅱ. ①何… Ⅲ. ①肺疾病 – 防治 – 普及读
物②肺疾病 – 康复 – 普及读物 Ⅳ. ①R563-49

中国版本图书馆 CIP 数据核字（2020）第 222618 号

人卫智网	www.ipmph.com	医学教育、学术、考试、健康，购书智慧智能综合服务平台
人卫官网	www.pmph.com	人卫官方资讯发布平台

健康就在呼吸间——肺系疾病防治与康复指导
Jiankang Jiuzai Huxijian——Feixi Jibing Fangzhi yu Kangfu Zhidao

主　　编：何　明
出版发行：人民卫生出版社（中继线 010-59780011）
地　　址：北京市朝阳区潘家园南里 19 号
邮　　编：100021
E - mail：pmph @ pmph.com
购书热线：010-59787592　010-59787584　010-65264830
印　　刷：北京汇林印务有限公司
经　　销：新华书店
开　　本：710×1000　1/16　　印张：15　　插页：2
字　　数：223 千字
版　　次：2020 年 12 月第 1 版
印　　次：2021 年 1 月第 1 次印刷
标准书号：ISBN 978-7-117-30888-5
定　　价：56.00 元

打击盗版举报电话：010-59787491　E-mail：WQ @ pmph.com
质量问题联系电话：010-59787234　E-mail：zhiliang @ pmph.com

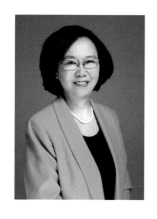

何明,主任医师,教授,博士研究生导师。北京中医药大学东方医院原副院长、呼吸病研究室主任。北京市名老中医,第四批北京市老中医药专家学术经验继承工作指导老师。世界中医药学会联合会呼吸病专业委员会常务理事,中国中药协会呼吸病药物研究专业委员会常务理事。科技部、教育部、北京市自然科学基金等项目申报与奖励评审专家。中央电视台《健康之路》、北京电视台《养生堂》栏目特邀专家。

从事中医、中西医结合临床、科研、教学工作40余年,积累了丰富的经验,对呼吸系统疾病的诊断治疗有较深造诣,尤其对一些内科难治性疾病的中医治疗有独特见解和临床研究经验。主持多项国家级、省部级中医药课题的研究,获各级科技成果奖多项。在核心期刊发表论文、论著50余篇。培养中西医结合临床博士、硕士研究生多名。

擅长运用中西医结合的方法,治疗各种急慢性咳嗽、支气管炎、各种肺炎、难治性哮喘、慢性阻塞性肺疾病、肺间质纤维化、肺结节病、支气管扩张、肺癌、肺源性心脏病,以及亚健康状态的中医调理等,疗效良好,深受广大患者好评。

前　言

呼吸系统疾病是常见病、多发病，是世界卫生组织列出的全球四大慢性疾病之一，严重影响着人民的健康，在我国城市居民死亡率中占第 3 位，而在农村居民中则占首位。就我国疾病经济负担而言，呼吸系统疾病也已居第 3 位。由于大气污染、吸烟、人口老龄化及其他因素，使全球呼吸系统疾病，如慢性阻塞性肺疾病、慢性支气管炎、肺气肿、肺源性心脏病、支气管哮喘、肺癌、肺纤维化，以及肺部感染等的发病率、死亡率均居高不下。在我国及世界范围内暴发的呼吸道传染病，如 2003 年严重急性呼吸综合征（SARS）疫情，尤其 2019 年底新型冠状病毒肺炎的大流行，不但给人民群众的身心带来严重伤害，同时造成巨大的经济损失。近年来，在多个国家出现的人禽流感，其病原体侵袭人体的主要靶器官也是肺，说明呼吸系统疾病对人民健康的危害是很大的，防治任务甚为艰巨。

祖国传统的中医药学是伟大的医学宝库，有着几千年的历史，在健康事业和疾病防治，尤其在呼吸系统疾病的防治中起着至关重要的作用。中医呼吸系统疾病防治体系的形成源于中国现存最早的医学经典著作《黄帝内经》，书中不但对肺系疾病的病名、发病机制、疾病转归进行了论述（如喉痹、鼻渊、咳嗽、肺痈、喘证、肺胀等），而且提出了"不治已病，治未病"的学术思想，以及"正气存内，邪不可干""邪之所凑，其气必虚"等疾病防治理论，之后得到历代医家的不断发展、完善和提高，成为历代健康防护的法宝。

何明教授一直致力于中医、中西医结合呼吸系统疾病的科研、临床和教学工作，对呼吸系统疾病防治有着丰富的经验和较深的造诣，不仅在该领域为国家中医药事业作出杰出贡献和成就，还一直以提高人民健康水平为己任，撰写了这本呼吸系统疾病防治的科普书籍《健康就在呼吸间——肺系疾病防治与康复指导》，以提高人民群众的呼吸系统疾病防治知识水平,实现为呵护人民群众健康奉献绵薄之力的愿望。

本书分上下两篇,上篇主要以呼吸系统疾病中西医结合防治为主,介绍了一些常见疾病的症状、体征、主要治疗方法和防治措施,下篇主要介绍了与呼吸系统疾病中西医防治相关的一些养生方法,还涵盖了当前西医学的相关进展和治疗观点,语言通俗,深入浅出,科普性强。本书适用于健康人群和有呼吸系统疾病的人群阅读,相信会对大家提高健康水平有所裨益。

何明

2020 年 12 月

目　录

上篇　治疗与预防篇

下篇 养 生 篇

上 篇

治疗与预防篇

肺的解剖结构和生理功能

　　肺位于胸腔内,纵隔两侧,分为左肺和右肺,与气管、支气管相连。生活状态下的正常肺,色浅红,质柔软,呈海绵状,富有弹性。气管就像一棵大树逐步分支,最后分成比头发还要细的细支气管通向肺泡。肺有分叶,左侧分为上下两叶,右侧分为上中下三叶。肺泡形成海绵一样的柔软结构,可以随呼吸气体的出入而扩张和收缩。

　　呼吸系统包括鼻、喉、气管、支气管和肺(图1)。其中肺是气体交换的场所,其他则是气体交换的通道。鼻、鼻窦、咽、喉组成组成上呼吸道;气管、支气管及其各级分支组成下呼吸道。

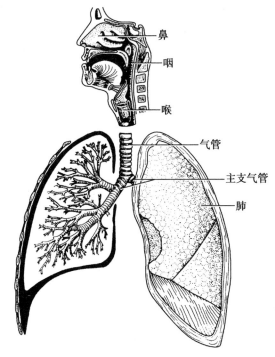

图1　呼吸系统

　　肺泡是人体与外界不断进行气体交换的主要部位,数目很多,成人有3亿~4亿多个肺泡,总面积近100m²,外面缠绕着丰富的毛细血管和弹性纤维。肺泡壁和毛细血管壁都很薄,各由1层上皮细胞组成,这些都有利于进行气体交换。人体通过呼吸使氧气进入肺泡,通过气体弥散与肺泡周围毛细血管中的血液进行气体交换,然后通过血液循环把氧气输送到全身各个器官组织,而各器官组织产生的代谢产物,如 CO_2 再经过血液循环运送到肺,最后经呼吸道呼出体外。

中医认为,肺在人体中的位置最高,称之为华盖,并认为肺为娇脏,喜润恶燥,不耐寒热,且肺主皮毛,最容易受到外界邪气的侵袭。肺不仅仅是呼吸的器官,还参与全身的代谢。肺主气,司呼吸,也就是说肺不但能够主管人体呼吸运动,还能主管人的一身之气。《素问·五脏生成》说:"诸气者,皆属于肺。"

(一)肺主气,司呼吸

肺主气,即指全身的气均由肺来主持和管理。司呼吸,是指呼吸功能。肺主气包括主呼吸之气与主一身之气两个方面。肺主气,与呼吸功能有关,即肺主呼吸之气。呼吸功能是人体重要的生理功能之一。肺既是主司呼吸运动的器官,又是气体交换的场所。通过肺的呼吸功能,人体从自然界吸入清气,又把体内的浊气排出体外,从而保证了新陈代谢的顺利进行。

肺主一身之气,是指肺有主持、调节全身各脏腑经络之气的作用。这一功能主要体现在气的生成,也就是宗气的生成。宗气是由脾胃化生的水谷精气与肺从自然界吸入的清气相结合,积于胸中而成。因此,肺的呼吸功能正常与否,直接影响到宗气的生成。宗气通过心脉和肺气布散到全身,以维持人的生理代谢。所以肺通过宗气的生成与布散,起到主持一身之气的作用。其次,肺主一身之气还体现在对全身的气机具有调节作用。实际上,肺的一呼一吸运动,就是全身之气的升降出入运动。肺主气的功能正常,气道通畅,呼吸就会正常自如。若肺有了病变,不但影响到呼吸运动,而且也会影响到一身之气的生理功能。

(二)肺主宣发与肃降

所谓"宣发",即宣散、输布之意。肺主宣发,即肺具有向上升宣和向外周布散的生理功能。这种功能主要体现在三个方面:其一,通过肺的气化,排出体内浊气;其二,通过宣发功能,使气血、津液输布至全身,以发挥滋养濡润所有脏腑器官的作用;其三,宣发卫气到体表,调节皮肤腠理开合,将代谢后的津液化为汗液排出体外。

所谓"肃降",即清肃、洁净和下降之意。肺的肃降功能,是指肺气向下通降和使呼吸道保持洁净的作用。肺主肃降作用主要体现在三个方面:一是吸入自然界清气;二是将肺吸入的自然界清气和脾转输至肺的津液和水谷精微下行布散;三是肃清肺和呼吸道内的异物,以保持呼吸道的洁净。若肺的肃降功能失职,则可出现呼吸短促或表浅、胸闷、咳喘等病理现象。

肺气的宣发和肃降功能是肺的生理功能相辅相成的两个方面。在生理情况下,两者相互依存、相互配合、相互制约,使呼吸保持平稳状态。在病理情况下,出现"肺气失宣""肺失肃降"等病变,则见胸闷、咳嗽、喘息等症状。

(三)肺通调水道

人体的水液代谢在生理活动中具有十分重要的作用,主要包括水分的摄入、体内水液的转输利用和代谢后水液的排泄等环节,是在多个脏腑参与下共同完成的,而肺是其中之一。肺调节水液代谢的作用称为"通调水道",主要体现在两个方面:一是通过肺宣发,调节汗液的排泄。排泄汗液,是人体水液代谢的一部分。二是肺气肃降,使水道维持通畅。"水道"即指体内水液运行、排泄的道路。水道的通行畅达,流通无阻,是维持水液代谢平衡的重要条件,因此有"肺主行水""肺为水之上源"的说法。如果在病理情况下,肺的通调水道功能减退,就会发生水液停聚而生痰、成饮,引起水肿、小便不利等病变。

(四)肺朝百脉、主治节

中医称全身之脉为百脉。肺朝百脉,即全身血液都朝会于肺。肺朝百脉的生理意义在于:全身血液通过肺脉流注于肺,通过肺的呼吸进行气体交换,然后再输布全身。肺主一身之气,调节全身气机,而血液的正常运行,亦有赖于肺的敷布和调节,故有"血非气不运"之说。

《素问·灵兰秘典论》说："肺者,相傅之官,治节出焉。"这是将肺比喻为辅助一国之君主的宰相,协助心君,调节全身。肺的治节作用,概括起来,主要体现在四个方面:一是肺主呼吸;二是肺有节律地呼吸运动,协调全身气机升降运动,使脏腑功能活动有节;三是辅佐心脏,推动和调节血液的运行;四是通过肺的宣发与肃降,治理和调节津液的输布、运行与排泄。若肺主治节的功能失常,既可影响宗气的生成与布散、血液的正常运行、津液的调节与排泄,又可影响气机的升降运动。

（五）肺主皮毛、开窍于鼻,肺与大肠相表里

皮毛指一身之表,包括皮肤、汗孔、毛发等,是抵抗外邪的屏障。肺主皮毛是指肺通过宣发作用,将津液等物质输布于皮毛,以滋养皮毛肌肉,从而保卫机体,抗御外邪。如果肺气虚弱,不能宣发卫气,输精于皮毛,不但可以出现皮毛憔悴枯槁,而且还可以引起卫外功能低下,容易遭受外邪侵袭而发病。鼻是肺呼吸出入的门户,有"鼻为肺窍"之称。鼻的通气和嗅觉功能,主要依赖于肺气的作用,肺气和,呼吸通利,嗅觉才能正常。鼻为肺窍,又是外邪侵犯肺的道路,如外邪侵袭肺卫,多从口鼻而入。临床常见外邪袭肺,肺气不宣,症见鼻塞流涕、嗅觉不灵等,所以,治疗鼻的疾病时往往从肺入手。

肺与大肠相表里。大肠和肺通过经络的联系而构成表里关系,在生理上、病理上均可体现出来。肺与大肠同属金,肺属阴在内,大肠为阳在外。肺为"相傅之官",主气;大肠为"传导之官",变化水谷,传导糟粕。正因肺与大肠相表里,所以,大肠经的邪气容易进入肺经,肺经的邪气也可以表现在大肠经上。如肺火较旺时,可以出现大便秘结,而肺气虚弱或年老体弱,肺气不足的人,肺气不能正常肃降,也可导致大便秘结;反之,若大肠气滞热郁,也可引起肺气上逆而出现胸闷、喘满等症。

🫁 舌与健康

看过中医的人都知道,就诊时医师总要观察患者的舌。舌与疾病究竟有什么关系呢? 舌诊是中医望诊的重要内容之一。脏腑通过

经络与舌发生联系,所以许多脏腑的病变也可从舌象的变化和部位上反映出来。

(一)舌与脏腑有什么关系?

舌分为舌尖、尖中、舌根、舌边四部分。五脏的病变就分别在这四个部分上反映出来。心、肺有病时,会在舌尖上反映;肝胆病反映在舌的两边,脾胃病反映在舌的中部,肾和膀胱病则反映在舌根。所以,心火旺的人通常舌尖赤红,胃火旺的人则会出现舌中苔黄。

(二)望舌看什么?

望舌主要看舌质、舌苔、舌体。第一,看舌质,是红的,还是紫的;是淡的,还是暗的。第二,看舌苔,是黄苔、白苔,还是少苔。第三,看舌体,是胖舌,还是瘦舌,有没有齿痕,有没有裂纹,有没有芒刺。望舌态主要看舌是不是僵硬,有没有歪斜等。最后,看舌的脉络是否有血瘀等。

1. 舌质　正常的舌质颜色淡红。如果出现异常则是病态。如淡白舌表明气血不足,多见于阳虚、血虚证;舌质红表明热盛,多见于里实热证或阴虚内热;舌尖红多表明心火旺盛;舌质红绛多属阴虚内热,一般会睡眠不安、心烦多汗。另外,一些热病者,邪热深入营血也表现为红绛舌,多见于热病极期;舌边有瘀点或紫暗,舌下脉络瘀暗,多表明有血瘀证候,如很多心血管疾病患者舌边多有紫点瘀斑,用活血化瘀的方法治疗可获效。

2. 舌苔　舌苔是舌体上附着的一层苔状物,由胃气上蒸而生。正常舌苔是薄白苔,干湿适中,不滑不燥。至于病态舌苔,一般白苔常见于表证、寒证;白腻苔多见于痰湿证,黄苔多见于里热证;黄腻苔多见于湿热证;灰苔多见于里热证,也可见于寒湿证;黑苔常见于疾病严重阶段,若苔黑而燥裂多为热极津枯,苔黑而润滑多属阳虚寒盛。苔的厚薄可表明病邪的轻重和进退。一般病轻者苔薄,病重者苔厚。苔由薄增厚,表明病邪由表入里,病情由轻转重;苔由厚变薄,表明邪气由内达外,病情由重转轻。舌红少苔,多属阴虚内热,体内阴液亏虚,常伴两颧红,形体消瘦,潮热盗汗,五心烦热,夜热早凉,口燥咽干等。

3. 舌体 舌体胖大而且舌边有齿印,多与水湿停留有关,通常属于脾虚或肾阳虚;多反映消化系统病变,脾胃虚寒,胃肠蠕动能力差,吸收不好。肾阳不足,会伴有肢冷怕凉、腰膝酸软、大便溏泄。

舌体瘦小一般属虚证,乃气血阴液不足,不能充盈舌体所致。如果舌质颜色淡,会出现乏力懒言、倦怠的症状,多为气血不足。

舌面上有裂沟,而裂沟中无舌苔覆盖者,称裂纹舌,多因精血亏损,津液耗伤、舌体失养所致。舌质暗红而有裂纹者,是由于体内热胜,通常还伴有口苦口臭、咽喉痛;如果舌质颜色淡而有裂纹,多属气阴不足,会伴有口干咽燥、心悸气短。少数正常人可有裂纹,在舌上有纵横向深沟,称先天性舌裂。

有时可看到舌尖与舌边舌乳头增生、肥大,突起如刺,称为芒刺,多因邪热亢盛所致。芒刺越多,邪热愈甚。根据芒刺出现的部位,可判断热邪相关脏腑,如舌尖有芒刺,多为心火亢盛;舌边有芒刺,多属肝胆火盛;舌中有芒刺,主胃肠热盛。

舌诊固然重要,但正确的诊断还必须联系脉象、病史等全面分析,才能做出疾病的正确诊断。总之,舌苔与健康有着密切的联系。其实在生活中,经常看看自己的舌头,对健康多有裨益。比如,平时舌苔正常,某天早上看到自己舌苔厚腻了,或有腹胀,那可能是近日吃得太油腻了,脾胃代谢不良,应该及时调整自己的饮食;舌苔黄了,如果伴有口干、便秘等症状,说明有内热了,要少食辛辣之品,多食蔬菜水果和清热的食物。

浅谈中医辨证

中医看病一向是讲究辨证论治的,这是中医治病的核心理论,也是中医的灵魂。辨证论治,听起来简单的四个字,背后的学问可就深了!尤其是辨证的思维与方法,比如同样一个病,根据人的体质和病情以及天时地利,可以用很多不同的方剂去治疗,而不同的病又可以用同一个方剂去治疗。很多中医学者对此也可能未完全理解透彻。辨证论治已有几千年的历史,早在《黄帝内经》中就已深刻体现,至今不断发展,成为中医治病的根本方法。那么,中医治病都是用哪些辨证方法来诊病的呢?

（一）八纲辨证

中医学辨证分类方法有多种,其中八纲辨证是分析疾病的最基本方法,是各种辨证的总纲。疾病的表现尽管是极其复杂的,但基本上都可以用八纲加以归纳。如疾病的类别,可分为阴证与阳证;病位的浅深,可分为表证与里证;疾病的性质,可分为寒证与热证;邪正的盛衰,可分为实证与虚证。概括起来说,即阴、阳、表、里、寒、热、虚、实八字。八纲辨证就是运用表、里、寒、热、虚、实、阴、阳八纲对疾病的病位外内、病势浅深、虚实属性,以及致病因素与人体抗病能力的强弱对比状态等进行分析辨别的辨证方法。通过八纲辨证,就能将错综复杂的疾病临床表现,进行综合分析,从而找出疾病的关键,掌握其要领,确定其类型,以辨别病变的部位、性质、邪正盛衰及病症类别,为治疗指明方向。

（二）气血津液辨证

气血津液是脏腑正常生理活动的产物,受脏腑支配,同时它们又是人体生命活动的物质基础。气血津液辨证是运用脏腑学说中气血津液的理论,分析各科病症的一种辨证方法。气血是人体生命活动的物质基础,一旦发生病变,不仅会影响脏腑的功能,亦会影响人体的生命活动。反之,脏腑发生病变,必然会影响气血津液的变化。气血津液辨证可分为气病辨证、血病辨证和津液辨证。《素问·举痛论》所说"百病生于气也",指出了气病的广泛性。但气病临床常见的证候,可概括为气虚、气陷、气滞、气逆四种。血的病证因病因不同而有寒热虚实之别,其临床表现可概括为血虚、血瘀、血热、血寒四种证候。津液辨证,是根据患者所表现的症状、体征等,分析、辨别疾病当前病理本质是否存在津液亏虚或运化障碍、水液停聚而形成的痰证、饮证等。

（三）脏腑辨证

脏腑辨证是以藏象学说的理论为指导,分析判断疾病所在的脏腑病位及其病因、病性及邪正盛衰情况等的辨证方法,是临床最常用的辨证方法。脏腑辨证通过对疾病的症状、体征及有关的病情资料进行分析归纳,从而确定病变的脏腑部位、性质等,并据此制订正确的治疗方案。这种辨证方法主要用于内伤杂病,亦为其他各科辨证的基础,是辨证体系中的重要组成部分。脏腑辨证也同时要结合八纲辨证、气血津液辨证等其他辨证方法,临证时综合判断。

(四)六经辨证

六经辨证的方法始见于《伤寒论》,是东汉医学家张仲景在《素问·热论》等篇的基础上,所创立的一种论治外感病的辨证方法。它以人体六经(太阳经、阳明经、少阳经、太阴经、少阴经、厥阴经)为纲,将外感病演变过程中所表现的各种证候,总结归纳为三阳病(太阳病、阳明病、少阳病)、三阴病(太阴病、少阴病、厥阴病)六类,从邪正盛衰、病变部位、病势进退及其相互传变等方面阐述外感病各阶段的病变特点。通俗来讲,凡是抗病力强、病势亢盛的属三阳病证;反之,抗病力衰减、病势虚弱的为三阴病证。

(五)卫气营血辨证

卫气营血辨证是以外感温热病发展过程中卫分、气分、营分、血分四类不同病理阶段的理论,说明病位深浅、病情轻重和传变规律的辨证方法。卫气营血辨证将疾病分为卫分证、气分证、营分证、血分证等四类不同证候,也是外感热病常用的一种辨证方法,代表病证深浅的四个不同层次或阶段,用以说明某些温热病发展过程中的病情轻重、病变部位、各阶段病理变化和疾病的变化规律。当温热病邪侵入人体,一般先起于卫分,邪在卫分郁而不解则传变入气分,气分病邪不解,以致正气虚弱,津液亏耗,病邪乘虚则入营血,营分有热,动血耗阴势必累及血分,这时疾病已入里,预示病情较重。此种辨证方法是在伤寒六经辨证的基础上发展起来的,又弥补了六经辨证的不足,从而丰富了外感病辨证学的内容。

(六)三焦辨证

三焦辨证是以三焦所属部位,将外感温热病,尤其是湿温病的病理变化归纳为上、中、下三焦证候,用以阐明其病变先后、病位深浅、邪正盛衰及传变规律的辨证方法。三焦辨证是外感温热病的辨证纲领之一。根据《黄帝内经》关于三焦所属部位的概念,可大体将人体躯干所隶属的脏器,划分为上、中、下三部分。从咽喉至胸膈为上焦;上腹部脾胃肝等属中焦;下腹部的肾、膀胱及二阴属下焦。三焦辨证在阐述上、中、下三焦所属脏腑病理变化及其证候的基础上,同时也说明了温病初、中、末三个不同的阶段。如温病初期一般始于上焦手太阴肺,然后传入中焦脾胃,最后终于下焦肝肾,多为肝肾阴虚之候,属温病的末期阶段。

中医治病从来是审证求因、辨证施治的,通过望、闻、问、切,把四诊得到的信息,通过上述辨证方法,将自然环境、人体各种内在的关系(如气血、脏腑、阴、阳、表、里、寒、热、虚、实)等联系起来,最终找到病因、病机和治病的方法及方药。特别是整体辨证的思维方法,不但治标还要治本,从根本上找到病因,使疾病得到有效治疗。

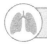 ## 谈谈感冒的中医治疗与预防

冬春季是呼吸系统疾病的高发季节,大多数人感冒后自己在家吃药,面对各种各样的感冒药,不知应该怎么选,甚至寒热不分,越吃越重,延误病情,这就要求我们了解一些感冒的知识,方便自己在生活中运用。老百姓常说的"感冒"实际指两种疾病,即"普通感冒"和"流行性感冒"。

普通感冒,也称"上呼吸道感染",中医学称"伤风",是由多种病毒引起的一种呼吸道常见病。普通感冒以鼻咽部症状为主要表现,常见发热、流涕、喷嚏、咽痛、咳嗽等表现,多无并发症,一般经 5~7 天痊愈。

流行性感冒是流感病毒引起的呼吸道感染。流感病毒分为甲、乙、丙三型。人流行性感冒,主要是甲型、乙型流感病毒引起的,传染性强,中毒症状重,并发症多,病程长,常会出现高热、寒战、头痛、鼻塞、咽干咽痛、全身肌肉酸痛、疲乏无力等症状,还可出现腹泻、呕吐等。常见的并发症有肺炎、病毒性心肌炎和神经系统感染。症状通常持续 2~4 周,有并发症的病程会显著延长,重症若不及时治疗可出现生命危险。

无论哪一种感冒,对老年人、体质差的人都不是小事。临床上经常会遇到一些老年人由于抵抗力较低,感冒症状并不典型,不发热、

不流鼻涕,症状很轻,但已引发肺炎等严重的感染,如发现和治疗不及时可危及生命,尤其是有慢性基础疾病的老年人。所以感冒不可忽视,要根据症状采取积极措施。中医治疗感冒疗效突出,方法也较多。下面介绍普通感冒的中医辨治和预防。

(一)普通感冒的中医辨证治疗

1. 风寒感冒(风寒束表证)

主要表现:恶寒重发热轻,无汗,头痛,肢节酸痛,打喷嚏,流清涕,咳嗽、痰稀白,舌苔薄白,脉浮紧。

治法:辛温解表散寒为主。

常用方:荆防败毒散。

药物组成:荆芥、羌活、独活、防风、柴胡、前胡、桔梗、枳壳、茯苓、川芎、甘草。

常用中成药:感冒清热冲剂。

常用食疗方:

姜丝萝卜汤:生姜25g,萝卜50g。制法:生姜切丝,萝卜切片,共放锅中加水适量,煎煮10~15分钟,再加红糖。功效:祛风散寒解表。用法:每日1次。

葱豉汤:葱白2根,豆豉10g。制法:用水500ml,入豆豉煮沸2~3分钟,之后加入葱白、调料出锅。功效:解表散寒。用法:趁热服用,服后盖被,取汗。

姜糖饮:生姜10g,红糖15g。制法:生姜切丝,以沸水冲泡,加盖约5分钟,再调入红糖。功效:疏散风寒,和胃健中。用法:每日1次,趁热顿服。服后盖被睡卧取汗。

2. 风热感冒(风热束表证)

主要表现:恶寒轻发热重,咳嗽,痰黄或黏,口干咽痛,鼻塞流黄涕,舌苔黄、舌边尖红,脉浮数。

治法:以辛凉解表为主。

常用方:银翘散。

药物组成:金银花、连翘、竹叶、荆芥、牛蒡子、淡豆豉、薄荷、桔梗、生甘草。

常用中成药:金花清感颗粒、银翘解毒丸、桑菊感冒片、连花清瘟颗粒等。

常用食疗方：

桑叶枇杷粥：桑叶 10g，枇杷叶 15g，甘蔗 100g，生茅根 30g，薄荷 6g，粳米 60g。将上述药物洗净切碎，加水适量，煎煮取汁，入粳米煮至米花粥稠，趁热服。每日 1 剂，连服 3 日。桑叶、茅根、薄荷清热生津，枇杷叶肃肺止咳，甘蔗、粳米生津益胃，适用于肺胃蕴热、外受风热的感冒患者。

银花薄荷饮：金银花 20g，薄荷 10g，鲜芦根 60g。先将金银花、芦根加水 500ml，煮 15 分钟，后下薄荷煮沸 3 分钟，滤出加适量白糖，温服，日服 3~4 次。

3. 暑湿感冒（暑湿伤表证）

主要表现：身热、汗出热不解，四肢倦怠，头重如裹，鼻流浊涕，心烦口渴不欲饮，胸闷纳差，恶心、腹胀，舌苔薄黄，脉濡数。见于夏季。

治法：以解表化湿、理气和中为主。

常用方：香薷饮。

药物组成：香薷、厚朴、白扁豆。

常用中成药：藿香正气水、香薷散等。

常用食疗方：

清暑祛湿茶：鲜扁豆花、鲜荷叶、鲜玫瑰花各 20g。先将荷叶切成细丝，与扁豆花、玫瑰花置入容器内，加水 500ml，煎成浓汁，加适量冰糖，代茶饮用。

三花汤：白菊花 15g，金银花 20g，白扁豆花 15g。三味放搪瓷容器内，加水煎汤代茶饮之。

4. 体虚感冒（阳虚者易感受风寒之邪；阴虚者易感受燥热之邪）

（1）气虚感冒：一般人一年感冒次数在 2 次左右，如果经常反复出现，称之为体虚感冒。体虚感冒主要就是肺气虚，因为肺为娇脏，中医认为肺主气、卫外，如果肺气虚了，卫气不足，邪气就更容易侵入，即中医所谓的气虚肺卫不固，实际上是外感兼内伤所致。

主要表现：恶寒较重，发热，无汗，头痛身楚，咳嗽，痰白，咳痰无力，气短懒言，反复易感，舌淡苔白，脉浮无力。

治法：以益气解表为主。

常用方：参苏饮加减。

药物组成:人参、茯苓、甘草、苏叶、葛根、前胡、半夏、陈皮、枳壳、桔梗、木香。

常用中成药:参苏感冒片。

常用食疗方:

黄芪姜枣汤:黄芪 15g,大枣 15g,生姜 3 片。制法:以上三物加水适量,用武火煮沸,再用文火煮约半小时即可。功效:益气补虚,解表散寒。用法:吃枣饮汤。

药物预防:玉屏风散(黄芪、白术、防风)。主治表虚自汗,汗出恶风,面色㿠白,舌淡苔薄白,脉浮虚。适用于虚人腠理不固,易感风邪。

(2)阴虚感冒

主要表现:身热,少汗,头昏,心烦,口干,干咳少痰,舌红少苔,脉细数。治法:以滋阴清热解表为主。

常用方:葳蕤汤加减。

药物组成:葳蕤、白薇、麻黄、独活、杏仁、川芎、甘草、青木香、生石膏。

常用食疗方:

枸菊斛冬茶:枸杞子 10g,菊花 5g,麦冬 10g,石斛 10g。代茶饮。

铁皮石斛银耳羹:铁皮石斛 6g,银耳 50g,枸杞数粒,冰糖少许。银耳泡发,把铁皮石斛段和银耳加水大火煮开后,转小火煮 30 分钟时将枸杞和冰糖倒入,继续炖至银耳软糯即可。

(二)普通感冒的预防

1. 注意房间通风,少到人群密集的地方。
2. 经常锻炼身体,增强御寒能力。
3. 注意防寒保暖,避免受凉。
4. 药物预防,中药玉屏风颗粒每次 1 袋,一日 2 次,连服 1~3 个月。

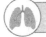 **读懂"热伤风",夏天不感冒**

夏日炎炎,人体的新陈代谢加快,为了散发体内的热量,表皮血管和汗腺孔扩张,出汗量就会增加。这时如果开着空调、风扇入睡,

或用凉水冲浴,或骤然进入温度很低的房间,毛细血管就会突然收缩,加之体温调节中枢功能失调,容易导致风邪、热邪及湿邪入里,造成热伤风。

老百姓所说的"热伤风",通常指夏天的普通感冒。

夏季感冒中医又称暑湿感冒,与风寒感冒和风热感冒是有区别的。从发病原因来说,风寒感冒主要是感受了风寒之邪;风热感冒主要是感受了风热之邪,春天较多。暑湿感冒的病机特点是既有暑湿之邪,又感受了风寒之邪,因为夏季闷热,湿度比较大,且这个时候大家都比较贪凉,比如吹空调等。从症状上来说,风寒感冒、风热感冒、暑湿感冒都有鼻塞、流涕、发热。但暑湿感冒是夏天特有的感冒,也就是老百姓俗称的热伤风。热伤风的发热和秋冬季感冒是有区别的,多发热重、恶寒轻,一般患者没有寒冷的感觉,只是发热,出汗多但是不解热。因此,如果夏天的热伤风还像风寒感冒一样吃退热药,效果就会不好,而且还有一定副作用,如祛风寒药会让人出汗过多,体力进一步减退,有的甚至症状加重。这时用清热、祛暑湿、解表的办法,就能收到较好的疗效。

大多数热伤风患者表现为中度以上发热,体温可达 38.5~40℃,咳嗽、咽痛、咳痰、鼻塞、流涕、全身乏力、酸痛伴有沉重感,头沉、头昏脑涨,时有恶心呕吐。治疗上,建议以中药为主。对症的中成药可选用藿香正气水或胶囊、银翘解毒片,也可以使用一些清热除湿、解表、祛暑的中草药,如可用广藿香、桑叶、菊花、薄荷、黄芩、连翘、竹叶各10g 煎水,分 2 次服用。

若出现高热几天不解,甚至咳嗽较重等症状,应及时到医院就诊检查(如查血常规、拍胸片),以防引发肺炎等并发症。

所以,夏季天气炎热,不但要注意防暑,又要避免一些过度降温和乘凉的措施,避免发生暑湿感冒。

 ## 如何运用穴位按摩防治感冒

感冒是生活中常见的呼吸道疾病,四季都可发生,其中秋冬季是多发季节。受凉后,外邪可趁机侵入人体,引起打喷嚏、鼻塞等症状,甚至发热、咳嗽等,重者还会引发肺炎等疾病,给生活带来极大不便。

很多人一感冒就打针输液,那么,有没有防治感冒的简单方法呢? 下面为大家讲一讲中医穴位按摩防治感冒的方法。

(一)头颈面部按摩

擦脸动作:屈肘,五指并拢,中指贴鼻翼两侧,向上至前额、发际,双手掌心沿发际向外向下,至下颌还原至鼻翼两侧,反复每次做10次。

头部动作:屈肘,五指分开,双手指由头部发际开始向上、向后、向下直至后颈部,反复做10次。

目的:刺激头部穴位,疏通经络,促进局部血液循环,缓解头面部不适症状。

揉颈动作:屈肘,五指并拢,沿颈部两侧向后再向前搓擦,反复做10次。

目的:搓擦后刺激面部、颈部穴位,促进局部血液循环,增强机体抗病能力。

注意:搓擦时尽量将手搓热。

(二)穴位按摩

1. 头面及颈部穴位

迎香:在面部,鼻翼外缘中点旁,鼻唇沟中(图2)。有疏散风热、通利鼻窍的作用,按压后可用于治疗鼻塞、流涕、衄血等。

印堂:在头部,两眉毛内侧端中间的凹陷中(图3)。揉按后可治疗感冒引起的头痛、鼻塞,还可治疗眩晕、失眠、小儿惊风、眉棱骨痛等症。

风池:在颈后区,枕骨之下,胸锁乳突肌上端与斜方肌上端之间的凹陷中(图4)。掌擦或揉按后可用于治疗感冒、气管炎等病。

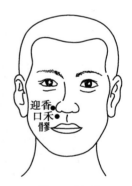

图 2 迎香

2. 背部穴位

大椎:在脊柱区,第7颈椎棘突下凹陷中,后正中线上(图5。低头时颈背部交界处的椎骨上有一高突并能够随颈部左右摆动而旋转,该高突即为第7颈椎棘突)。掌擦此穴,可用于治疗发热畏寒、头项强痛、咳嗽、气喘,还可治疗小儿惊风、风疹,并有预防感冒、增强身

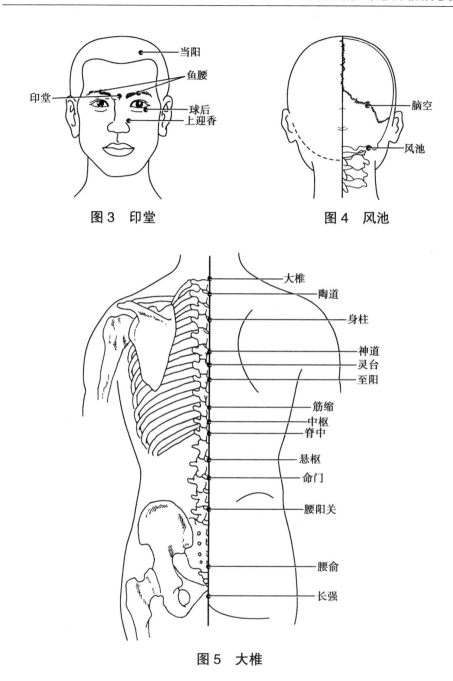

图3 印堂

图4 风池

图5 大椎

体免疫力的功效。

　　风门:在脊柱区,第2胸椎棘突下,后正中线旁开1.5寸(图6)。按揉和掌擦此穴可治疗伤风、咳嗽、发热、头痛、鼻塞、项强,还可治疗胸背痛等。

肺俞:在脊柱区,第 3 胸椎棘突下,后正中线旁开 1.5 寸(图 6)。按摩此穴对防治感冒、咳嗽、气喘、吐血、潮热、骨蒸、盗汗、鼻塞等效果较好。

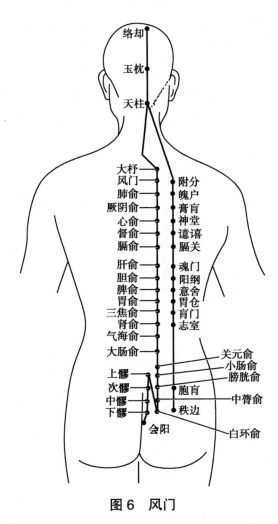

图 6 风门

3. 四肢穴位

列缺:在前臂,腕掌侧远端横纹上 1.5 寸,拇短伸肌腱与拇长展肌腱之间,拇长展肌腱沟的凹陷中(图 7。简便取穴法:两手虎口自然平直交叉,一手食指按在另一手桡骨茎突上,指尖下凹陷中是穴)。按压后可治疗外感头痛、项强、咳嗽、气喘、咽喉肿痛等,还可以治疗

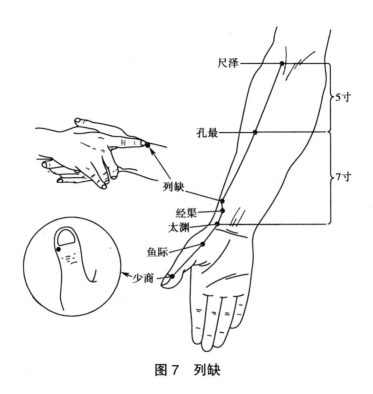

图 7　列缺

齿痛等。

合谷:在手背,第 2 掌骨桡侧的中点处(图 8)。合谷有清泻阳明,疏经通络,镇痛开窍之功用。按压此穴,可以治疗感冒引起的头痛、咽喉肿痛等,还可以治疗齿痛、腹痛、便秘、上肢疼痛等。

外关:在前臂后区,腕背侧远端横纹上 2 寸,尺骨与桡骨间隙中点(图 9)。揉按后可治疗感冒引起的发热、头痛,还可治疗目赤肿痛、耳鸣耳聋、上肢痿痹、胸胁痛等。

鱼际:在手外侧,第 1 掌骨桡侧中点赤白肉际处(图 7)。按压后可治疗感冒引起的咳嗽、咽喉肿痛、发热等,还可治疗哮喘、失音、咯血等。

太渊:在腕前区,桡骨茎突与手舟骨之间,拇长展肌腱尺侧凹陷中(图 7)。按压后可治疗感冒、咳嗽、咽喉肿痛,还可治疗气喘、胸痛、腕臂痛等。

足三里:在小腿前外侧,犊韧带外侧凹陷(犊鼻)下 3 寸,距胫骨前缘一横指(图 10)。捶打后或揉按后可调理脾胃,强壮身体,常称强壮穴。

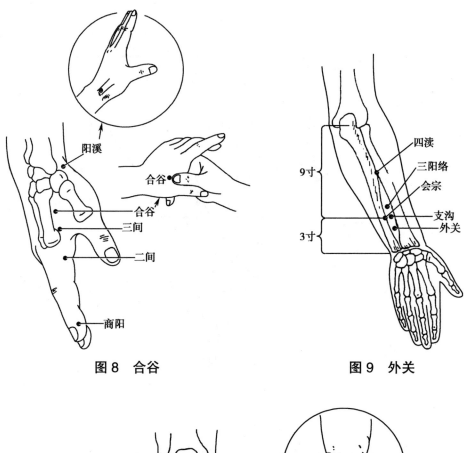

图 8 合谷   图 9 外关

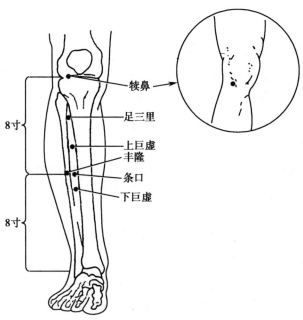

图 10 足三里

具体操作方法：可选上述 3~5 个穴位,每次按压 50 次左右。可由家人或借助按摩仪施行。

 ## 让我们远离流行性感冒

按照世界卫生组织的调查报告,全球每年有 5%~15% 的人发生流行性感冒(简称流感),死亡病例为 25 万 ~50 万,可见流行性感冒的发生率较高,还会危及患者生命。

感冒一般分为普通感冒和流行性感冒。普通感冒的症状包括流鼻涕、打喷嚏、咳嗽,并伴有轻度发热。而流感则起病急,症状比普通感冒重,表现为头痛、寒战、干咳、咽喉痛、体温骤升、全身不适及肌肉或关节疼痛。普通感冒患者一般不会产生严重并发症,偶尔合并细菌感染,引发鼻窦炎、中耳炎或支气管炎等。流感患者严重时会并发肺炎、支气管炎、心肌炎等疾病,还可诱发哮喘、慢性阻塞性肺疾病、支气管扩张、肺纤维化等慢性病急性加重,严重者造成循环和呼吸衰竭。

流行性感冒是由流感病毒引起的急性呼吸道传染病,一般通过飞沫或接触传播。流感病毒分为 3 个类型——甲型流感病毒、乙型流感病毒和丙型流感病毒。其中,人流感主要由甲型流感病毒和乙型流感病毒引起,每年秋冬季节是高发期。甲型流感病毒的表面抗原会经常发生细小变异,所以每年引发流感的毒株都有可能不同。常见的流感病毒以 H1N1 和 H3N2 为主,还有 H5N1、H7N9 等。流感病毒引起急性呼吸道感染,特点是暴发流行,传染性强,并发症多,典型表现是急起高热、乏力、肌肉酸痛,也可有鼻塞、流涕、喷嚏、咽痛、干咳等,临床特点是中毒症状重,而呼吸道症状轻;也可引起肺炎、心肌炎、脑炎等并发症,甚至造成呼吸及多脏器衰竭死亡。比如 2003 年流行的 SARS,近几年流行的禽流感等,其严重性和危害性大家应该已有所了解。乙型流感病毒对人类致病性也比较强,但抗原变异很慢,和甲型流感临床症状相似,通常有肌炎及胃肠道症状。但是还没有发现乙型流感病毒引起过世界性大流行。丙型流感病毒只引起轻微的上呼吸道感染症状,很少造成流行。

流行性感冒在中医学中称为"时行感冒"或"时行疠气",与感冒有本质的区别,属于中医温病、疫病类范畴。中医对其认识素有"伤寒论"和"温病论"两种,初期病位在表,按"伤寒"六经辨证则属于太阳经表证;按"温病"卫气营血辨证,为卫分热证,即温病的初始阶段,属温病中的"风温",又因卫分相当于人体的肌表、皮肤、上呼吸道、头部,故称为"温邪上受"。初起即见发热、恶寒,偶尔也会出现寒战、高热,这也是风温最典型的症状;邪在卫分者,除恶寒发热外,也有咳嗽、口干、口渴等症。

那么面对流感,我们应该如何去预防呢?

(一)正气存内,邪不可干

《黄帝内经》说:"虚邪贼风,避之有时,恬惔虚无,真气从之,精神内守,病安从来。""虚邪贼风"指的是外来的致病因素。"避之有时",就是说要严格遵守春夏秋冬气候的变化规律,适当地调整自己以适应环境变化。《黄帝内经》云:"正气存内,邪不可干""风雨寒热,不得虚,邪不能独伤人。"也就是说,无论风寒暑湿,还是具有传染性的病毒、细菌,只要日常将自己的身体养护好,保持旺盛的正气,无论什么外邪都会望而却步。

(二)生活起居

1. 防寒保暖,及时增减衣物,注意冷暖以适寒温。

2. "起居有常",作息要有规律,多锻炼,保持充足的睡眠,保持机体良好状态。

3. 保护居室环境,经常开窗通风换气。

4. 注意个人卫生,勤洗手,少到人员聚集的地方,外出注意防护、戴口罩。

(三)合理饮食

1. "食饮有节",合理营养,少食辛辣厚味,少进刺激之品。

2. 多饮水,避免呼吸道黏膜干燥。

(四)中药预防

常用药物有黄芩、板蓝根、大青叶、金银花、连翘、野菊花、蒲公英、紫花地丁、鱼腥草、穿心莲、贯众、葛根等,但要在医师指导下服用。

 您打流感疫苗了吗?

流感是一种由流感病毒引起的可造成大规模流行的急性呼吸道传染病。流感与普通感冒相比,症状更加严重,传染性更强,抗生素治疗无效。但流感是可以预防的,而接种流感疫苗是目前最有效的预防方法,每年在流行季节前接种1次,免疫力可持续1年。

注射流感疫苗可以预防流行性感冒,但不能防止普通感冒的发生,只能起到缓解普通感冒症状、缩短感冒周期等作用。而且,即使注射了流感疫苗也要在半个月之后才能产生抗体,才能达到预防的目的。

流感病毒分甲、乙、丙3型。其中,甲型致病力最强,最容易发生变异。流感大流行就是甲型流感病毒出现新亚型或旧亚型重现引起的,如H1N1、H5N1、H7N9尤为值得关注,可感染动物和人类并引起流行甚至是世界范围内的大流行。乙型致病力稍弱,可引起局部流行。

流感病毒具有高度传染性,通过飞沫经空气传播,经短暂潜伏期后急性发病,给社会带来巨大损失。最大规模的流感大流行发生于1918—1919年,造成2100万~4000万人死亡(其中美国就有50万人,仅1918年10月就有19.6万人死亡),超过第一次世界大战的战争死亡人数。在我国,近几年禽流感的流行给人类健康带来很大危害。因此,流感的预防一直受到世界各国的高度重视。

目前在我国使用的流感疫苗有3种——全病毒灭活疫苗、裂解疫苗和亚单位疫苗,国产和进口产品均有销售。每种疫苗均含有甲1亚型、甲3亚型和乙型3种流感灭活病毒或抗原组分。这3种疫苗的免疫原性和副作用相差不大。流感疫苗中包含3个病毒株——2个甲型,1个乙型。这3个病毒株的活性成分在疫苗的生产过程中都已经被"杀死",所以接种流感疫苗不会感染流感。

(一)为什么要接种疫苗?

1. 注射流感疫苗可产生抗体,有效减少发生流感的概率,减轻流感症状。

2. 防止肺炎、心肌炎等严重并发症的发生。

3. 接种流感疫苗可降低人类出现新型流感病毒大流行的危险性。

《中国流行性感冒疫苗预防接种指导意见（试行）》指出，所有希望减少患流感的可能性，没有接种禁忌，年龄在 6 个月以上者都可以接种。

（二）什么时间接种好？

大部分流感出现在 11 月到次年 2 月，但某些流感会延伸到春季，甚至夏季。含有最新病毒株的疫苗会在夏季末期或流行期前提供使用，《中国流行性感冒疫苗预防接种指导意见（试行）》提出，在流感流行高峰前 1~2 个月接种流感疫苗，能更有效发挥疫苗的保护作用。

（三）接种对象有哪些人？

1. 60 岁以上的老年人。

2. 有慢性病患者及体弱多病者以及免疫力低下的人。

3. 医疗卫生机构工作人员，特别是一线工作人员。

4. 6 以上个月的婴幼儿；小学生和幼儿园儿童。

5. 养老院老年人和有关护理机构、托幼机构工作人员。

6. 服务行业从业人员，特别是出租车司机、民航、铁路、公交司乘人员，商业及旅游服务从业人员等。

7. 经常出差、出国人员；重要工作岗位人群等。

（四）哪些人不能接种？

1. 急性发热性疾病患者。

2. 对鸡蛋或疫苗中其他成分过敏者。

3. 孕妇、6 个月以内婴儿。

4. 慢性病发作期。

5. 严重过敏体质者。

6. 医师认为不适合接种的人员。

7. 特殊疾病吉兰 - 巴雷综合征患者。

（五）接种后反应有哪些？

流感疫苗接种后有些人可能会出现低热，而且注射部位会有轻微红肿，但这些都是暂时现象而且发生率很低，无须太在意。但有极少数人会出现高热、呼吸困难、喘鸣、荨麻疹、苍白、心跳过速和头晕，此时应立即就医。

 ## 预防人感染 H7N9 禽流感知多少

冬春季，为 H7N9 禽流感疫情高发季节。近年来，福建、云南、湖南、湖北、浙江、北京、广东等多地均出现人感染 H7N9 禽流感病例。接触被感染的禽或暴露于活禽经营市场是人感染禽流感的重要危险因素。禽流感并发症多，死亡率较高。所以防患于未然，每年提早采取积极预防措施尤为重要。下面介绍一些关于预防禽流感的知识。

（一）什么是 H7N9？

流感病毒分为甲型、乙型和丙型 3 种。H7N9 是流行性感冒中的甲型病毒。自 2013 年我国华东地区首次发现人感染 H7N9 病例以来，每年都会在冬春季出现季节性流行。总体来说，病毒从 2013 年以来没有发生对人的感染力、致病力、传播力有重要影响的突变疫情。但对今后发展趋势仍然需要保持高度警惕。

（二）H7N9 病例主要临床表现有哪些？

H7N9 病例的潜伏期一般多为 7 天以内，也可长达 10 天。患者常出现 39~40℃的持续高热，咳嗽、咳痰，可伴有头痛、肌肉酸痛、腹泻或呕吐等症状。肺炎为主要临床表现。早期发病无特异性表现，诊治难度大，重症病例治疗效果差，病死率高，目前报告病例总体病死率在 40% 左右。

如果流行季节出现发热、头痛、鼻塞、咳嗽、全身不适等症状时，应佩戴口罩，尽快到医院就诊，并主动告诉医师自己发病前是否接触过禽类及其分泌物、排泄物，是否到过活禽市场等情况，以便医师及时、准确作出诊断和给予针对性的治疗。

（三）H7N9病毒通过什么途径传播？

导致人感染H7N9病毒的最重要的危险因素是人直接或间接暴露于受感染活禽或带毒禽类污染的环境。目前，我国确诊的H7N9病例，绝大多数发病前有活禽的暴露或接触史，且以暴露于有活禽售卖的农贸市场的比例居多。尚没有证据显示H7N9病毒能够通过妥善处理的禽类或禽蛋类传播给人类。监测显示，目前虽偶有局部聚集性病例发生，但尚无证据表明H7N9病毒能持续地造成"人传人"的疫情。

（四）食用禽类应注意些什么？

禽类是人体良好的食物蛋白质来源，价廉物美。鸡、鸭等禽类肯定是可以买、也可以吃的，但一定要吃得安全。吃煮熟的食物不会传播流感病毒。做饭做菜时，一定要做到生熟分开。要注意尽量避免直接购买活禽、直接接触活禽和自行宰杀活禽。要尽量购买、食用有检疫证明的冷鲜禽、冰鲜禽及其产品。

（五）日常生活中如何预防感染H7N9？

1. 要尽量避免接触活禽畜。
2. 从正规渠道购买冰鲜禽肉，食用禽肉蛋时要充分煮熟，并注意生熟分开。
3. 尽量避免接触野生禽鸟或进入野禽栖息地。
4. 勤洗手，注意个人卫生。
5. 避免去人群密集、空气污浊的场所，特别要避免去有活禽交易的市场。
6. 合理饮食起居，保证充足的营养和睡眠；适时加减衣服。
7. 多参加户外体育活动，提高机体抗病能力。

（六）哪些人是H7N9病毒的高风险感染人群？

监测显示，近年报告的H7N9病例，以离退休人员、家务及待业人员、农村群众为主；中老年人居多；亦有5岁以下的儿童；多数病例有基础性疾病；绝大多数病例发病前曾接触过活禽或到过有活禽售卖的市场；老年人和患有基础性疾病的人，感染发病后发生重症和死亡的可能性更高。所以，以下5类人要特别引起重视：60岁以上的人；5岁以下的儿童；孕妇；肥胖人群；有糖尿病等基础病的人。

此外，从事非规模化和非规范化家禽养殖、贩卖、宰杀等工作的人群，因暴露于带毒禽类的机会更多，所以被感染的风险也更高。

（七）H7N9流感什么药能治疗？

针对H7N9流感，口服的药物有奥司他韦，静脉输液使用帕拉米韦，这些药对抑制流感病毒有非常良好的效果，且使用得越早效果越好，尤其是在发病48小时之内使用会取得更好的效果。如果较晚或有了较严重并发症，则治疗困难，死亡率较高。

禽流感属中医"温病""疫病"范畴，传变迅速，变化多端，变证迭出。根据中医药防治SARS和甲型H1N1流感的经验，中医药早期参与预防与治疗，能有效控制病情进展变化，降低死亡率。

（八）中药预防

1. 中成药　玉屏风散颗粒、板蓝根冲剂、黄芪口服液。
2. 袋泡茶　金银花、菊花各10g，芦根10g，甘草3g，泡茶饮。
3. 预防方剂　黄芪10g，藿香9g，防风6g，贯众10g，大青叶15g，金银花15g。水煎服，每日1剂，分2次服，连用7~10天。

适用于从事禽类养殖、销售、宰杀、加工等高危人群，以及老年或体虚人群的预防。

接种了流感疫苗，为何还"中招"？

每年冬春季，我国南北方各省份流感患病率均呈上升趋势。接种疫苗是预防流感的有效手段，但令很多人不解的是，入冬前自己已经接种了流感疫苗，为何仍然还"中招"了？

中国疾控中心的监测结果显示，2018年第1周，全国北方省份哨点医院报告的流感样病例占门急诊病例总数的百分比为5.8%，高于2015—2017年同期水平（4.1%、2.9%、3.8%）；流感病毒检测阳性率为48.5%，高于2015—2017年同期水平（32.2%、17.5%、26.5%）。

可见 2018 年我国整体的流感流行水平明显高于往年,是近几年来流感流行较为严重的一次。

季节性流感病毒分为甲型、乙型和丙型 3 种,其中丙型流感对公共卫生影响较小,甲型和乙型流感病毒的传播易导致疫情流行。2018 年这次流感,以乙型流感为主,伴有甲型 H3N2、甲型 H1N1 流感病毒,其中乙型流感病毒又分为乙型 By 系和乙型 Bv 系。全部覆盖这 4 种毒株的疫苗称为四价疫苗。由于当年优势毒株是乙型 By 系,而我国目前使用的流感疫苗是世界卫生组织(WHO)推荐的北半球三价疫苗,包含甲型 H3N2、甲型 H1N1 和 Bv 组分,恰好不含 By 组分,因此对 By 系病毒的保护作用有限。

目前,四价流感疫苗尚未在我国上市,所以一部人接种了流感疫苗还是得了流感。但并不是说,接种疫苗对所有人群都不管用,因为还同时存在甲型流感(包括 H3N2 和 H1N1)和乙型 Bv 系的流行,所以这次流感疫苗针对这 3 种型别的流感预防是有效的。

流感疫苗是防止流感流行的重要措施。《中国流行性感冒疫苗预防接种指导意见(试行)》提示,流感疫苗接种重点推荐人群是:60 岁以上人群、慢性病患者及体弱多病者、医疗卫生机构工作人员、小学生和幼儿园儿童。

在西方国家的流感疫苗接种率接近 30%,对于老人、孩子、医护人员等特殊人群则百分之百全覆盖,而我国目前免疫注射率还不高。所以,呼吁高危人群积极接种流感疫苗。

每年冬季流感都处于较高水平,尤其甲型流感病毒常有变异,为有效应对流感防治,国家卫生健康委员会每年更新发布《流行性感冒诊疗方案》,对我国流感的治疗起到有效的指导作用。所以,大家都要按照我国卫生部门每年对流感的防治意见,积极预防和接种流感疫苗。

 ## 如何认识新型冠状病毒肺炎（COVID-19）

2019 年 12 月,我国湖北省武汉市陆续发现了多例新型冠状病毒感染的肺炎患者,随后我国其他地区以及境外也相继发现了此类疫情。至 2020 年 11 月底,全世界累计确诊已超过 6 000 万人,累计死亡超过 140 万人；中国累计确诊 9.1 万余人，累计死亡 4 700 余人。此次新型冠状病毒肺炎疫情是近百年来人类遭遇的规模最大、影响范围最广的全球性疫情，给世界人民的健康和经济带来巨大损失。

我国中央政府果断采取武汉封城措施，全国 4 万多名医务人员、科研人员奔赴武汉一线与病毒进行了殊死的斗争，全国各地群众积极响应，"全民皆兵"，闭户防控，最终在党中央的领导下，经全国人民的共同努力，历经 2 个多月奋战，最终使国内疫情得到有效控制。

那么，这么严重的呼吸道传染病，到底是怎么感染的，今后我们又如何预防呢？让我们一起来解读一下。

（一）什么是新型冠状病毒？

此类病毒是一种新型的冠状病毒，属于 β 属，有包膜，颗粒呈圆形或椭圆形，常为多形性，其基因特征与严重急性呼吸综合征冠状病毒（SARS-CoV）和中东呼吸综合征冠状病毒（MERS-CoV）有明显区别，与蝙蝠 SARS 样冠状病毒（bat-SL-CoVZC45）同源性达 85% 以上，被命名为 COVID-19。体外分离培养时，96 小时左右即可在人呼吸道上皮细胞内发现，传染性强，病死率较高。

迄今为止，包括此次感染的病毒，一共发现 7 种可感染人类的冠状病毒（HCoV-229E、HCoV-OC43、SARS-CoV、HCoV-NL63、HCoV-HKU1、MERS-CoV、COVID-19）。其中，SARS-CoV、MERS-CoV 和 COVID-19 可引起较重病情和广泛传播。

有研究发现，蝙蝠可能是新型冠状病毒肺炎的病毒源头，通过中间宿主传然人类。这些病毒对紫外线和热敏感，56℃ 30 分钟、乙醚、75% 乙醇、含氯消毒剂、过氧乙酸和氯仿等脂溶剂均可有效灭活，氯己定不能有效灭活。该病作为急性呼吸道传染病已纳入《中华人民共和国传染病防治法》规定的乙类传染病，按甲类传染病管理。

（二）新型冠状病毒肺炎有哪些临床症状？

新型冠状病毒肺炎的主要表现是发热、乏力、干咳、呼吸困难。这是因为咽部受到病毒感染，出现充血及气道的炎症，导致气道反应性增高，对刺激敏感，早期出现干咳。机体对感染的应急反应，会造成发热。但是到了新型冠状病毒肺炎中后期，肺部炎症逐步加重，肺泡渗出增多,患者会出现高热、呼吸困难,咳嗽有痰。有的人最后整个肺都被炎性渗出淹没,使肺功能完全丧失而死亡。

新型冠状病毒肺炎传染性强,潜伏期 1~14 天,多为 3~4 天,从正常到轻症平均约 3~4 天,轻症可表现发热乏力、无肺炎症状,重者 1 周后进展迅速,出现明显呼吸困难、低氧血症,进而进展为呼吸窘迫综合征、脓毒血症,甚至因代谢性酸中毒、多脏器衰竭而死亡。有的病情变化很快,前一两天还好好的,很快发展至呼吸衰竭。

新型冠状病毒肺炎不仅侵害肺部,出现呼吸道症状,还会侵犯其他器官,如消化道、肾脏、心脏等,出现蛋白尿、尿少、恶心、呕吐、腹泻、胃胀、心动过速、心悸、心慌、心肌损害,最终出现呼吸衰竭及多脏器衰竭而死亡。

(三)为什么新型冠状病毒肺炎如此严重呢?

简单地说,如果将肺比作一个战场,免疫系统就像保卫身体的士兵,当细菌、病毒入侵时,正常情况下免疫细胞会释放一种炎症因子,促使白细胞和免疫相关细胞冲向战场与敌人斗争,引起局部炎症,最后杀死病毒和细菌,使炎症吸收。但是如果敌人比较强大,免疫系统又失衡,机体就会拼死相争,过多释放炎症因子(又称"炎症风暴"),使炎症细胞过度聚集而出现混战,从而正常肺细胞也受到损害,最后让肺这个主战场遭到严重破坏,导致肺功能丧失,以及多脏器衰竭而死亡。

(四)新型冠状病毒肺炎是如何传染的?

任何传染性疾病,造成传播,都要有 3 个因素,即传染源、传播途径和易感人群。

1. 主要传染源 新型冠状病毒感染的患者。无症状感染者也可能成为传染源。

2. 传播途径 经呼吸道飞沫传播和接触传播是主要的传播途径。在相对封闭的环境中,长时间暴露于高浓度气溶胶情况下,存在经气溶胶传播的可能。由于在粪便及尿液中可分离到新型冠状病毒,应注意粪便及尿液对环境污染造成气溶胶或接触传播。

3. 易感人群 人群普遍易感,从几个月的婴儿到八九十岁的老人均有感染,特别是有基础疾病的老年人易感性更强。所以,该病的预防是每一个人都应做的。

（五）新型冠状病毒肺炎怎么诊断?

1. 疑似病例

（1）流行病学史

1）发病前 14 天内有病例报告社区的旅行史或居住史。

2）发病前 14 天内与新型冠状病毒感染的患者或无症状感染者有接触史。

3）发病前 14 天内曾接触过来自有病例报告社区的发热或有呼吸道症状的患者。

4）聚集性发病（2 周内在小范围如家庭、办公室、学校班级等场所,出现 2 例及以上发热和 / 或呼吸道症状的病例）。

（2）临床症状

1）早期有发热、乏力、干咳,少数伴有鼻塞、咽痛、肌肉酸痛、腹泻等。

2）X 线检查:具有新型冠状病毒肺炎影像学特征,早期呈现多发小斑片影及间质改变,以肺外带明显。进而发展为双肺多发磨玻璃影、浸润影,严重者可出现肺实变。

3）实验室检查:发病早期白细胞总数正常或降低,或淋巴细胞计数正常或减少。

以上流行病学有任何 1 条符合,或临床表现任何 2 条复合,就要考虑疑似病例了。

2. 确诊病例

病原学及血清学检查:

A. 鼻咽拭子、痰和下呼吸道分泌物、血液等标本检测实时荧光 RT-PCR,新型冠状病毒核酸阳性。

B. 病毒基因测序与已知的新型冠状病毒高度同源。

C. 血清学检查:新型冠状病毒特异性 IgM 抗体开始出现阳性（多在发病 3~5 天后）,IgG 抗体滴度恢复期较急性期有 4 倍及以上增高。

已有疑似病例诊断,具备以上 1 条病原学及血清学检查阳性即可确诊。

（六）新型冠状病毒肺炎怎么治疗。

对于新型冠状病毒感染，目前尚无特效药物，以支持疗法、对症治疗为主。

（1）卧床休息，加强支持治疗，保证充分热量；注意水、电解质平衡，维持内环境稳定；密切监测生命体征、指氧饱和度等。

（2）氧疗措施，包括鼻导管、面罩给氧和经鼻高流量氧疗。

（3）抗病毒治疗：目前尚未发现有效的针对性药物。可试用 α-干扰素雾化吸入、洛匹那韦/利托那韦、利巴韦林、磷酸氯喹等。

（4）抗菌药物治疗：有继发感染者使用抗菌药物。

（5）康复期血浆治疗：适用于病情进展较快、重型和危重型患者。

（6）血液净化治疗：血液净化系统包括血浆置换、吸附、灌流、血液/血浆滤过等，能清除炎症因子。

（7）免疫治疗：对于双肺广泛病变者及重型患者，且实验室检测白介素-6（IL-6）水平升高者，可试用托珠单抗治疗。

（8）呼吸与循环支持：重型可予以面罩吸氧、有创机械通气机、气管插管、体外膜氧合（ECMO）等措施。充分液体支持，改善微循环，使用血管活性药物，保持体内酸碱平衡。

（9）其他治疗措施：对于氧合指标进行性恶化、影像学进展迅速者，酌情短期使用糖皮质激素。

（七）哪些预防措施是有效的？

（1）新型冠状病毒肺炎主要通过飞沫、接触传播，传染性很强，所以疫情期间尽量不出门、不串门、不聚集、勤洗手、戴口罩，不到人员聚集的地方去（如超市、商场、菜市场、电影院等地），外出要注意戴口罩，回来认真洗手。在外边不用手去触摸嘴巴、眼睛、鼻子，否则可能增加感染病毒的概率。

（2）经常通风，房间换气，保持空气新鲜，根据需要用500~1 000mg/L含氯消毒液，定期消毒房间地面、桌面、门把手等易被污染的地方。注意环境除湿，因为阴雨潮湿环境容易滋生微生物。

（3）平时不要过度劳累，保持足够的睡眠，保持心情愉快，是提高免疫力的必要措施。

（4）每日饮食要注意摄入充足的优良蛋白质，多食用新鲜蔬菜水果，少食肥腻之品，多饮水。

（5）注意防寒保暖，尤其是有慢性病的患者，更要注意避免受凉感冒。

（6）加强体育锻炼，以增强免疫力，可选择自己喜欢的体育运动，如健步走、慢跑、爬山、打太极拳、练八段锦、练六字诀，每天不少于半小时。通过锻炼，可增加新陈代谢，改善循环，对增强体质、提高免疫力，预防病毒感染是非常有帮助的。

（八）新型冠状病毒肺炎的中医药防治

中医认为，新型冠状病毒肺炎属"疫病"范畴，专家们普遍认为属于"寒湿（瘟）疫"，也有些专家认为属"湿热疫"。基本病机为湿毒，湿邪困脾闭肺，气机升降失司；病理因素为"湿毒热瘀"，核心在湿与毒；病位在肺、脾，并可伤络入血而致病情加重。因此，很多专家应用我国古代《伤寒论》、温病著作中的经典辨证方法和方剂化裁，制订了各种治疗和预防的方剂，取得明显成效。如国家中医药管理局推荐的治疗新型冠状病毒肺炎的清肺排毒汤，首先在我国四省市开展临床观察，救治确诊病例214例，3天为1个疗程，总有效率达90%以上，其中60%以上的患者症状和影像学表现改善明显，30%的患者症状平稳。随后在全国进行了推广，在此次疫情防治中发挥了重要作用。此方涉及医圣张仲景《伤寒论》中4首经典方剂——麻杏甘石汤、五苓散、小柴胡汤、射干麻黄汤。此方药物组成：麻黄9g，杏仁9g，炙甘草6g，生石膏15~30g（先煎），桂枝9g，泽泻9g，猪苓9g，白术9g，茯苓15g，柴胡16g，黄芩6g，姜半夏9g，生姜9g，紫菀9g，冬花9g，射干9g，细辛6g，山药12g，枳实6g，陈皮6g，藿香9g。抗疫医师根据不同地域的气候特点、饮食习惯不同、人的体质的不同，经辨证合理化裁应用，使很多轻症患者得以治愈，并使一些患者免于转为重症。

还有专家应用了我国古代温病学派名方达原饮等方剂加减，经过实践证实，也取得满意疗效。一些中成药如藿香正气胶囊、金花清感颗粒、连花清瘟胶囊、疏风解毒胶囊、喜炎平注射液、血必净注射液、热毒宁注射液、痰热清注射液、醒脑静注射液、参附注射液、生脉注射液、参麦注射液等,在疾病不同阶段的治疗中发挥了重要作用。

自我国古代,与传染病预防的相关问题,有很多经典的论述。《诸病源候论》说:"人感乖戾之气而生病,则病气转相染易,乃至灭门。"《素问·刺法论》曰:"余闻五疫之至,皆相染易,无问大小,病状相似。"又云:"不相染者,正气存内,邪不可干,避其毒气。"《素问·金匮真言论》所云"藏于精者,春不病温",是指人体自身正气旺盛、精力充沛、筋骨劲强,注意防御,则可避免邪气入侵。《素问·刺法论》提到"小金丹……服十粒,无疫干也",即指导人们提前服用药物来预防疫病的发病,通过益气、清热、温阳、祛湿、滋阴等各种辨证治疗方法,针对不同人采取一定预防措施,使人的精神内守,正气旺盛,机体健康,以达到预防疫病发生的目的。

总之,历史记载从西汉到清末,至少发生过 321 次大型的瘟疫,中医药在抗击瘟疫流行方面做出了巨大贡献,控制了疫情的蔓延,保护了我们的祖辈。而今,在科技发展的当下,中医药在控制疫病流行中的作用仍是不可忽视的。

 ## 解析清肺排毒汤治疗新型冠状病毒肺炎的奥秘

当前,我国抗击新型冠状病毒肺炎的战役取得了重大胜利,使疫情得以控制,人民复工复产,生活逐步恢复。但目前国际疫情仍然严重蔓延,绝不可小觑。人们不会忘记,在我国疫情肆虐时,义无反顾逆行冲向武汉的 4 万多名医务人员,更不会忘记发挥重要作用的中医药。很多中医运用古代医家治疗伤寒和温病的方法,在治疗新型冠状病毒肺炎中取得明显疗效。所以,应该了解一下,国家中医药管理局推荐的"清肺排毒汤"治疗新型冠状病毒肺炎的奥秘。

随着国内疫情的发展,2020 年 1 月 27 日国家中医药管理局组织我国四省市开展"清肺排毒汤"临床观察,取得了有效率 90% 的疗效。2020 年 2 月 6 日,国家卫生健康委员会办公厅与国家中医药管理局办公室联合发布《关于推荐在中西医结合救治新型冠状病毒感染的肺炎中使用"清肺排毒汤"的通知》,在全国范围内开展了清肺排毒汤治疗新型冠状病毒肺炎的工作。临床证实,此方不但能减轻临床症状,促进肺炎的吸收,而且能明显阻止患者由轻症转为危重症,在抗疫中发挥了重要作用。

清肺排毒汤的组成有什么奥秘?

这是一个来源于两千年前医圣张仲景《伤寒论》的方剂,包含了4首名方,分别是**麻杏甘石汤、五苓散、小柴胡汤、射干麻黄汤**。清肺排毒汤组成:麻黄 9g,炙甘草 6g,杏仁 9g,生石膏 15~30g(先煎),桂枝 9g,泽泻 9g,猪苓 9g,白术 9g,茯苓 15g,柴胡 16g,黄芩 6g,姜半夏 9g,生姜 9g,紫菀 9g,冬花 9g,射干 9g,细辛 6g,山药 12g,枳实 6g,陈皮 6g,藿香 9g。

麻杏甘石汤:用这个方子主要解决新型冠状病毒肺炎患者的发热问题。麻杏甘石汤的由麻黄、炙甘草、杏仁、生石膏组成,是 2003 年防治严重急性呼吸综合征(SARS)疫情时用得最多、最有效的方子。方中麻黄解表宣肺,打开全身的毛孔,让肺内的热邪从皮毛宣出,就像屋子里闷热,把窗户打开,让闷热的空气散出去一样;杏仁能降气止咳平喘,改善肺的肃降功能。石膏可以清热泻火,除烦止渴,清泻肺胃之火。甘草救津液,扶正,补脾胃。

五苓散:为太阳病表里双解法代表方之一,功能利水渗湿、温阳化气,至今传承并使用了两千余年而不衰,被誉为"千古利水第一方"。五苓散由猪苓、茯苓、白术、泽泻、桂枝组成。中医认为,湿邪是这次瘟疫的罪魁祸首,所以用了五苓散,温阳化湿。首先是温阳,这是重中之重,就像衣服湿了用火烤或拿到太阳底下晒一样。体内湿邪的祛除需要身体的阳气,特别是心阳,其中桂枝就能强壮心阳。桂枝还有温经通络的作用,把经络打通了,也能发挥强壮肾阳的作用,而肾阳足了,体内水湿更容易气化。心阳足了对肺阳也有好处,从五行上讲,心与脾是母子关系,心属火,脾胃属土,火生土,脾土又生肺金。它们是息息相通的,也就是说,桂枝一味药就可以强壮一身之阳(心阳、肺阳、脾阳、肾阳)。治水除了温阳还得健脾。我们常说:"兵来将挡,水来土掩。"对于水湿这个敌人来说,这个将和土就是我们的脾。脾主运化,也是生痰之源、湿气的源头,所以要加强脾的功能,把脾胃健运起来,方能利湿。方中白术是健脾的良药。张仲景治水的第二个思路就是利水,直接把体内多余的水通过小便排出去,所以用了 3 味利水的药——茯苓、猪苓、泽泻。茯苓可以把中焦脾胃的水利出去,猪苓、泽泻使下焦的水湿排出。这就是五苓散的思路,温阳利水。

小柴胡汤:由柴胡、黄芩、人参、半夏、甘草、生姜、大枣组成。小柴胡汤能治疗很多疑难杂症,凡是半表半里的症状都可以用,也能防止病邪进入半表半里。小柴胡汤共有3组药:①第一组药为柴胡、黄芩。这组药可将半表半里这个区域打通,让邪气出去,泻肝胆之火。柴胡是疏肝的,肝胆属于半表半里,需要柴胡这样的药来调解疏散。柴胡还有一种升提的力量,能够协助正气把邪气赶出去。黄芩是苦的,苦能入心,所以能够去心火,也能够清胆胃之火。柴胡与黄芩是很好的搭档。②第二组药为半夏。半夏在这个方子里主要是用来降逆的。胃以降为和,如果胃气不降反而往上走,就会出现打嗝、呕吐的症状,这就是胃气上逆。胆气也要下降的,如果胆气不降就会出现口苦、目眩、胆汁反流等症状。这些症状可以用半夏来调理。③第三组药为人参、生姜、炙甘草、大枣(清肺排毒汤没有人参、大枣)。这四味药都是入脾胃的,能够迅速补充脾胃的津液,但为了避免过于滋腻,而截留湿邪,所以根据病情加减使用。

射干麻黄汤:由射干、麻黄、生姜、细辛、紫菀、款冬花、大枣、半夏、五味子组成(清肺排毒汤没有大枣、五味子)。射干麻黄汤用在这里主要是宣肺化痰止咳。咳嗽是新型冠状病毒肺炎患者最主要的症状之一。方中很多药都是化痰止咳的,如款冬花、半夏,还有紫菀。麻黄与细辛宣肺,辛温解表。射干是清咽利喉的,调理热毒导致的咽喉肿痛。

清肺排毒汤还有四味药,即山药、枳实、陈皮、藿香。其中,山药是用来扶正的,用来保护脾胃,也用来防止这个方子有点温燥;枳实是用来除胸闷、下气的,同时让患者大便通畅一些;陈皮与藿香是用来化湿的,芳香化湿,尤其藿香在这次疫情中用得最多;陈皮与藿香还可以解决患者胃肠不舒服的问题,如腹胀、腹泻等。整个方剂都符合寒湿疫的初衷。

这个方剂就是有效率高达90%的清肺排毒汤。临床实践中,根据病情还可以灵活化裁。这个清肺排毒汤可用于治疗新型冠状病毒肺炎轻型、普通型、重型患者,在危重症患者的救治中也可结合患者实际情况合理使用。此方使用传统中药饮片水煎,每日1剂,早晚各

1次(饭后40分钟),温服。如有条件,服药后可饮用大米汤半碗,舌干津液亏虚者可多服至1碗。3剂为1个疗程。

过敏性鼻炎与感冒有什么区别?

春秋季,很多人出现打喷嚏、流清鼻涕、鼻腔堵塞、鼻痒等症状,很容易误认为"感冒"了,可按感冒治疗,总是效果不佳,其实是过敏性鼻炎发作了。那什么是过敏性鼻炎? 它和感冒有什么区别呢?

(一) 过敏性鼻炎与感冒有什么区别?

首先,感冒是病毒引起的呼吸道感染,具有较强的传染性,多数为群发,如家庭、学校、工作环境等;而过敏性鼻炎是由于过敏引起的,不传染,但往往有遗传因素,所以如果有血缘关系的亲属有过敏性疾病,包括过敏性鼻炎、哮喘、皮肤过敏、药物过敏等过敏史的家族,发作的可能性更大。

感冒多有受凉的历史或伴有发热、打喷嚏、流鼻涕和鼻塞等鼻部症状,往往持续几天,随着感冒的控制,症状逐步减轻,最后缓解;而过敏性鼻炎多没有感冒史,不伴有发热,多由接触异味、尘螨、花粉等过敏原或冷空气而发作,以清晨发作多见,或因异味刺激后发生,发作则呈阵发性,一天中可能仅发作1次或数次,发作过后如常人。

过敏性鼻炎的喷嚏频频、流清水样鼻涕,而感冒时喷嚏较少,鼻痒不明显,鼻塞明显而且持续,鼻分泌物可由清涕或黏性转为脓性。

感冒的病程较短,通常1周左右即可痊愈,一般无季节性。而过敏性鼻炎则病程较长,多呈季节性发作,一般春秋季多见,比如在春季、夏季植物开花时鼻痒、咽痒等,或当接触到尘螨或猫、狗等小动物时,鼻塞打喷嚏症状出现快(几分钟内),也有的人常年遇冷和各种刺激反复发作。但也会很快缓解。

(二) 积极对待过敏性鼻炎

患者往往对过敏性鼻炎不够重视,往往以治疗感冒的手段来治疗过敏性鼻炎。殊不知这样容易导致疾病加重或更多的并发症出现,特别是小儿患上过敏性鼻炎,如果没有及时治疗与防治,可能会并发哮喘,那么就会酿成更严重的后果。

所以很多人对过敏性鼻炎不了解,总是认为过敏性鼻炎是小病,不需要治疗,尤其是对待儿童,往往认为长大后就好了。这是完全错误的观点。临床医学研究结果已经证实,30%~40%的过敏性鼻炎患者可发展成过敏性哮喘。由于过敏原相同,上下呼吸道在解剖结构上是连续的,所以极易发展成哮喘,医学上称过敏性鼻炎-哮喘综合征。因此,一定要重视过敏性鼻炎的治疗,以预防发展成哮喘。正确认识过敏性鼻炎,特别是打喷嚏、流鼻涕症状久治不愈的时候,一定要及时到医院进行诊断和治疗,以免让过敏性鼻炎引发更多的并发症。

 ## 防治过敏性鼻炎可减少哮喘发病

过敏性鼻炎和支气管哮喘均为呼吸道常见的过敏性疾病,近年来由于环境大气污染等因素影响,两种疾病的发病率呈逐年上升趋势。这两种疾病往往同时并存,并相互影响。从解剖学上说,鼻与支气管及肺的关系密切。上呼吸道黏膜和下呼吸道黏膜有着解剖上的连续性,过敏性鼻炎的上呼吸道炎症极易向下蔓延,导致过敏性支气管炎和哮喘的发生。

研究表明,过敏性鼻炎是哮喘的重要危险因素。伴有气道反应性增高的过敏性鼻炎患者,如果不进行正确的治疗,相当多的人可发展成哮喘。所以在临床上,我们发现很多患者先患过敏性鼻炎,后又患哮喘。因此,积极预防和治疗过敏性鼻炎,可有效降低支气管哮喘的发病率。

目前,临床上对支气管哮喘合并过敏性鼻炎的治疗方法很多,包括抗过敏药物治疗、激素治疗、免疫治疗以及局部抗感染治疗等。对于有气道反应性增高的过敏性鼻炎患者,治疗需要长期化、系统化。目前认为,抗过敏剂盐酸西替利嗪、氯雷他定、依巴斯汀等,以及糖皮质激素(经鼻吸入),都是治疗过敏性鼻炎的有效药物。研究证实,经鼻吸入抗炎药物可以同时控制过敏性鼻炎和哮喘患者的上、下呼吸道炎症,视为最佳给药途径,也提示经鼻吸入糖皮质激素具有预防和治疗哮喘的作用。

中医认为"肺开窍于鼻",肺气虚弱是过敏性鼻炎与哮喘发病的基础。鼻为肺之窍,肺主宣发,外合皮毛。若肺气不足,卫表不固,腠理疏松,则风寒之邪就容易乘虚而入。肺感寒邪,肺气失宣,则鼻窍不利,因而导致过敏性鼻炎发作。中医采取益气固本、宣痹通阳、温肺散寒、祛风通窍等法治疗过敏性鼻炎有很好疗效。另外,针灸、穴位贴敷也取得了较好的疗效。

有两个按摩的小方法可预防过敏性鼻炎,且方法简单,不妨试一试。

1. 按摩迎香穴　迎香在鼻翼外缘中点旁开,当鼻唇沟中。每次按摩 5 分钟,每日 2 次。按压有疏散风热、通利鼻窍的作用。

2. 按摩印堂穴　印堂在人体前额部,当两眉头间连线与前正中线之交点处。按摩印堂可治疗感冒引起的头痛、鼻塞。

 ## 慢性咽炎对身体有哪些危害?

咽部是人体与外界相通的要道,具有重要的防御、呼吸、吞咽、发声、共鸣等功能。咽的急、慢性炎症导致的病理改变,不仅造成咽局部的功能障碍,也可波及邻近器官组织,甚至影响全身其他系统,损害人体健康。

患了慢性咽炎的人经常感到咽部不适,稍一受凉、劳累,或讲话多、较长时间没喝水,便觉咽痛、灼热感加重,咽痒引起阵阵刺激性咳嗽,影响休息。若是干燥或萎缩性咽炎,则咽干明显,讲话和咽唾液也感费劲,需频频饮水湿润,甚至夜间也需要起床喝几次水,但也只能暂时缓解症状,很快就又感咽干,有的人吃饭时需用汤水才能将干硬的食物咽下去。

有些患者表现为咽部异物感,常做吭喀和吞咽动作,希望能将异物排出,而这些无效的清嗓动作只能加重原有的不适。于是患者怀疑自己咽部、喉咙或食管里长了肿瘤,造成很重的精神负担和压抑感。还有的人由于咽部黏膜增厚,影响呼吸的通畅,因而睡眠打鼾。炎性分泌物及细菌停留,可发生口臭,不仅影响别人,患者自己也十分苦恼。

（一）慢性咽炎的病因有哪些?

1. 咽部邻近组织病变　如慢性咽炎症、鼻窦炎、鼻咽炎、鼻中隔偏曲、鼻甲肥大等。

2. 气候及地域环境变化　温度和湿度的变化、空气质量差、烟酒刺激、辛辣刺激性食物等。

3. 职业因素　长期用嗓过度。

4. 全身性疾病　如贫血、食管反流、内分泌失调、气管、肺部疾病。

5. 过敏因素　因接触过敏原、化学刺激物等导致咽炎。此类咽炎又称变应性咽炎,治疗不当可发展为变应性咳嗽、甚至哮喘,所以患者不要把慢性咽炎不当回事,只有早发现、早治疗,才会得到更好的效果。

（二）慢性咽炎的症状有哪些?

1. 咽部不适感,如咽干、经常口渴。

2. 咽部异物感、灼热感,有异物堵塞,不影响吞咽、进食。

3. 嗓子有痰,习惯性做清嗓子动作。

4. 发痒、咳嗽,常表现为阵发性发作。

5. 黏膜慢性充血,可见咽部呈暗红色、侧索肥厚、咽喉壁淋巴组织增生等。

6. 黏膜干燥、萎缩,且干燥感较明显。

（三）慢性咽炎要做哪些检查?

1. 口咽部检查　观察咽部黏膜颜色情况,慢性咽炎呈暗红色,或淡红色。

2. 鼻腔检查　检查有无慢性鼻炎、过敏性鼻炎、鼻中隔偏曲、鼻窦炎等。

3. 喉部检查　部分患者伴有喉部炎症,可进行喉镜检查或喉内镜检查。

4. 全身检查　包括血液系统、血常规、肝功能、肾功能等检查,以排除全身隐匿性病变。

（四）慢性咽炎的危害主要有哪些？

当急性咽炎时，除咽痛外，还可出现发热、怕冷、头痛、周身酸痛、食欲差、大便干、口干渴等全身反应。有细菌感染时，血液白细胞数升高。如果咽痛剧烈，影响吞咽饮食，影响健康。特别是急性患者有可能并发急性喉炎，患者出现胸闷、憋气、呼吸困难等症状，严重时有窒息危险，可危及生命。

慢性咽炎导致咽部抵抗力下降，黏膜的加温、加湿调节作用减弱，细菌和病毒容易在局部停留繁殖，成为慢性感染病灶。这些患者很容易感冒，导致呼吸道感染增多。另外，会引起咽部异物感，刺激食管支配神经，引起膈肌痉挛，会出现呃逆、恶心等症状。

咽部的慢性炎症如治疗不及时，可波及其他系统，导致急性鼻炎、鼻窦炎，急性中耳炎；尤其儿童，可引发分泌性中耳炎，导致耳鸣、听力下降。炎症向下发展，可侵犯喉、气管等下呼吸道，引起急慢性喉炎、气管炎、支气管炎及肺炎；若致病菌感染，毒素侵入血液，还可引起全身并发症，如急性肾炎、脓毒血症、风湿病等，对身体危害极大。所以慢性咽炎也不是小病，应该引起重视。

 ## 慢性咽炎中医怎么治？

慢性咽炎是咽部黏膜、黏膜下及淋巴组织的弥漫性炎症，中医称喉痹，以咽部红肿、疼痛、干痒或异物感为主要症状。中医认为，本病是由于内外邪毒积聚，导致火逆上气、咽喉不利、经脉痹阻不通所致，与五脏六腑关系密切。发病多见于成年人，病程较长，常因讲话过多或天气变化、过度劳累、过食刺激性食物而加重。慢性咽炎大多间断发作，病程缠绵难愈。中医多从清热利咽、滋补肝肾、补中益气、引火归原等大法来治疗。根据不同的患者、不同的病情、不同的病理变化进行辨证论治，根据其病因病机、病理改变辨证用药。治疗方法比较多，包括内治法、外治法、针灸治疗及其他治疗方法，如中药汤剂口服、膏和散的服用、含漱法、穴位贴敷等。中药雾化、含服法、吹喉法可让药物直接达到咽部或经络而发挥作用。还有针刺、放血、推拿、按摩导引等疗法。这些方法都可在咽炎的治疗过程中发挥非常重要的作用。

（一）中医如何治疗慢性咽炎?

可按以下 4 种类型辨证论治:

1. 肺脾气虚型

主要症状:咽喉不适,咽干不欲饮,咳嗽有痰,平时畏寒,神疲乏力,语声低微,大便溏薄,舌苔白润,脉细弱。

方药:黄芪 20g,白术 12g,当归 12g,陈皮 12g,升麻 7g,柴胡 7g,防风 12g,太子参 15g,北沙参 20g。每日 1 剂。

2. 阴虚肺燥型

主要症状:咽部不适,痛势隐隐,有异物感,黏痰量少,伴有午后烦热,舌质红,苔薄白,脉细数。

方药:麦冬 10g,生地黄 15g,玄参 15g,白芍 10g,甘草 6g,薄荷 6g,牡丹皮 10g,桑叶 10g,西青果 10g,五味子 7g,绿萼梅 7g。每日 1 剂,分 2 次服用。

3. 痰阻血瘀型

主要症状:咽部干涩、刺痛,咽黏膜充血,常因频频清嗓而恶心不适,舌质红,苔黄腻,脉滑而数。

方药:玄参 15g,射干 10g,牡蛎 20g,川贝母 4g,生地黄 15g,麦冬 15g,三棱 10g,昆布 10g,海藻 10g 等。每日 1 剂。

4. 肺肾阴虚型

主要症状:咽干甚痒,灼热燥痛,异物感明显,灼热不适,干咳少痰,腰膝酸软,夜间多梦,耳鸣眼花,手足心热,舌红少苔,脉细数。

方药:生晒参 6g,麦冬 10g,五味子 10g,石斛 10g,玉竹 10g,生地黄 15g,芍药 10g,玄参 15g,白茅根 20g。每日 1 剂,频频服用。

（二）慢性咽炎如何预防?

1. 注意预防感冒,注意锻炼身体,增强免疫力。
2. 平时多饮水,避免咽部黏膜干燥。
3. 注意劳逸结合,避免熬夜或过度劳累。

（三）给大家介绍 3 首家用茶饮方

1. 菊花 6g、绿萼梅 6g、金银花 15g、桔梗 6g,代茶泡水,每日服用。

2. 罗汉果 15g、乌梅 6g、薄荷 6g、西青果 10g,代茶泡水,每日服用。

3. 生晒参 5g、麦冬 15g、五味子 6g、玄参 10g,代茶泡水,每日服用。

 ## 咳嗽常见于哪些疾病?

咳嗽是最常见的呼吸系统疾病症状,临床上发病率很高,约占呼吸科门诊量的 80% 以上,且病因复杂,涉及面广。特别是胸部影像学检查无明显异常的慢性咳嗽患者,最易被临床医师所疏忽,且很多患者长期被误诊为"支气管炎",大量使用抗菌药物治疗,或因诊断不清而反复进行各种检查,延误病情,给患者带来很大的困扰。

咳嗽按发病时间分为急性咳嗽、亚急性咳嗽和慢性咳嗽。咳嗽持续时间小于 3 周的为急性咳嗽;咳嗽持续时间 3~8 周的为亚急性咳嗽;咳嗽持续时间大于 8 周的为慢性咳嗽。

1. 急性咳嗽

(1)普通感冒是急性咳嗽最常见的病因。

(2)其他病因:急性支气管炎、急性鼻窦炎、过敏性鼻炎、慢性支气管炎急性发作、支气管哮喘(简称哮喘)、肺炎等。

2. 亚急性咳嗽　最常见原因:感染后咳嗽(如感冒后咳嗽)、鼻炎鼻窦炎、支气管哮喘、支气管炎、肺炎等。

3. 慢性咳嗽　原因较多,通常可分为两类:一种是 X 线胸片有明确病变,如肺炎、肺结核、支气管扩张、肺癌、肺纤维化等;另一种是 X 线胸片没有异常病变,以咳嗽为主或唯一症状。医学界通常把原因不明,胸片又没有明显病变,时间大于 8 周的咳嗽称为慢性咳嗽。引起慢性咳嗽的常见疾病有:

(1)咳嗽变异性哮喘(CVA):咳嗽变异性哮喘是哮喘的一个类型,发病与过敏有关。它以咳嗽为主要表现,门诊较为多见,约占慢性咳嗽的 32%。患者表现出对冷空气或异味敏感,开始以阵发性、刺激性咳嗽或呛咳为唯一症状,往往有胸闷但并无喘的感觉,夜间症状加重,多有过敏史或家族史,或有过敏原接触史,常伴有过敏性鼻炎。进一步发展,就会出现喘息,肺功能检查支气管扩张或激发试验阳性,是诊断的主要依据。

（2）上气道咳嗽综合征（UACS）：多由各种鼻炎、鼻窦炎、鼻息肉等引起,患者往往有鼻涕向后倒流的感觉,也可由慢性咽喉炎引起。患者常有流鼻涕、打喷嚏、鼻塞、咽部不适等症状,多由局部刺激致慢性咳嗽。

（3）嗜酸性粒细胞性支气管炎（EB）：是一种以体内嗜酸性粒细胞浸润为特征的支气管炎,常表现慢性刺激性干咳,少许白黏痰,白天、夜间均可咳嗽,患者常对异味或冷空气比较敏感,痰细胞学检查嗜酸性粒细胞比例≥3% 可确诊。

（4）胃食管反流性咳嗽（GERC）：患者慢性咳嗽时间较长,经常伴有胃部不适、反酸、胸痛和食管反流的症状,则可能患了胃食管反流病,而胃酸反流常可进入气管造成炎性刺激引起咳嗽,24 小时食管 pH 监测可明确诊断。

以上这些原因占了呼吸内科门诊慢性咳嗽比例的 70%~80%以上。

（5）其他病因：如慢性支气管炎、支气管扩张、支气管结核、变应性咳嗽（AC）、心理性咳嗽、药物性咳嗽等。慢性支气管炎、支气管扩张咳嗽吐痰多有反复发作多年的病史;支气管结核则可有刺激性咳嗽或咯血史,痰中找到抗酸杆菌。变应性咳嗽常由过敏因素引起,但气道高反应性检查是阴性的,也表现刺激性咳嗽为主。药物性咳嗽国外报道约占慢性咳嗽的 10%~30%,特别是高血压患者服用血管紧张素转换酶抑制剂（ACEI）,如卡托普利、依那普利、洛丁新等,一些患者可以出现慢性干咳,停药一定时间后可自行好转。

由此,我们可以看出,咳嗽不是一个简单的病,如果有了不明原因的咳嗽,应该及时到医院做相应检查,尽快明确病因才能得到有效治疗,不要自己随便吃药,以免延误病情。

 中医如何看咳嗽？

咳嗽是呼吸道系统的常见病。在去医院看病时,医师都会根据咳嗽的性质来询问患者。比如:咳嗽多长时间了？ 干咳还是有痰？ 痰的颜色性状是怎样的？ 白天重还是夜间重？ 全身其他情况怎样？

这些对于医师作出诊断很重要。中医讲究辨证施治，所以望、闻、问、切对于诊断就更重要了。

中医认为肺为娇脏，最易受外邪侵袭，如果受到风、寒、暑、湿、燥、火六淫的侵袭，就会造成肺失宣降，肺气上逆，引起咳嗽。中医把咳嗽分为外感、内伤两大类，其中外感咳嗽，多为实证，与外感六淫之邪有关。按病邪性质分风寒、风热、风燥、痰湿等。干咳少痰，多为燥邪或风邪犯肺咳嗽，也就是所谓的"干性咳嗽"。有痰的咳嗽也就是所谓的"湿性咳嗽"，也有寒、热之分，一般痰稀薄色白，属于风寒袭肺；痰黏稠或色黄则属风热犯肺。而内伤咳嗽，都以脏器功能的失调为基础，以痰湿、痰热、肝火犯肺、肺阴亏损等为主。如果呈现为稀白泡沫痰，则为脾湿虚寒；如果痰多或黏腻稠厚或成块，则是痰湿蕴肺；痰热郁肺者则痰多黏稠色黄有腥味；如连声阵咳，痰少质黏或带血丝，则属肝火犯肺；如干咳无痰，或有痰不易咳出，口干舌燥，五心烦热多汗等，则属肺肾阴虚。治疗也就不一样了。

中医认为慢性咳嗽属于"久咳""久嗽"范畴，因病程较长，病因病机也较复杂。病因与"风""痰""虚""瘀"有关，其中风为首，本虚为基础，属内伤咳嗽范畴。《素问·咳论》所说"五脏六腑皆令人咳，非独肺也"，强调了外邪犯肺，脏腑功能失调伤及肺，均可导致咳嗽，并以脏腑命名而分为肺咳、心咳、肝咳、脾咳、肾咳等五脏咳，以及胃咳、胆咳等六腑咳等。比如胃食管反流性咳嗽，属肝胃不和；咳嗽变异性哮喘虽属风邪犯肺，但多以脾气虚、肺卫不固等脏虚为基础。所以从治疗上，不仅要从肺治，也要分别从心、肝、脾、胃、肾等入手，才能使疾病得以痊愈。

中医看病，历来是审证求因，辨证施治，就是要根据患者的临床证候，如舌象、脉象等辨出阴、阳、表、里、寒、热、虚、实来，这样才能对症下药，取得良好的疗效。辨证就要根据患者的实际病情，才能知道咳嗽是虚证还是实证，是寒证还是热证，因此如果得了咳嗽还是应及时到医院来诊治，不要自行乱服药，以免延误治疗。

另外，给您介绍几个家用药膳小方：

1. 肺燥咳嗽　桑菊麦杏茶：桑叶 9g，菊花 9g，麦冬 15g，杏仁 6g，一起入锅水煎，取汁，调入蜂蜜 15g，即可温服，用以滋阴生津，润肺化痰。

2. 脾虚痰湿　可用茯苓 20g、山药 20g、白扁豆 15g、薏苡仁 30g、粳米 50g 煮粥食用，以健脾利湿化痰。每日 1 次。切记不可食用生冷、油腻之品，以免加重病情。

3. 风寒咳嗽　姜丝萝卜汤：生姜 10g，葱白 10g，萝卜 50g。制法：生姜切丝，萝卜切片，共放锅中加水适量，煎煮 10~15 分钟，再加入红糖。用法：每日 1 次。可祛风散寒解表，止咳化痰。

4. 肺热咳嗽　用雪梨 1 个、百合 20g、陈皮 10g、冰糖适量煮水，川贝粉 3g 冲服。用法：每日 2 次。另外，可用荸荠、海蜇头各 50g 煮汤服用；也可用煮开的豆浆冲泡川贝粉 3g 饮用；用以清肺止咳化痰，每日 1 次。注意忌食辛辣、油腻等食品。

孕妇感冒咳嗽怎么办?

孕期妇女是最害怕感冒的人群之一，稍不注意就会受凉，遭病菌侵袭，引起感冒，特别是怀孕早期感冒病毒会对胚胎造成伤害，若再伴有高热，其危害更是令人担忧。很多人感冒后吃不吃药无所适从，吃药吧，又怕对未来的宝宝不好，不吃药吧，怕身体受不了，如何是好呢?

对妊娠妇女来说，一般轻度感冒是不建议吃药打针的，特别是在怀孕后前 3 个月，胎儿还在初始发育阶段，某些药物特别是抗生素，会通过母体血液流向胎儿，导致胎儿畸形甚至引发流产，因此在不清楚药物副作用的情况下，此时不要擅自使用相关药物。

当发现孕妇感冒咳嗽的时候，让孕妇多注意休息，尽量减少孕妇劳累来缓解病情；可以多喝水，忌食辛辣食物；注意休息和防寒保暖。根据病情可以吃一些祛寒的食物如姜丝萝卜汤、生姜红糖水，或清肺化痰的药膳。喉咙痒痛时，可采用盐水漱口的方法，一天多次。感冒如果伴有发热现象，要进行物理降温处理，在孕妇的额头、颈部敷冷毛巾，手心放置冰块。

若感冒症状较严重，咳嗽剧烈频繁，伴有头痛、咽痛、气喘、发热等，建议尽快请医师检查治疗，以免伤害到腹中胎儿；如发现病情难以控制，需要马上去医院就诊治疗，最好在中医的指导下采用中药治疗的方式。那么中医如何治疗孕妇感冒咳嗽呢?

中医认为肺为娇脏,妇女怀孕期间最易受外邪侵袭,如果受到风、寒、暑、湿、燥、火六淫的侵袭,造成肺失宣降,肺气上逆,则引起咳嗽。咳嗽一般分为外感、内伤两大类。其中,外感咳嗽多为实证,与外感六淫之邪有关,且怀孕期间的咳嗽多属于这一类。咳嗽又按病邪性质分风寒、风热、风燥、痰湿等。干咳少痰,多为燥邪或风邪犯肺咳嗽,也就是所谓的"干性咳嗽"。有痰的咳嗽也就是所谓的"湿性咳嗽",也有寒、热之分,一般咳嗽痰稀薄色白,发热恶寒、头痛、鼻塞,流清涕,属于风寒袭肺;而风热咳嗽较为多见,常表现为咳嗽气粗或咳嗽声音嘶哑,咽喉干燥疼痛,痰液黏稠或黄。而内伤咳嗽,都以脏器功能失调为基础,以痰湿、痰热、肝火犯肺、肺阴亏损等为主,多见于有基础疾病的妇女。

中医强调辨证施治。如果您在怀孕期感冒咳嗽了,应及时到医院来诊治。在此,给您介绍几个家用治疗感冒后咳嗽的药膳小方。

1. 桑杏菊果饮 桑叶、菊花各 10g,杏仁 9g,罗汉果 15g。将杏仁去皮,同桑叶、菊花、罗汉果一同用清水冲洗后,放入砂锅中,加入适量清水,用火加热煮沸约 20 分钟,过滤取汁服即可。可在风热咳嗽时分次代茶饮用。

功效:疏风、清热、止咳。

2. 雪梨川贝汤 可以用生梨 1 个、连皮切碎,加川贝母、麦冬、百合各 6g 及适量冰糖煮汤服用,意在滋阴生津,润肺化痰。也可用雪梨 1 个,川贝母 5g,冰糖 30g;将梨切去蒂部,挖出雪梨心,把川贝母及冰糖填入,盖回蒂部,用牙签穿连,合放在碗内蒸 45 分钟,早晚分食。

功效:清热润肺,化痰止咳。对肺热咳嗽、口干、咽燥、痰黄等效果好。

3. 陈皮生姜葱白汤 陈皮 10g,生姜 10g,带须葱白 3 根。首先将上述材料用清水冲洗干净,生姜切片或切丝。然后一起放入茶碗中冲泡,如沸水泡 3 分钟后即可。

功效:散寒止咳。用于风寒袭肺的咳嗽,每日 2 次。饮此有助于恢复。

孕妇感冒或咳嗽要引起重视。妊娠早期,胎儿各个器官尚未发育完整,细菌、病毒可通过胎盘而影响到胎儿的发育;而妊娠晚期,虽然胎儿器官基本发育完全,但若出现高热,会刺激子宫收缩,容易引起早产。所以,若感冒症状较严重,长时间咳嗽剧烈频繁,伴有头痛、咽痛、气喘、发热等,可能会因大强度的咳嗽动作,让腹腔压力增大,引发流产的可能,应该尽快请医师检查治疗,切不可自行服药,以免伤害到腹中胎儿或耽误病情。

药物也会引起慢性咳嗽,你知道吗?

咳嗽是一种呼吸道保护性反射,也是呼吸道疾病所伴发的症状。通过咳嗽可排出呼吸道分泌物,以保持呼吸道的清洁和通畅。引起咳嗽的原因有很多,如急、慢性支气管炎,以及肺炎、支气管哮喘、胃食管反流病、鼻炎等。但是你可能不知道,有些咳嗽是由用药引起的,我们叫它药源性咳嗽。在门诊有时会遇到一些患者长期咳嗽几个月或几年,但一直在服用某种药物,却没有告诉医师,往往造成患者咳嗽久治不愈。那么,哪些药物会引起咳嗽呢?

(一)为什么会出现药源性咳嗽?

引起药源性咳嗽的可能机制主要包括以下三方面:

1. 药物的毒性反应 药物或其代谢产物沉着在血管内皮和肺泡上皮,引起弥漫性损害;药物引起各种细胞因子和炎症介质释放、蓄积,使淋巴细胞产生反应,使支气管、肺泡组织受到损害,引起肺炎、肺间质病变、肺水肿等肺损害。

2. 药物的过敏反应 与患者的过敏体质有关,主要为Ⅲ型和Ⅳ型变态反应。即药物或其代谢产物与作为载体的蛋白结合,形成半抗原 - 载体复合物,激活肺泡巨噬细胞、淋巴细胞,造成肺损伤。

(二)引起咳嗽的常用药物有哪些?

1. 抗高血压药 血管紧张素转换酶抑制剂(ACEI)是常用的抗高血压药,可以引起非特异性气道超反应性,出现呼吸困难、支气管痉挛和哮喘。如福辛普利钠(蒙诺)、卡托普利、依那普利、苯那普利、地拉普利、赖诺普利、培哚普利等。对于 ACEI 诱发的咳嗽的处理措施,主要是停药并替换另一种药物,咳嗽即可痊愈。

2. 抗心律失常药　胺碘酮可直接损伤肺实质细胞并引起肺纤维化和炎症细胞浸润（胺碘酮肺炎），表现为剧烈干咳、呼吸困难、体重减轻、低热、纤维性肺泡炎，严重者可出现成人呼吸窘迫综合征、呼吸衰竭，甚至死亡。

3. 抗凝药　肝素、华法林是临床上常用的抗凝血药物，要在医师监测下使用。有的人用药不当，可出现胸腔或肺实质出血而引起咳嗽。

4. 利尿剂　氢氯噻嗪可致一些人间质性肺炎急性发作、非心源性肺水肿，表现为用药后数小时出现哮喘、咳嗽、哮鸣音和低热。

5. 非甾体抗炎药　非甾体抗炎药在临床上广泛用于骨关节炎、类风湿关节炎、多种发热和各种疼痛，包括阿司匹林、对乙酰氨基酚、吲哚美辛、萘普生、萘普酮、双氯芬酸、布洛芬等。有的患者服药后，也可表现为持续数周的渐进性呼吸困难和干咳，并可出现发热、哮鸣音等症状。

6. 抗过敏药　色甘酸钠可致一过性超敏性，表现为鼻塞、咳嗽、哮鸣音、支气管痉挛，加重已有的哮喘、肺水肿、肺嗜酸性粒细胞渗出、过敏反应，严重者可致死。

7. 抗菌药物　如呋喃妥因、磺胺类、青霉素、红霉素类、喹诺酮类等。呋喃妥因可致药物性肺炎，表现为干咳、呼吸困难、皮疹、乏力、关节痛、胸痛、发热、肺部湿啰音、哮鸣音、胸腔积液、发绀、高血压。

8. 抗结核药　对氨基水杨酸钠可致超敏样反应，表现为发热、皮疹、头痛、咳嗽、哮鸣音、血管神经性水肿、嗜酸性粒细胞升高、肺浸润、淋巴结肿大、胸腔积液等。

9. 柳氮磺吡啶　柳氮磺吡啶用于治疗溃疡性结肠炎，可引起咳嗽、呼吸困难、肺浸润、血嗜酸性粒细胞升高、发热、闭塞性细支气管炎、纤维化肺泡炎，造成咳嗽，可用皮质激素改善症状。

10. 免疫抑制剂、抗肿瘤药　博来霉素是抗肿瘤药，有的患者用后可引起干咳、呼吸困难、发热，常发生于老年（超过 70 岁）患者。环磷酰胺（免疫抑制剂）可致环磷酰胺性肺炎。甲氨蝶呤也可引起咳嗽、呼吸困难、低热等。停药后咳嗽通常会缓解，加用皮质激素多有效。

11. 溴隐停　是治疗震颤麻痹的药,主要引起咳嗽、呼吸困难、胸膜增厚、胸腔积液。

12. 卡马西平　是抗癫痫常用药物,也可导致急性肺超敏反应,造成咳嗽。

13. 金制剂　主要用于治疗类风湿关节炎,现国内临床上用的是金诺芬。它是一种混合口服金制剂,活性成分主要是四乙酰基葡糖金和三乙基磷金。最常见的不良反应为腹泻或稀便,可致弥漫性间质性肺炎和纤维化。表现为持续数周的亚急性渐进性呼吸困难和干咳,可有发热、哮鸣音。处理措施为停药,加用皮质激素有效。

由上可见,引起咳嗽的病因很多,药物的作用也是不可忽视的病因之一,如果有了咳嗽,在就诊时一定要告诉医师现在服用的药物,以便尽早作出正确诊断。

 秋季咳嗽要注意的事儿

进入秋季,由于早晚温差大、天气干燥,患咳嗽、感冒等呼吸道疾病的人数明显增加。不少人出现喉痒咳嗽、干咳少痰的症状,甚至也能影响正常生活。尤其是紧张的都市生活节奏、过度劳累及吸烟、饮酒和熬夜等不良生活习惯,造成人体免疫力下降,对气候变化刺激反应性增高,进而出现秋季咳嗽。

燥是秋天主气,肺属金,与秋气相应。肺为娇脏,喜润恶燥。所以秋季注重养肺防燥,有利于保持呼吸道健康。

（一）秋季咳嗽切勿盲目用药

通常这种秋季咳嗽被误认为感冒的概率很高。很多人自以为这是感冒,自行服用感冒药来治疗。实际上,秋咳主要表现为干咳,多为秋天燥邪侵犯人体所致,盲目服用一些感冒祛风的药、抗生素等,会逐渐损耗人体津气,加重病情。有的人用止咳药如复方甘草片等来止咳,则是治标不治本,往往会掩盖病情,以致耽误治疗。所以,在秋季出现较为严重的咳嗽,应到医院及时就诊,明确病因,对症下药,才会有良效。

（二）秋季咳嗽要与感冒鉴别

秋季咳嗽病因不同，在防治上有着不同的特点。秋燥咳嗽一般多为干咳，或有少痰不易咳出、咽干鼻燥等特点，在治疗上主要以清热、润肺止咳为主。而感冒，多伴发热、头痛、鼻塞、咳嗽有痰或无痰，在治疗上主要以疏散风寒、润肺止咳为主。尤其在晚秋，凉燥咳嗽，常可并发感冒症状。中医治疗讲究辨证论治，用药更要因人而异，所以秋季咳嗽要及时就诊，辨证用药。

（三）秋季咳嗽应与过敏性咳嗽鉴别

秋季也是过敏性疾病的高发季节，由于秋天风大，花草茂盛，变态反应原增多，空气中飘浮的吸入性过敏原密度大、数量多。比如，草本植物、蒿树类植物、种子类植物的花粉在空气中的浓度增加，容易导致过敏性疾病。秋季过敏性咳嗽一般都会超过 1 个月以上或更长，有些患者只表现在夜间，尤其是后半夜咳嗽，或清晨咳嗽、运动后咳嗽，临床无感染征象，经常出现不伴发热的类似"感冒"症状，如打喷嚏、流鼻涕、鼻痒、眼痒等，因此要特别注意有无秋季过敏性咳嗽的可能，如变应性咳嗽、咳嗽变异性哮喘等疾病。

（四）秋季咳嗽的饮食

秋天气候干燥，对于容易秋咳的人来说，宜"多喝水"，多吃一些有润肺功效的瓜果和食品，如鸭梨、白萝卜、蜂蜜、荸荠、生藕、百合、银耳等熬汤服用，可缓解咳嗽。一些药膳，如百合银耳秋梨羹、蜂蜜柚子茶、百合莲子银杏粥等，都有一定作用。秋天，五行属金，对应的人体器官是肺，故应该多吃酸味食物。《黄帝内经》指出："肺欲收，急食酸以收之，用酸补之，辛泻之。"可见酸味收敛肺气，辛味发散泻肺。秋天宜收不宜散，所以少吸烟、少喝酒、少吃辛辣食品，也是秋天的养生原则之一。

（五）秋季起居调养

1. 注意防寒保暖　秋季是伤风感冒的多发季节，而老年慢性支气管炎患者感冒后 90% 以上会导致急性发作，因此要遵循"春捂秋冻"和"耐寒锻炼从秋始"的规律。人们常说秋季要"冻一冻",但是对于年老体弱、有慢性呼吸道疾病的人,不要盲目秋冻,而应注意添衣保暖,防止感冒。

2. 生活起居有常　中医认为秋季起居应"早卧早起,与鸡俱兴"。早卧,以顺应阴精的收藏,以养"收"气;早起,以顺应阳气的舒长,使肺气得以舒展。做到起居有时,劳逸适度,注意不要熬夜,保证充足睡眠和休息。

3. 加强体育锻炼　秋高气爽,在保证充足睡眠的情况下,多到室外活动,呼吸新鲜空气,多散步、慢跑、打太极拳、做操等,可舒展筋骨、畅通气血,增强体质,提高免疫力。

秋燥咳嗽的中医治疗

瑟瑟秋风,不仅给人带来凉爽,也使天气变得干燥,而燥邪会伤及人体,中医称之为"秋燥"。燥邪最易伤肺,引起以干咳为主的咳嗽,称为"秋燥咳嗽证"。中医认为,肺与秋同属于金,故肺与秋令相应。肺为娇脏,喜润恶燥,若受到燥邪侵害,则肺气壅遏,气道不利,肺气失宣,易引发秋燥咳嗽。中医根据不同的症状将秋燥咳嗽分为"凉燥"和"温燥",辨症治疗也是不同的。

(一)温燥咳嗽

入秋,夏季余热未尽,秋高气爽,阳光仍较燥烈,气候干燥,一旦肺部遭受温燥之邪侵袭,多出现鼻燥、咽干、咳嗽等症。此多为感受温热与燥邪之气所致,称为温燥咳嗽。

病状特点:干咳无痰,痰少而黏,或带有血丝,咽喉痒痛,声音嘶哑,鼻燥咽干、渴喜凉饮,舌边尖红苔黄,脉浮细数。

治以疏风清热,润燥止咳。病初也可兼有身热头痛等表证,治用辛凉甘润之法。方用桑杏汤、桑菊饮加减。

经验方:桑叶、杏仁、菊花、金银花、连翘、薄荷、芦根、北沙参、麦冬、枇杷叶、炙百部、梨皮、浙贝母。水煎服。

方中桑叶、菊花、薄荷、金银花、连翘疏风散热,清热解毒;芦根、北沙参、麦冬、梨皮润燥生津;枇杷叶、炙百部、浙贝母止咳化痰。

食疗:雪梨 1 个,百合 20g,杏仁 10g,银耳 30g。煮羹食用。

(二)凉燥咳嗽

深秋时节,天气渐冷,寒风肃杀,万物凋谢,如此时寒燥之邪犯肺,津液耗损,多为凉燥咳嗽。凉燥多见于秋冬之交,燥证兼有风寒表证。

病状特点:口鼻咽喉干燥,鼻塞流涕,口干而不欲饮,咳嗽阵作,少量白稀痰,伴有恶寒、发热、头痛、无汗等表证,舌淡苔白,脉弦细。

治宜辛温宣肺,佐以润燥;常用杏苏散合止咳散加减为治。

经验方:苏叶、杏仁、荆芥、防风、紫菀、白前、桔梗、枳壳、百部、麦冬、葛根等。

方中苏叶、杏仁、荆芥、防风属辛温疏表之药,以开肌肉腠理之邪闭;桔梗、枳壳升降相和,助肺气宣发,促邪外达;白前、百部、紫菀宣肺止咳;麦冬生津润燥;葛根辛甘性平,用以升发胃气,提升津液上行于肺,可起佐使之功。

食疗:白萝卜丝 100g,生姜丝 15g,北沙参 15g,杏仁 10g。煮汤,放适量红糖饮用。

简单地说,凉燥咳似风寒咳,温燥咳似风热咳,分别为秋燥夹有寒、热之邪,温燥咳宜辛凉加甘润剂,凉燥咳宜辛温解表加甘润剂,在治疗上要认真辨证,若不注意辨证求因,只凭症状误认为秋季燥咳都属阴虚津亏证,主用补阴滋润药,可能会阻碍肺气的宣发祛邪作用,以致病邪久久不解,咳嗽迁延不止。

 ## 咳嗽就晕倒了是什么病?

咳嗽是一种保护性反射动作,能将呼吸道内异物或分泌物排出体外,但慢性咳嗽或反复发作性咳嗽亦会引起一些严重并发症,尤其对于老年人,剧烈咳嗽后可能就晕倒了,临床上称之为咳嗽晕厥综合征。

所谓咳嗽晕厥综合征是指发作性咳嗽数秒后出现一过性意识丧失,患者可在 10 秒至 1 分钟内清醒。轻者可不发生晕厥倒地现象,患者只是在咳嗽后感到头晕、眼花、浑身无力,自感一时头脑不清楚,对正在从事的事情发生瞬间遗忘现象。

近年来,我国已有不少关于咳嗽晕厥综合征的临床报道,多见于有长期或慢性咳嗽病史的中老年人。特别是呈现刺激性干咳者,往往在剧烈痉挛性干咳后瞬间发生,也有部分是在普通咳嗽数声后即晕厥发作。

(一)咳嗽怎会和晕倒有关系?

咳嗽晕厥综合征的发病机制,一般认为可能是剧咳时胸腔内压力突然增高,阻碍静脉血回流,使心输出量减少,导致脑缺血而晕厥;或迅速升高的胸内压间接产生颅内压升高而增加血管阻力所致。

有人通过实验观察,提出此种晕厥可能是咳嗽时脑脊液压力迅速升高,对大脑产生一种震荡样刺激所引起。还有学者认为,来自喉或颈动脉窦的迷走神经冲动抑制心脏,造成脑缺血引起晕厥。

(二)咳嗽晕厥综合征有哪些症状?

咳嗽晕厥综合征的患者多为中老年男性,常有慢性肺部疾病史,如慢性支气管炎、阻塞性肺气肿等。有些百日咳的患儿亦可发生咳嗽晕厥综合征。

本病的临床特征为在剧烈而持续咳嗽后突然意识丧失,数秒至数分钟后自行恢复。部分患者在晕厥前有头晕、眼花、颜面苍白或出汗等短暂的前驱症状,晕厥过后多无不适,有时睑结膜可出现小的瘀血点。这些患者既往大多有同样反复发作的病史。

(三)如何诊断咳嗽晕厥综合征?

根据患者在剧烈咳嗽后发生一过性意识丧失可作出初步诊断。若患者有慢性支气管炎、肺气肿等原发病,更有助于诊断。

咳嗽诱发的晕厥,属血管运动功能失调。辅助检查无阳性发现,一般呈良性表现,突出症状为先兆性剧咳,随即产生一过性短暂意识丧失,均能自行恢复,无明显后遗症状。应注意与以下情况鉴别:

1. 心源性晕厥 既往有基础心脏病史及心脏异常体征,结合心电图、24小时动态心电图、心脏彩超、X线胸片等辅助检查,可提供确诊线索。

2. 脑器质性神经血管疾病性晕厥　可有中枢神经异常表现,颅脑 CT、MR、脑电图及脑血流图、血管造影等具有重要诊断价值。文献报道,颈内动脉管腔狭窄至少超过 90%,才能明显影响脑血流而产生晕厥。

3. 吞咽性晕厥　多见于患咽、喉、食管、纵隔疾病或房室传导阻滞、病态窦房结综合征、心肌梗死后等患者,常于吞咽冷、硬、酸、辣食物或产气饮料后发生短暂晕厥,发作前后无明显不适,也与体位无关。发病机制与上消化道受机械刺激,触发心血管反射性抑制,以及心脏传导系统对迷走神经兴奋异常敏感有关。

4. 颈动脉窦综合征　是一组突发性头昏、乏力、耳鸣以至晕厥的临床综合征。该综合征是一种成年人疾病,发生率可达 10%,尤其在 50 岁以后多发,且随着年龄的增加而增高。男性多见。有器质性心脏病者更为多见,老年人冠心病、高血压者可达 30%。

另外,咳嗽晕厥综合征还应与直立性低血压、血管抑制性晕厥、低血糖性晕厥、排尿性晕厥,以及使用某些药物如镇静剂、降压药等,或药物过敏等相鉴别。

(四)咳嗽后晕厥怎么治?

咳嗽晕厥综合征的治疗,首先强调针对病因进行处理。

1. 当咳嗽导致晕厥后,根据咳嗽病因,给予抗感染、止咳、改善脑微循环为基础的治疗方案。一旦气道炎症减轻或消除,痰液得到引流或排出,咳嗽症状缓解后,咳嗽晕厥综合征的发作则可得到控制。

2. 对于剧烈咳嗽者,应加强镇咳以避免咳嗽晕厥综合征的发生。对伴有慢性支气管炎或肺气肿者,可应用支气管扩张剂,这样可使患者气道阻力降低,减轻胸内压。

3. 咳嗽晕厥如果发作时,要立即让患者平卧,头部下垂,或坐位时把头部置于两大腿之间,以保证脑部充分供血。防止因病情严重而长时间的脑缺血,并防止发生摔伤等意外。卧位时把头转向一侧,防止舌后坠。神志完全恢复前不宜饮食,以免呛入气道。神志恢复后,切勿让患者立即站立,待充分休息后,才能逐渐站立。

4. 应注意检查晕厥后有无头部外伤和骨折,以便及时给予相应处理。

（五）如何预防咳嗽晕厥综合征的发作？

1. 让患者改变用力咳嗽的习惯，在咽部发痒时，要控制咳嗽，减轻咽部刺激。

2. 嘱咐患者在咳嗽时弯背，头部垂到两膝之间或呈仰卧的位置，这可使肺容量减少，并能减少呼气肌的力量，从而有助于防止咳嗽晕厥发作。

3. 避免诱发因素，如戒烟、禁酒、减轻体重。用舒适有松紧性的腹部绷带，穿有弹性的长袜可增加回心血量，对预防发作有帮助。

4. 注意预防感冒，减少咳嗽发生，并予心理治疗，加强看护，防止意外伤害。

 ## 肺炎的常见分型和诊治

肺炎是指终末气道、肺泡和肺间质的炎症，可由致病微生物、理化因素、免疫损伤、过敏及药物所致。比如细菌性肺炎、过敏性肺炎、放射性肺炎、间质性肺炎等。我们这里所说的肺炎主要指各种病原微生物感染引起的肺炎，如各种细菌、支原体、衣原体、病毒、真菌等引起的肺部炎症。

（一）肺炎到底怎么分类呢？

1. 根据累及的部位分类　分为大叶性肺炎、小叶性肺炎、间质性肺炎。

2. 根据病因分类　分为细菌性肺炎、病毒性肺炎、支原体肺炎、衣原体肺炎、真菌性肺炎。

3. 根据病程分类　分为急性肺炎、迁延性肺炎及慢性肺炎。一般来说，迁延性肺炎病程长达 1~3 个月，超过 3 个月则为慢性肺炎。

4. 根据病情分类　分为轻型肺炎、重症肺炎。

5. 根据感染环境分类　分为社区获得性肺炎、医院获得性肺炎等。

社区获得性肺炎（CAP）是在医院外由细菌、病毒、衣原体和支原体等多种微生物所引起的肺炎。常见病原体为肺炎链球菌、流感嗜血杆菌、金黄色葡萄球菌、肠杆菌科细菌、军团菌、克雷伯杆菌、肺炎支原体、肺炎衣原体、甲型流感病毒、乙型流感病毒等。

医院获得性肺炎（HAP）亦称医院内肺炎（NP），是指患者入院时不存在感染、也不处于感染潜伏期，而于入院48小时后发生的，因其他疾病或治疗而住院后所得的一种肺部感染。常见病原体为耐药的铜绿假单胞菌、产超广谱β-内酰胺酶（ESBL）的肺炎克雷伯菌、不动杆菌属等，或合并耐甲氧西林金黄色葡萄球菌（MRSA）及军团菌等。

（二）哪些人易患肺炎？

肺炎可发生于任何年龄段，但以老年人、儿童和体弱有慢性病的人最为常见。尤其是有肺部疾病、营养不良、吞咽困难、其他慢性疾病和长期卧床的老年人，如糖尿病、慢性阻塞性肺疾病、肺纤维化、支气管扩张、脑血管疾病、偏瘫等老年患者，具有更高患有肺炎的风险。另外，过度劳累和处于不利环境中的人，如过度受凉等，患肺炎的风险也会变得更高。

（三）肺炎的症状与体征有哪些？

1. 多数起病急骤，常有受凉劳累、病毒感染等诱因。
2. 表现寒战与高热、头痛、全身肌肉酸痛，年老体弱者可仅有低热或不发热。
3. 咳嗽与咳痰，初期为刺激性干咳，继而咳出白色黏痰或带血痰或黄脓痰，或铁锈色痰。
4. 胸痛、呼吸困难，甚至出现发绀。少数有恶心、呕吐、腹胀或腹泻等胃肠道症状。严重感染者可出现神志模糊、烦躁、嗜睡、昏迷等。

体征：患者多体温高至39~40℃，呈急性面容，双颊绯红，双肺下野及背部可闻及湿性啰音。

（四）肺炎患者要做哪些检查？

一旦有上述症状，应及时去医院做进一步检查，以免贻误病情。首先应向医师讲清自己的发病情况及症状。一般做如下检查：

1. **血常规** 正常人白细胞总数为$(4\sim10)\times10^9/L$,中性粒细胞百分比小于70%。如果白细胞总数超过$10\times10^9/L$,中性粒细胞百分比超过70%,我们就说这个患者的血象高,是细菌性肺炎常见的血象改变。

2. **C反应蛋白(CRP)** 一般正常值是$0\sim10mg/L$。CRP增高预示炎症的发生。

3. **X线胸片** 胸部X线检查示肺部出现浸润阴影是诊断肺炎的金标准。X线胸片检查可以直接了解肺部变化,是诊断肺炎的重要手段。虽然通过血常规和X线胸片可以诊断肺炎,但要明确肺炎是由什么病原体引起的,还需要合理地取患者的痰、血做培养。

另外,普通肺炎还要与其他疾病阴影区别开来,如肺结核、肺癌、急性肺脓肿、肺血栓栓塞。如果患者肺部阴影难以明确诊断,就需要进行胸部CT、血液、痰液、病理、支气管镜等检查以确诊。

应该注意的是,老年肺炎常缺乏明显的呼吸系统症状,症状多不典型,病情进展快,易发生漏诊、误诊。有的人发热症状不明显,表现呼吸急促,或有意识障碍、嗜睡、脱水、食欲减退等。因此,老年人一旦突然出现急促、乏力、嗜睡等精神不佳状态,应及时到医院检查。

(五)肺炎如何治疗?

抗感染治疗是肺炎治疗的最主要环节。细菌性肺炎的治疗包括经验性治疗和针对病原体治疗。主要根据本地区的肺炎病原体流行病学资料,选择可能覆盖病原体的抗菌药物;或根据呼吸道或肺组织标本的培养和药物敏感试验结果,选择敏感的抗菌药物。

肺炎的抗菌药物治疗应尽早进行,一旦怀疑为肺炎,即马上给予首剂抗菌药物。病情稳定后,可从静脉途径转为口服治疗。大多数患者需要7~10天或更长疗程,如体温、白细胞正常,病情稳定方可停用抗菌药物。

(六)中医如何治疗肺炎?

肺炎属中医"风温肺热病"范畴,中医治疗有较好疗效,通过清热解表、清肺化痰、止咳平喘、益气养阴,不但能尽快清肺热化痰,也能通过提高免疫力和调节脏腑功能使肺炎和体力尽快恢复。常用方剂有麻杏甘石汤、桑白皮汤、沙参麦冬汤、小柴胡汤、银翘散等。

 ## 什么是中医风温肺热病？

冬天是风温肺热病的高发季节。到底什么是风温肺热病呢？这是一种非常多见的疾病，是因感受风热病邪后，以咳嗽、发热、咳痰、胸痛为主要表现的急性外感疾病，是肺热病与风温病的合称。因为风温病与肺热病的临床症状相似，故合称风温肺热病。临床常见于急性肺炎、支气管周围炎和急性支气管炎等疾患。

《伤寒论》说："太阳病，发热而渴，不恶寒者，为温病。若发汗已，身灼热者，名风温。"《伤寒总病论》说："病人素伤于风，因复伤于热，风热相搏，则发风温，四肢不收，头痛身热，常自汗出不解。"指出了风温的病因病机及症状。清代为风温病理论成熟时期，创立了卫气营血辨证。叶天士《外感温热篇》指出："温邪上受，首先犯肺，逆传心包。"为风温的传变及辨治规律提供了理论依据。

本病是因机体正气不足，卫外不固，抗病能力低下，又外感风热之邪而发。其感染途径是从口鼻而入，先犯上焦肺卫，"肺主气属卫"，表现为发热恶寒；肺失宣肃，则咳嗽咳痰。肺气壅塞，继而出现高热烦渴、咳喘胸痛、咳痰带血等。

如果不及时诊治，病邪由外入里，出现两种传变趋势，一是顺传于肺胃，入气入营入血；二是逆传心包，致机体邪热内炽，上扰神明，神明错乱，而有神昏谵语、休克、昏迷等。

（一）风温肺热病怎么诊断？

根据典型的临床特点、症状、体征和辅助检查即可诊断。

1. 发病特点　起病急，传变快，病程短，四季发病，以冬春多见。

2. 临床表现　发热重恶寒轻，咳嗽咳痰，痰白黏稠或黄，舌红苔白或黄，脉浮数。或高热烦渴，咳喘胸痛，咳吐黄痰或带血丝，舌红苔白或黄腻，脉滑数。

3. 肺部体征　叩诊可有浊音，听诊呼吸降低或有湿啰音，或有支气管呼吸音等。

4. 肺部 X 线　可有炎性改变。

5. 血常规和 CRP 白细胞总数或中性粒细胞增多,CRP 增高。

(二)中医如何辨证分型治疗?

1. 邪在肺卫证

临床表现:发热重,恶寒轻,咳嗽痰白,口微渴,头痛,鼻塞,舌边尖红,苔薄白或微黄,脉浮数。

治法:宣肺透表。

方剂:银翘散加减。

药用:金银花、连翘、桔梗、薄荷、竹叶、生甘草、荆芥穗、淡豆豉、牛蒡子、芦根。

方解:方中金银花、连翘清热解毒、辛凉透表为主药;辅以薄荷、荆芥穗、淡豆豉以辛散表邪、透热外出;竹叶清热除烦,芦根清热生津止渴协助银、翘清热透表,桔梗、牛蒡子、甘草合用以宣肺祛痰、清利咽喉,合为佐使药。诸药合用,既能透表,又能解毒。

中成药:连花清瘟胶囊、金花清感颗粒、银翘解毒丸等。

2. 痰热壅肺证

临床表现:高热烦渴,咳喘胸痛,咳黄痰或带血,舌红苔黄或腻,脉滑数。

治法:清热解毒,宣肺化痰。

方剂:麻杏甘石汤加减。

药用:麻黄、杏仁、生石膏、甘草、鱼腥草、黄芩。

方解:方中麻黄辛温,宣肺平喘;石膏辛寒,清泻肺热。麻黄得石膏寒凉之制,则专于宣肺平喘,而不在解表发汗;石膏得麻黄,则长于清泻肺热。二药的用量,通常石膏多于麻黄 5~10 倍,并可根据肺气郁滞及邪热轻重程度,调节石膏与麻黄的药量比例。方中配合杏仁降肺气,以助麻黄止咳平喘;鱼腥草清热化痰;甘草生津止咳,调和诸药。

中成药:止咳橘红丸、复方鲜竹沥液,羚羊清肺丸等。

3. 热陷心包证

临床表现:灼热夜甚,神昏谵语,咳喘气促,痰声漉漉,舌謇肢厥,舌红绛,脉细滑数。

治法:清热解毒,化痰开窍。

方剂:清营汤合犀角地黄汤加减。

药用:水牛角、生地黄、玄参、麦冬、金银花、连翘、竹叶心、黄连、丹参、赤芍等。

方解:方中水牛角清热凉血,生地黄凉血滋阴,麦冬清热养阴生津,玄参滋阴降火解毒,金银花、连翘、竹叶心清热解毒,黄连清心解毒,丹参清热凉血、活血散瘀。诸药相辅相成,清解之中又能养阴扶正,养阴之中又能凉血活血。

中成药:①安宫牛黄丸或至宝丹,1次1丸,冲服,每日2次;②紫雪散3g,冲服,每日1~2次;③清开灵40~60ml,加入500ml液体中静脉滴注,每日1次。

4. 阴竭阳脱证

临床表现:高热骤降,大汗肢冷,颜面苍白,呼吸急迫,痰热壅盛,唇甲青紫,神志恍惚,舌红少津,脉微欲绝,血压下降。

治法:益气养阴,回阳固脱。

阴竭者,予生脉散、沙参麦冬汤加味,药用西洋参、党参、沙参、麦冬、五味子、茯苓、陈皮、青蒿、黄芩等。

生脉散为补益剂,具有益气生津、敛阴止汗之功,主治温热、暑热、耗气伤阴证;症见汗多神疲,体倦乏力,气短懒言,咽干口渴,舌干红少苔,脉虚数。

沙参麦冬汤中沙参、麦冬清养肺胃,玉竹、天花粉生津解渴,生扁豆、生甘草益气培中、甘缓和胃,配以桑叶,轻宣燥热,合而成方,有清养肺胃、生津润燥之功。

阳脱者:①参附汤加味,药用参、附、麦、味各10g,煅龙牡各30g,浓煎频服;②参附注射液50ml,加入500ml液体中,静脉滴注,每日2~3次。

5. 正虚邪恋证

临床表现:低热夜甚,干咳少痰,口燥咽干,五心烦热,神倦纳差,脉细数,舌红少苔。

治法:益气养阴,清散余热。

方剂:青蒿鳖甲汤加减。

药用:青蒿、鳖甲、细生地、知母、牡丹皮。

方解:方中鳖甲滋阴退热;青蒿苦辛而寒,清热透络,引邪外出。

两药相配,滋阴清热,内清外透,共为君药。生地甘寒,滋阴凉血;知母苦寒质润,滋阴降火,共助鳖甲以养阴退虚热,共为臣药。牡丹皮辛苦性凉,清热泻火,为佐药。诸药合用,共奏养阴透热之功。气阴两虚者加黄芪、太子参、北沙参、麦冬等。

(三)如何预防?

1. 加强体育锻炼,增强和改善体质。
2. 注意防寒保暖,预防感冒发生。
3. 注意劳逸结合,避免过劳或熬夜。
4. 平时注意多饮水,适量食用蔬菜水果,避免口咽黏膜干燥。

你需要打肺炎疫苗吗?

冬季天气寒冷,呼吸道疾病增多,肺炎发病率明显增加。经常会有人来问,家里有老人和孩子,或有慢性肺部疾病的患者,可以打肺炎疫苗吗?肺炎疫苗有哪些?怎么打?现在我们就向你做一个简单的介绍:

(一)为什么要接种肺炎疫苗?

肺炎链球菌是引起肺炎的重要致病菌,不仅会引起肺炎,还会引起中耳炎、脑膜炎、败血症等其他疾病,有很高的致死率。据美国研究发现,接种肺炎疫苗可减少90%婴儿肺炎链球菌侵袭性感染。在欧美十几个国家,肺炎疫苗已被纳入计划免疫免费接种范围。因此,对2岁以下的幼儿、60岁以上的老年人和免疫力低下的人,尤其有慢性疾病的患者,如慢性阻塞性肺疾病、支气管扩张、肺纤维化、糖尿病、心血管疾病等肺炎易感人群,打肺炎疫苗有很好的预防作用。

(二)我国有哪些肺炎疫苗?有什么区别?

近几年来,我国应用的肺炎疫苗有3种——7价疫苗、13价疫苗、23价疫苗。2015年以后,7价疫苗退市,现临床主要应用13价和23价疫苗,有进口的,也有国产的。从适应人群、接种时间、保护效力等方面来看,也有一定差异。中国已上市的肺炎疫苗有两类——13价肺炎球菌多糖结合疫苗（有进口）和 23 价肺炎球菌多糖疫苗（有国产）。那什么是"价"呢？肺炎链球菌不是单一的细菌，它有 90 多种血清型，多少价疫苗等于预防多少种血清型感染。目前，13 价和 23 价肺炎疫苗都能覆盖 80% 以上的强侵袭性血清型。

不过，目前的 23 价疫苗是多糖疫苗，免疫机制相对单一，不会产生记忆细胞，比 13 价多糖结合疫苗免疫效果和时长都要差一些。尤其是 2 岁以下的儿童，自身免疫系统并不完善，对这种多糖抗原不容易产生抗体，所以 23 价疫苗不适合 2 岁以内的小儿。

世界卫生组织（WHO）已将在全球接种预防肺炎球菌疾病疫苗列为优先任务。美国疾病预防与控制中心（CDC）的数据显示，在 13 价肺炎疫苗上市的头 3 年里，有 3 万多例侵袭性肺炎链球菌病被预防。只要接种过 13 价肺炎疫苗，90% 的儿童能免受肺炎链球菌的侵袭。根据美国 CDC 指引，<6 岁的健康儿童，都可以接种 13 价疫苗。

（三）哪些人需要接种肺炎疫苗？

肺炎疫苗接种的适应证比较广泛。那么，到底哪些人需要接种肺炎疫苗呢？

1. 婴幼儿、免疫力低下的儿童、65 岁以上的老年人。

2. 有慢性基础疾病的人，如慢性支气管炎、慢性阻塞性肺疾病、支气管扩张、肺纤维化、糖尿病、心脑血管疾病等患者，以及长期住院或卧床的人。

3. 免疫功能低下者，如脾切除或脾功能不全、淋巴瘤、多发性骨髓瘤、慢性肾衰竭、肾病综合征等患者，以及器官移植者、人类免疫缺陷病毒感染者等。

4. 特殊人群，如在感染肺炎球菌高危环境中居住的人或工作人员（如长期住院的老年人、福利机构人员等）也可以接种肺炎疫苗。

肺炎疫苗可以在全年任何时间接种，接种疫苗后的保护抗体水平至少可以保持 5 年。一般而言，肺炎疫苗只需接种 1 次，但身体虚弱者，在首次接种 5 年后根据需要，可以做第 2 次补种。

（四）什么人不能打肺炎疫苗？

1. 当前有感染、或发热、或一些疾病急性期的人。

2. 对多种物质都严重过敏的人，要十分慎重。

3. 有特殊疾病的人，如进行化疗和放射治疗的霍奇金淋巴瘤患者禁用。

4. 孕妇、新生儿8周以内不推荐接种。

 ## 了解慢性阻塞性肺疾病，关爱肺健康

说到高血压、糖尿病、冠心病，几乎人人皆知，而提起慢性阻塞性肺疾病，很多人就觉得生疏，但是人们的确不知道这是一个发病率很高、对人体健康有严重伤害的隐匿杀手，且很多人在不知不觉中患上此病，但自己毫无察觉，直至出现严重症状才去就诊，而失去最佳治疗时机。所以，当前普及慢性阻塞性肺疾病知识显得格外重要。

（一）什么是慢性阻塞性肺疾病？

慢性阻塞性肺疾病（COPD）简称慢阻肺，是一种以气流受限为特征的疾病。本病使气道气流受限呈不完全可逆，进行性发展，特别与患者气道对香烟烟雾、有害气体、有害颗粒的炎性反应有关，也可由慢性支气管炎迁移不愈和肺气肿发展而来。肺功能检查对诊断有重要意义。

我们必须要知道慢性阻塞性肺疾病是逐步发生的，很多人吸烟和接触有害气体多年，甚至快走、上楼出现轻度气短也没有引起重视，直到病情加重，活动严重气喘才来就诊。这时病情已进入较重的阶段，给治疗带来极大困难。所以早期发现慢性阻塞性肺疾病，对治疗康复有重要意义。所以我们要积极普及慢性阻塞性肺疾病知识，使更多患者免受疾病困扰。

（二）慢性阻塞性肺疾病的发病率及危害

慢性阻塞性肺疾病是一种严重危害人民健康的慢性呼吸系统疾病。在世界上，本病死亡率已占所有疾病死因的第四位，在我国已经上升到第三位。2018年4月发表在国际权威杂志《柳叶刀》上的"中国成人肺部健康研究"大规模人群研究结果显示，我国慢性阻塞性肺疾病患者已经约1亿人，40岁以上人群患病率13.7%，短短10余年间（2002—2015）患病率激增 67%，成为仅次于高血压、糖尿病的中国第三大常见慢性病，远高于经济发达国家和地区。

COPD 患者早期可毫无症状，或仅有轻度的咳嗽气短。到了中晚期，常出现咳嗽、咳痰、活动后气喘等症状。尤其在快走、上楼梯时气短更明显，严重影响生活质量和劳动能力。本病可反复发作，如不规范治疗，往往发展成慢性肺源性心脏病、呼吸衰竭、心功能不全、肺性脑病等，甚至多脏器衰竭。

（三）引起慢性阻塞性肺疾病的主要原因是什么？

COPD 的病因至今仍不十分清楚，但已知与下列危险因素有关。

1. 吸烟　目前公认吸烟为 COPD 重要的发病因素。吸烟能使支气管上皮纤毛变短、不规则，纤毛运动发生障碍，降低局部抵抗力，又能引起支气管痉挛，增加气道阻力。大多数 COPD 患者均有吸烟史。

2. 职业性粉尘和化学物质　职业性粉尘及化学物质等浓度过高或接触时间过久，均可导致 COPD 的发生。

3. 空气污染　化学气体如氯、二氧化氮、二氧化硫等对支气管黏膜具有刺激和细胞毒性作用。其他粉尘如二氧化硅、煤尘、棉尘、蔗尘等也刺激支气管黏膜，使气道清除功能遭受损害。COPD 的危险因素还可能与烹调时产生的大量油烟和生物燃料产生的烟尘有关。

4. 感染　病毒、细菌等微生物引起的呼吸道感染，是 COPD 发病和加剧的另一个重要因素。

5. 其他　如遗传因素、过敏、气候变化等均与 COPD 发病有关。

（四）慢性阻塞性肺疾病有哪些症状？

慢性咳嗽、咳痰、胸闷、活动后气短是其主要特征，有人虽无咳嗽、咳痰，但有多年吸烟史，早期表现只是上楼梯或快走时感到气短胸闷，随着病情的不断发展，出现气短越来越重，直到有些活动受限，生活不能自理，甚至呼吸衰竭。常见症状有：

1. 慢性咳嗽、咳痰　反复发作，遇感冒加重。

2. 气短或呼吸困难　是 COPD 的标志性症状，早期表现为活动后气短或呼吸困难,随病情逐渐加重,以致日常生活甚至休息时也感气短。

3. 喘息和胸闷　患者常有胸闷或喘息。

4. 全身症状　如体重下降、食欲减退、外周肌肉萎缩、精神抑郁或焦虑等。

(五) COPD 怎么诊断?

1. 根据慢性咳嗽咳痰以及有害气体接触史或长期吸烟史,经检查又可以除外其他原因引起的慢性咳嗽咳痰。

2. 肺功能检查是诊断慢性阻塞性肺疾病的金标准,对确定气流受限有重要意义。在吸入支气管扩张剂后,第一秒用力呼气容积(FEV_1)/用力肺活量(FVC)<70%,可确定存在不可逆的气流受限。

(六) 如何早期发现慢性阻塞性肺疾病?

慢性阻塞性肺疾病的晚期治疗很困难且疗效差,因此早期治疗是关键。回答下列 5 个问题,可以发现是否患有慢性阻塞性肺疾病。

1. 您是否经常咳嗽?

2. 您是否经常咳痰?

3. 您是否常感觉活动后气短?

4. 您的年龄是否大于 40 岁?

5. 您现在是否吸烟或曾经常吸烟?

如果上述问题中,有 3 个或 3 个以上问题回答"是",即应向呼吸科医师咨询,医师会为你进行一次肺功能检查,以明确诊断。

(七) 慢性阻塞性肺疾病如何治疗?

1. 稳定期的治疗

(1) 药物治疗

1) 支气管扩张剂:沙丁胺醇、异丙托溴铵气雾剂、噻托溴铵粉吸入剂等。

2) 长效支气管扩张剂和糖皮质激素混合吸入剂:沙美特罗替卡松粉吸入剂、布地奈德福莫特罗粉吸入剂等。

3) 祛痰剂[乙酰半胱氨酸、盐酸氨溴索片(沐舒坦)、标准桃金娘油肠溶胶囊等]、抗氧化剂、免疫调节剂等。

（2）氧疗：重度慢性阻塞性肺疾病患者可实行长期家庭氧疗,小流量间断吸氧或使用无创呼吸机。

（3）康复治疗:注意饮食营养均衡,坚持肺康复训练。

2. 急性加重期的治疗　包括控制性氧疗,积极控制感染,给予支气管扩张剂、糖皮质激素等。另外,伴有呼吸衰竭者,可首选无创呼吸机机械通气,重者则应用有创机械通气。

3. 中医药疗法　慢性阻塞性肺疾病属中医"喘证""肺胀"范畴,多为肺肾两虚、肾不纳气证。中医治疗是慢性阻塞性肺疾病防治的重要而有效的方法。有研究表明,中医治疗可使急性期缓解,稳定期提高肺功能和增强免疫力。因此,无论是在急性期还是稳定期,中医药治疗均有着很好的疗效,而且副作用小,并能起到全身调节的作用。大量临床实践证实,中医药有良好的治疗效果,可以明显提高生活质量,改善肺功能,减少急性发作。

（八）得了慢性阻塞性肺疾病怎么办?

1. 积极到医院治疗,改善肺功能,控制疾病发展,提高生活质量。

2. 接受健康教育,掌握慢性阻塞性肺疾病防治知识及相应治疗原则,配合医师治疗。

3. 戒烟和避免大小环境污染,是预防慢性阻塞性肺疾病发展的重要措施和手段。

4. 进行病情监测,平时注意观察咳嗽、咳痰、气喘等病情变化,定期监测峰流速仪、血气和肺功能,一旦发现明显变化,应立即到医院诊断治疗。

5. 注意预防感冒,防治呼吸道感染,避免急性加重的发生。

（九）如何预防慢性阻塞性肺疾病?

前面我们知道了慢性阻塞性肺疾病的主要病因,所以控制慢性阻塞性肺疾病发生的关键在于预防。

一级预防:又称病因预防,是预防疾病和消灭疾病的根本措施。已吸烟者应立即戒烟。戒烟是预防 COPD 的重要措施,同时避免有害粉尘、烟雾或气体的吸入。预防呼吸道感染,包括病毒、支原体或细菌感染,可定期注射流感疫苗、肺炎球菌疫苗等。此外,提高患者的生活水平,增加营养,加强卫生健康教育,改善工作环境及条件,养成良好的卫生习惯等,对本病的预防均具有重要意义。

二级预防:又称"三早"预防,即早发现、早诊断、早治疗,是防治和减缓疾病发展而采取的措施。对于有 COPD 高危因素的人群,应定期进行肺功能检查,从而早期发现 COPD 并及时采取相应措施予以干预。

三级预防:又称"临床预防",通过临床干预和治疗,包括对症治疗和康复治疗。对于已患 COPD 的患者,要积极治疗,预防并发症的发生,防止病情的恶化和致残,促进功能恢复,提高生活质量,延长寿命,降低致残率和病死率。

 ## 中医如何辨证治疗慢性阻塞性肺疾病?

中医治疗慢性阻塞性肺疾病有悠久的历史。《黄帝内经》最早记载了喘的名称,有"喘息""喘呼""喘喝""喘咳""上气"等称谓。中医认为,本病属中医学"咳嗽""喘证""肺胀""痰饮"等范畴。本病多为有害气体和颗粒长期吸入,或慢性支气管炎、肺气肿等疾病迁延不愈所致,病位首先在肺,继而伤及脾肾,最终导致肺、脾、肾、心多脏腑功能失调。

本病病位首先在肺。肺为五脏之华盖,易受外邪侵袭,使肺气壅塞,肺失宣降,呼吸不利而致喘促。从阴阳五行上说,脾为土、肾为水、肺为金,土能生金,肺虚日久,子盗母气,脾失健运,痰湿内蕴,肺气郁闭,成为发病的基础。金能生水,肾为气之根,肺病日久伤肾,肾摄纳失常,故动则气喘。气虚,肺卫不固,外邪六淫等反复侵袭,再加饮食不当、情志失调、劳倦过度,诱使病情反复发作,呈进行性加重。

本病多属本虚标实,病情复杂,病势缠绵,病程长久。急性加重期采用中西医结合治疗,可以显著提高疗效,明显缩短病程;稳定期主要表现为本虚,病位主要在肺、脾、肾。对于 COPD 的治疗,历代医家强调急性发作期祛邪以治标,稳定期扶正补虚以治本。

根据我们的临床经验,将慢性阻塞性肺疾病分为四纲八个证型,即治疗以急、缓为则，虚、实为纲，且急则治标、缓则治本的原则取得了满意的临床效果。大量临床实践证实，中医药治疗慢性阻塞性肺疾病（COPD），可提高肺功能，增强免疫力，改善患者生活质量。

（一）急性发作期（虚实夹杂）

1. 风寒袭肺、外寒内饮证　可予麻黄汤、小青龙汤、华盖散加减。
2. 肺热犯肺、痰热壅肺证　可予麻杏甘石汤、桑白皮汤加减。
3. 痰湿内蕴、痰浊阻肺证　可予二陈汤、三子养亲汤、苏子降气汤加减。

（二）稳定期（虚证为主）

1. 肺气虚证　可予玉屏风散加减。
2. 肺脾气虚证　可予补中益气汤加减。
3. 肺肾两虚证　可予玉屏风散与六味地黄丸、金匮肾气丸、人参蛤蚧散加减。
4. 肺脾肾虚证　可予补中益气汤、参苓白术散、金匮肾气丸加减。
5. 肺肾阴虚证　可予七味都气丸、养阴清肺丸加减。

我们通过多年临床实践，在治疗慢性阻塞性肺疾病上形成了自己独特的方剂"补肾健脾益肺方"（主要组成：太子参、生黄芪、茯苓、熟地黄、煅磁石、黄精、山药、款冬花、葶苈子、浙贝母、桑白皮、炙枇杷叶、白果、地龙、紫苏子、杏仁、甘草）。本方主要在补肾、健脾、补肺的基础上针对每个患者的具体情况和证型进行辨证治疗，取得良好的疗效。

另外，慢性阻塞性肺疾病患者可采取中西医结合综合治疗。比如应用吸入药物治疗，如舒利迭（沙美特罗替卡松气雾剂）、信必可（布地奈德福莫特罗粉吸入剂）、噻托溴铵粉吸入剂等；肺功能较差，缺氧者，可小流量间断吸氧，坚持康复训练等；同时配合中药治疗。

目前，临床上已形成了慢性阻塞性肺疾病中西医结合特色治疗方案，并取得较好的临床疗效，可明显改善咳喘症状，提高肺功能，改善生活质量，减少再感染概率，为慢性阻塞性肺疾病的治疗展示了良好前景。

慢性阻塞性肺疾病肺外并发症的中医治疗

　　慢性阻塞性肺疾病（COPD）是临床常见的呼吸系统疾病，全球发病率为 4%~10%，且发病率呈增高趋势。

　　COPD 是一种可预防、可治疗的呼吸系统疾病，其特征表现为不完全可逆的气流受限，患者主要表现为活动后气喘。由于全身的慢性炎性反应，长期低氧和高碳酸血症，以致 COPD 不仅影响呼吸系统，同时也会对全身其他系统造成影响，导致许多肺外表现，亦称肺外效应，如营养不良、骨质疏松、焦虑抑郁、心血管疾病、代谢综合征和糖尿病等。

　　1. 营养不良　　营养不良在 COPD 患者中的发生率为 25%~65%。《素问·痿论》说："脾主身之肌肉。"即脾气健运，则肌肉丰盈而有活力。《脾胃论》云："脾虚则肌肉瘦削。"COPD 见形体消瘦、四肢痿软等营养不良者，多从脾胃论治。脾为后天之本，气血生化之源；肾为先天之本，为生命本原。气血互生，精血互化，所以治疗中补脾益肾，不但提高肾的摄纳功能，改善气喘，同时能强健脾的运化功能，改善营养状态。

　　2. 骨质疏松　　随着 COPD 患者病情的加重，骨质疏松的发病率亦增加。COPD 患者大约有 36%~60% 的危险性发展为骨质疏松。骨质疏松易致骨折，而骨折又可使 COPD 患者病情进一步加重，使治疗和康复难度增加，使致残率增加。另外，COPD 合并骨质疏松增加死亡危险 2~3 倍。可见，防治 COPD 患者的骨质疏松具有重要的意义。

　　目前，中医药治疗 COPD 合并骨质疏松者多从肾、脾论治。肾主骨，生髓。《素问·痿论》云："肾气热，则腰脊不举，骨枯而髓减，发为骨痿。"故骨质疏松的病机当首责于肾虚，治疗也以补肾为主。《中西汇通医经精义》指出："肾藏精，精生髓，髓生骨，故骨者肾之所合也，髓者精之所生也，精足则髓足，髓在骨内，髓足则骨强。"而肾中先天之精，靠脾胃运化之后天精微充养，故补肾不忘健脾。

　　3. 焦虑抑郁　　目前多项研究显示，慢性阻塞性肺疾病患者焦虑抑郁的患病率很高。有文献显示，中重度 COPD 患者抑郁的发生率为 37%~71%,焦虑的发生率为 50%~75%。研究显示,抑郁症状与慢性阻塞性肺疾病患者的病死率相关,且成为慢性阻塞性肺疾病患者病死率的预测因素之一。所以,减轻患者的抑郁症状,可能改善慢性阻塞性肺疾病患者的预后。

中医药在治疗 COPD 合并焦虑抑郁方面有较好的疗效。焦虑抑郁属中医"郁证"范畴。《医方论·理气之剂·越鞠丸》云:"凡郁病必先气病,气得流通,郁于何有?"可见,焦虑抑郁的基本病机就是气机不畅。目前,COPD 合并焦虑抑郁的中医药治疗以疏肝解郁、理气化痰为法,取得了良好疗效。

4. 心血管疾病　心血管疾病包括缺血性心脏病、肺源性心脏病心衰、心律失常、心房颤动和高血压等,都是 COPD 最常见和重要的合并症。中医治疗心血管疾病历史悠久,常根据病情,以益气养心、活血化瘀、补肾、温阳利水等治疗为原则,使病情得到有效控制。

5. 代谢综合征和糖尿病　慢性阻塞性肺疾病合并糖尿病对患者的预后影响较大。代谢综合征是糖和脂类等代谢异常引发的一组病症,包括高胰岛素血症、血脂紊乱、高血压、高血糖、超重或肥胖、高黏血症、高尿酸血症、脂肪肝、微量蛋白尿等。从中医角度分析,代谢综合征的病因是以脾肾两虚为基础,饮食失调、运动过少为外因。肝失疏泄是代谢综合征发展的重要环节,痰瘀互阻是其主要病机。中医治疗把扶正祛邪贯穿始终,以健脾、益肾、调肝、活血祛痰除瘀为主要治疗原则,取得较好的治疗效果。

总之,COPD 的肺外并发症,已成为 COPD 患者病死率的独立危险因素。中医药防治 COPD 不仅能有效控制慢性阻塞性肺疾病的进展,同时对患者肺外并发症的治疗也已经显示出明显优势,可能会改善慢性阻塞性肺疾病患者的预后,提高其生活质量,降低病死率,值得临床进一步推广。

谈谈慢性阻塞性肺疾病的家庭康复治疗

慢性阻塞性肺疾病(COPD)作为人类健康的四大杀手之一,严重威胁着人类健康。最新统计资料显示,我国慢性阻塞性肺疾病患者约有 1 亿人,40 岁以上人群患病率 13.7%,而全球范围内受慢性阻塞性肺疾病困扰的患者多达 2.1 亿。

慢性阻塞性肺疾病是以气流受限为特征的慢性气道炎症性疾病,主要累及肺脏,引起气道和肺部结构改变,使肺功能进行性下降,严重影响患者的活动能力和生活质量,重症患者导致呼吸及多器官衰竭。慢性阻塞性肺疾病的治疗近年虽然取得很多进展,但由于病变的不完全可逆性,使很多重症患者的疗效还不尽如人意。那么,还有什么治疗方法呢? 其实,慢性阻塞性肺疾病除了药物治疗外,还有非常重要的"家庭康复治疗",往往被人们忽视。

大量的证据证实,通过康复治疗,可以明显减轻患者的呼吸困难程度和相应症状,提高患者的运动能力和生存质量,减少急性加重和住院次数,降低死亡率,使患者在疾病所致状况下达到最佳生存状态。

家庭康复的内容主要包括运动耐力锻炼、呼吸肌训练、气功疗法、排痰方法、营养疗法、心理支持、无创通气支持、中医药治疗等等。肺康复治疗已被证实能延缓 COPD 患者肺功能下降,改善呼吸困难,提高生活质量,且效果显著。

1. 运动耐力锻炼　运动耐力锻炼能改善心肺系统协调能力、显著提高 COPD 患者的最大摄氧量,从而改善呼吸困难,提高运动耐力和生活质量。可分为:

(1)下肢肌肉锻炼:包括步行、跑步、爬楼梯等,根据体力情况循序渐进,不断增加运动量。

(2)上肢肌肉锻练:包括举重物、扔球、做操等。

(3)全身锻炼:如康复操、轻微家务劳动、游泳等。

2. 呼吸肌训练　吸气肌肉训练能增加吸气肌肌力和耐力,减轻患者劳力性呼吸困难。呼吸肌训练的方法主要包括控制性深慢呼吸锻炼、缩唇式呼吸、腹式呼吸、阻力呼吸锻炼、呼吸体操、肺功能训练仪等,可以有效改善肺功能。目前,临床上常用的有吹球式肺功能学练仪、肺笛等。

3. 有效的排痰化痰法　COPD 患者有多年慢性支气管炎病史,咳嗽、咳痰症状明显,因此,对于痰多患者,要经常进行有效的咳嗽、排痰,并配合应用一些化痰药物,以排出痰液,减少气道阻塞。应用肺笛训练,也可以提高排痰能力。

4. 气功疗法　如唐代医家孙思邈的健身气功六字诀——嘘、呼、呵、呬、吹、嘻。每日 2 次，坚持两吸，可以提高肺功能，改善机体免疫力。

5. 营养疗法　COPD 患者呼吸困难多处于高代谢状态，常存在不同程度的营养不良，引起骨骼肌和呼吸肌功能障碍。因此，改善营养状态，有助于吸气肌功能的恢复。对于 COPD 患者的饮食，建议少食多餐，摄取足够的能量，宜选高蛋白、适量碳水化合物、脂肪和高维生素食品，如适量增加鱼类、蛋白质和水果。

6. 戒烟　大量研究资料表明，吸烟是慢性阻塞性肺疾病的重要致病因素，因此戒烟是家庭康复的首要任务。

7. 心理支持　由于部分患者会出现焦虑和抑郁症状，需要给予心理支持。给予他们康复的信心，鼓励他们逐步增加康复运动量，走上积极康复的道路。

8. 家庭氧疗及无创通气治疗　慢性阻塞性肺疾病稳定期患者进行长期家庭氧疗，主要在重度患者中应用，可以提高合并慢性呼吸衰竭患者的生存率、运动能力，对肺生理和精神状态都会产生有益的影响。一般是经鼻导管吸入氧气，可以采取小流量间断吸氧，流量每分钟 1~2L，可以有效保护身体重要脏器，改善患者的低氧血症。重症患者每日吸氧时间应 >15 小时，长期氧疗的目的是使患者在海平面水平静息状态下达到 $PaO_2 > 60mmHg$ 和 / 或使 SaO_2 升至 90%，以维持重要器官的功能，保证组织的氧气供应。

对于日间有明显缺氧、高碳酸血症的患者，无创通气联合长期氧疗对患者有一定益处，可以改善生存率。对于有呼吸衰竭的患者，需要在家中应用无创呼吸机进行正压通气治疗。

9. 药物辅助　稳定期患者要常规规律吸入支气管扩张剂，以改善 COPD 患者的小气道气流受阻，并满足运动过程中增加的通气需要。常用药物有舒利迭、信必可、噻托溴铵、沙丁胺醇等。

10. 中医药治疗　慢性阻塞性肺疾病属中医"喘证""肺胀"范畴。大量研究证实，中医通过益气健脾、补肾纳气疗法，以及气功锻炼法等，可以有效改善缓解期患者的肺功能，大大提高免疫力和抗疲劳、抗缺氧能力，提高运动能力，有效改善生活质量。很多患者经过治疗，疗效得到有效证实。

我们通过多年临床研究,总结出了慢性阻塞性肺疾病四纲八证辨证法,从虚、痰、气、瘀治疗慢性阻塞性肺疾病的四法十四则,从肺脾肾入手,采取肺脾同治、肺肾同治的方法,通过补益肺气、健脾补肾、内通外疏、活血化瘀、肺康复训练法等,使患者肺功能得到改善,活动能力大大增强,生活质量明显提高,急性加重概率大大减少。中医药在慢性阻塞性肺疾病患者康复治疗中起着十分重要的作用,患者只要坚持应用,坚持不懈地治疗,病情一定会得到改善。

 ## 慢性阻塞性肺疾病患者如何改善营养状态?

在家庭生活中,对于慢性阻塞性肺疾病患者,大家往往会更多关注他们呼吸系统的症状,而忽视其营养状况。其实,营养不良是慢性阻塞性肺疾病最常见的肺外并发症,因食物摄入不足、消化吸收功能障碍、蛋白质合成受抑等所致,同时患者气喘吁吁处于一种高消耗状态,亦会消耗机体能量。因此,慢性阻塞性肺疾病患者普遍存在营养障碍,发生率为25%~65%。所以,科学合理地增加营养的摄入,保持营养平衡是慢性阻塞性肺疾病康复的重要组成部分。

《素问·痿论》说:"脾主身之肌肉。"即脾气健运,则肌肉丰盈而有活力。《脾胃论》云:"脾虚则肌肉瘦削。"COPD见形体消瘦、四肢痿软等营养不良者,多从脾胃论治。脾为后天之本,气血生化之源;肾为先天之本,为生命本原。气血互生,精血互化,所以治疗中补脾益肾,不但提高肾的摄纳功能,改善气喘,同时能强健脾的运化功能,改善患者的营养状态。

(一)慢性阻塞性肺疾病患者什么样的饮食结构合理呢?

慢性阻塞性肺疾病患者,尤其存在营养消耗的呼气功能下降的患者,更适合高能量、优质脂肪、丰富维生素和矿物质、较低和较精致碳水化合物的饮食。

1. 较低碳水化合物饮食,有利于保护呼吸功能　对慢性阻塞性肺疾病患者而言,大量摄入碳水化合物,相对脂肪而言更容易产生过多的二氧化碳,加重呼吸负荷。适当减少碳水化合物供能比例,能减少部分二氧化碳生成,避免血液中二氧化碳过高,最终能够减轻呼吸负荷。所以,主食相应地要控制粥、面、饭的量,使得碳水化合物的供能比例不超过60%。也可以食用一些低碳水化合物高纤维的食物,如红薯、紫薯等。

2. 高蛋白饮食,提高身体素质和免疫力 蛋白质饮食包括肉类、鱼类海鲜、鸡蛋、牛奶等。另外,如奶酪、大豆制品等都属于"好"蛋白质食品。每天应食入一定量,因肉类中除了含有蛋白质外,也提供了相当数量的饱和脂肪酸,这些脂肪酸有可能促进冠心病的发生。虽然肉类中的蛋白质对 CO_2 生成无明显影响,但也不应该过度摄入,因为这有可能增加患者的心脏负担,反而加重了病情,使得原本岌岌可危的心脏功能"雪上加霜"。

3. 适量脂肪提供能量 脂肪有较高的能量,是机体代谢的重要组成部分,也不都是"坏蛋",如花生油是中老年人理想的食用油脂之一。花生油中含有3种有益于心脑血管的保健成分——白藜芦醇、单不饱和脂肪酸和β-谷甾醇;实验证明,这几种物质是肿瘤类疾病的化学预防剂,也是降低血小板聚集、防治动脉硬化及心脑血管疾病的化学预防剂。花生油中的胆碱,还可改善人脑的记忆力,延缓脑功能衰退;其含锌量是色拉油、玉米油、菜籽油、豆油的许多倍。又如橄榄油、山茶油中富含的单不饱和脂肪酸,深海鱼类、亚麻籽油中含有较多的 Ω-3 脂肪酸,即使植物油中也含有较好的多不饱和脂肪酸,都有助于能量的供给。动物脂肪虽然有较高的能量,但含有较多胆固醇,所以不宜过多食用。

4. 高维生素、纤维素饮食 水果、蔬菜为我们提供足够的维生素、矿物质和纤维素,对身体尤其是肺部的保健有极大益处,如萝卜、白菜、卷心菜、菜花、芹菜、胡萝卜、蘑菇、西红柿、茄子、百合、豆类、苹果、梨、香蕉、猕猴桃、荸荠等。应该经常食用。

5. 低钠饮食 对于慢性阻塞性肺疾病患者来说,为了减轻心脏负担以及呼吸道负担,推荐每天的盐摄入量应保持在5g以下。但这个限盐,可不光是限制食盐,而是对于钠的限制(1g 钠相当于 2.5g 食盐)。常见的含钠调料如酱油、酱料、味精、鸡精、蘑菇酱等,统统都应在受限制范围之内。您在购买这些食物的时候,需要看看食物包装上的配料表或食物成分表,不要再食用含钠盐较高的食品。

（二）哪些食物不该吃？

辛辣的食物最好少食用,如辣椒、胡椒等。另外,油炸食物、罐头、火腿香肠等熏蒸食品应少吃。避免大量饮酒（尤其是高度酒）和食用过冷、过热、过硬的食物,以免刺激胃肠道造成腹胀,引起气喘加重。辛辣食物及烈性酒会刺激喉头气管,造成咳嗽,甚至其他并发症的发生。

慢性阻塞性肺疾病患者本身消化吸收功能减退,食物摄入本就不足,还要经常食用各种补品,结果饮食过少和单一,导致患者食欲更差,营养不良逐渐加重。对于缓解期慢性阻塞性肺疾病患者,食物种类应丰富,宜食用富含蛋白质、维生素和矿物质的食品。特别要保证充足的进食时间,细嚼慢咽,少量多餐,不要饮食过饱,使胃肠道负担增加。

另外,不少患者自从患病以后就成了家里的重点保护对象,这不能动那不能动,连散个步都要轮椅推着。这样只能使生活质量越来越差。长时间躺在床上会让胃肠道蠕动变慢,出现便秘、消化不良,致使食欲下降,甚至还有肠梗阻的风险。同时肌肉质量也会下降,体质变差。所以慢性阻塞性肺疾病患者应适量进行运动、进行肺康复训练,强健呼吸肌肉,增强呼吸和体力的耐力。同时可多参加一些社会活动,愉悦心情、增强体质。

慢性阻塞性肺疾病病例分享

慢性阻塞性肺疾病是以气流受限为特征的慢性气道炎症性疾病,多为慢性支气管炎、肺气肿等疾病迁延不愈转变而来,主要累及肺,引起小气道和肺部结构改变,使肺功能进行性下降,最终导致多脏腑功能失调（肺、脾、肾功能失调）,严重影响患者的活动能力和生活质量。由于对慢性阻塞性肺疾病认识不足,大部分患者早期未引起重视,经常在临床上可以看到,一些重症患者活动明显受限,稍动则喘息气短、胸闷憋气等。有的出现呼吸衰竭才来看病,这时已经进入慢性阻塞性肺疾病Ⅲ~Ⅳ级。

慢性阻塞性肺疾病属于中医"喘证""肺胀"等范畴,且中医治疗有悠久的历史。根据古代理论和临床经验,我们总结出四纲八证辨证的辨证方法和有效方剂。对于这类患者,我们通常采取中西医结合治疗,常常取得较好的临床疗效,使患者肺功能、运动能力、生活质量得到明显提高。下面2个病例供大家分享。

病例一

王某,55岁,男,吸烟30年,以前喜欢运动,如爬山、骑自行车、钓鱼等,在单位曾获得运动奖项。近5年来,自觉走路、上楼时气喘,开始认为自己年纪大了,气喘不算什么,以后运动越来越少,外出上超市都走不了。后来喘得生活不能自理,他说当遇感冒加重时,早上连穿衣服都要歇半天,甚至上厕所提裤子都感困难,来看病时是被家人从轮椅上搀扶下来进入诊室的。

患者胸闷气喘,咳嗽,咳少量白痰,四肢乏力,腰膝酸软。查体:听诊双肺呼吸音减低,可闻及干性啰音。舌苔薄白,脉弦细。经过检查诊断为喘证、慢性阻塞性肺疾病Ⅲ级,属肺肾两虚、肾不纳气证。肺功能 FEV_1 35.8%预计值, FEV_1/FVC 31%。采用中西医结合治疗方案,吸入舒利迭,每日2次。中医以补肾益肺、纳气平喘为主。处方应用"补肾健脾益肺方"化裁,药以生黄芪、太子参、茯苓、熟地黄、蛤蚧、黄精、浙贝母、桑白皮、杏仁、炙枇杷叶等随证化裁,每日1剂。1个月后喘有改善,3个月后有明显好转,痰液很少了。半年后能外出上超市、公园散步。后来能自己骑着自行车外出钓鱼了。查肺功能: FEV_1/FVC 38%, FEV_1 45.8%(较前提高了10%)。

病例二

李某,男,61岁。患者咳喘反复发作10年,自2017年6月起咳嗽咳痰明显增多,呼吸困难明显甚至不能活动,在屋里行走不过十几步,严重影响生活。当时在当地医院查肺功能提示 FEV_1 30.8%预计值, FEV_1/FVC 30.1%,诊断为"COPD Ⅲ级"。就诊时患者喘息气短,动则加重,胸部满闷、咳嗽,痰多黏稠,纳差,腹胀,大便稀溏。查体:听诊双肺呼吸音减低,未闻及干湿啰音。舌淡胖,苔白腻,脉弦细。西医诊断:COPD Ⅲ级急性加重期。中医诊断:喘证、肺胀;肺肾两虚、痰浊内阻证。采用中西医结合治疗方案,吸入信必可(布地奈德福莫特罗粉吸入剂 320μg/9μg)1吸,每日2次;中药汤剂以益气健脾、温阳补肾、止咳化痰平喘为主。应用"补肾健脾益肺方"化裁加减,药用生黄芪、党参、炒白术、肉桂、干姜、仙灵脾、桑白皮、杏仁、白果等。30剂,水煎服,每日1剂。患者服药1个月后,咳喘症状好转,乏力、腰膝酸软减轻。调整上方继续口服,3个月后,患者病情明显改善,咳嗽咳痰、呼吸困难均明显缓解,可以进行一些室外散步活动。半年后能一次行走500m以上,还可以外出到超市买东西了。复查肺功能提示 FEV_1 48.7% 预计值,FEV_1/FVC 39%。一年后,患者可缓慢步行2km,生活质量得到明显提高,感冒也少多了。

在临床过程中,对于此类慢性阻塞性肺疾病患者,通常辨证属本虚标实,虚实夹杂。本虚以肺脾肾为主,标实则与痰浊、瘀血有关。根据扶正祛邪、标本兼治的治疗原则,治疗以健脾补肾益肺兼止咳平喘为则。现代药理学研究发现,补肾中药对人体免疫功能及肾上腺皮质功能有调节作用;健脾益气中药具有改善机体营养状态,提高机体免疫力,抗菌抗病毒,抑制气道炎性反应的作用,并有增强呼吸肌收缩力、抗呼吸肌疲劳等功效。急性期患者应用化痰平喘药可直接缓解支气管痉挛,稀释痰液,缓解病情,达到标本兼治、改善肺功能的作用。

 常练呼吸操,改善肺功能

冬季是呼吸系统疾病的高发季节,许多慢性呼吸系统疾病(如慢性支气管炎、肺气肿、慢性阻塞性肺疾病、哮喘、肺纤维化等)患者,在这个季节常常出现感染,使疾病急性发作,也有的患者感觉服药后气喘得到明显改善,但活动能力提高还不够理想。那么,除了规律的药物治疗外,还有一个有效的方法,就是进行肺的康复训练,一方面是耐力训练,另一面是呼吸功能锻炼,如呼吸操,就能起到强身健体、增加呼吸肌的肌力和耐力,改善肺功能,减轻呼吸困难,提高机体活动能力和机体免疫力的作用,而且简便易行,在家就可以完成。

传统呼吸操以唐代药王孙思邈的为佳,其要领是发六声"嘘、呵、呼、呬、吹、嘻",对应人体的"肝、心、脾、肺、肾、三焦"。同时配合一些气功的动作,每天1~2遍,经常练习可调节人体脏腑功能,特别是对肺功能的提高有一定作用。

现代呼吸操是一种腹式呼吸与缩唇呼吸联合应用的全身参与运动的呼吸康复训练方式。主要有以下内容：

缩唇呼吸：是一种较易掌握的呼吸功能康复训练的技巧。其方法为：闭嘴经鼻吸气 2~3 秒，再缩唇如吹口哨样，缓慢呼气 4~6 秒，呼气时缩唇大小程度由患者自行选择调整，呼气力度以呼出气流能使距口唇 15~20cm 处的蜡烛火焰倾斜而不熄灭为准。

腹式呼吸：又称膈式呼吸，呼吸时胸部尽量保持不动，吸气时用鼻深吸气，将腹部鼓起，呼气时则缩唇缓慢呼气，腹部尽量回缩。呼气时间要比吸气时间长 1~2 倍。在此基础上可以结合全身参与运动，根据患者不同情况，采取卧位、坐位、立式完成。例如：

（1）仰卧：两手握拳，肘关节屈伸 5~10 次，平静深呼吸 5~10 次。

（2）两臂交替向前上方伸出，自然呼吸 5~10 次；两腿交替在膝关节处屈伸 5~10 次。

（3）两腿屈膝、双臂上举外展并深吸气，两臂放回体侧时呼气，做 5~10 次。

（4）口哨式呼气，先用鼻吸气一大口，用唇呈吹口哨状用力呼气，做 5~10 次。

（5）腹式呼吸，两腿屈膝，一手放在胸部，一手放在腹部，吸气时腹壁隆起，呼气时腹壁收缩，做 5~10 次。

运用以上卧位锻炼一段时间后，也可选取坐位或立式进行。

全身呼吸体操：此项训练由上身旋转、双手叉腰、展臂、扩胸、弯腰及双腿交替抬高、外展等动作组合而成。患者做各动作时皆采用腹式呼吸法呼吸，锻炼难度、速度视患者具体情况而定，按从易到难、由快至慢的原则调整。

呼吸道疾病患者要根据自己的具体情况，通过自身体会来决定自己的呼吸深度和练习强度，循序渐进，制订练习计划，开始训练次数不宜过多，掌握方法后逐渐增加时间和次数。呼吸肌训练要坚持长久，短时间的训练不会马上见到明显成效，要树立信心，坚持不懈；在练呼吸操时，要注意呼吸的自然节律、力度，保持呼吸的平稳和心情舒畅愉悦。尤其是慢性阻塞性肺疾病、肺气肿、肺纤维化等慢性肺部疾病患者，只要长期坚持，就一定会取得改善肺功能的功效。

支气管哮喘知识问答（一）

近 10 年来，支气管哮喘的发病率逐渐呈现上升态势。2016 年，我国支气管哮喘防治指南披露，哮喘成人发病率为 1.24%，14 岁以下儿童为 3.02%。世界哮喘患者约 3 亿人，中国有近 3 000 万人。从治疗上看，临床哮喘控制总体状况不容乐观，我国哮喘完全控制率仅为 28.7%；也就是说 70% 以上的哮喘患者，仍未受到良好控制，受着反复发作的煎熬，所以加强支气管哮喘的防治工作刻不容缓。

（一）什么是哮喘？

支气管哮喘是由多种细胞（包括嗜酸性粒细胞、肥大细胞、T 淋巴细胞、中性粒细胞、平滑肌细胞、气道上皮细胞等），以及细胞组分参与的气道慢性炎症性疾病。其临床表现为反复发作的喘息、气急、胸闷或咳嗽等症状，常在夜间及凌晨发作或加重，多数患者可自行缓解或经治疗后缓解，同时伴有可变的气流受限和气道高反应性，随着病程的延长可导致一系列气道结构的改变，即气道重构。

本病可反复发作、迁延多年，形成小气道不可逆的病变。哮喘发作的病因复杂，多与环境因素、过敏原、个人体质、遗传因素等有关。

（二）哮喘患者为什么要查过敏原？

长期大量接触过敏原是哮喘反复发作、病情逐年加重的主要原因。因此，查清过敏原，避免接触过敏原是过敏性哮喘预防和治疗的关键。过敏反应是身体对一种或多种物质的超常反应，其主要原因是由于患者体内产生了过多的免疫球蛋白（IgE），它可以和环境中的致敏物质（过敏原）起反应，刺激机体释放某些过量的化学物质，继而产生各种症状。检测方法常用的有两种，一种是通过血液检查，就是测定患者体内的抗体 IgE 含量，来确定患者的过敏原；另一种是通过皮肤点刺检查，通过看皮肤点刺部位红肿、大小，来判断过敏情况。

常见的过敏原有哪些呢？在生活中，很多东西都可以成为过敏原，有吸进去的，有吃进去的，有皮肤直接接触的，也有注射进去的，如尘螨、花粉、植物毛絮、动物毛屑、甲醛、农药、香水、消毒液、蒿草、鱼、虾、蟹、蔬菜、水果、药物等,甚至牛奶、豆类、面粉、蛋类都可成为过敏原。虽然自然界的过敏原很多,但只要知道自己对哪种东西过敏,注意回避它,那就不可怕了。

（三）哮喘如何分级治疗？

哮喘难治的现象是普遍存在的,且反复发作是其特点,因此控制的关键是规范治疗、分级治疗。

轻度:指哮喘间歇、短暂发作,每周 1~2 次,每月夜间发作 2 次以下。一般仅需间歇口服氨茶碱,或 β_2 激动剂间断吸入。

中度:指每周哮喘发作 2 次以上,每月夜间发作 2 次以上。除了使用支气管扩张剂外,应着重吸入糖皮质激素。

重度:指经常发作,活动受限,甚至有危及生命的大发作。除了使用支气管扩张剂外,应每日吸入大剂量糖皮质激素,特别严重时要口服和注射糖皮质激素。

（四）治疗哮喘常用的药物有哪些？

主要通过抗炎,抗过敏,解除支气管痉挛,调节免疫平衡,达到治疗目的。

1. 支气管扩张剂　可用来舒张呼吸道的平滑肌,从而减轻哮喘症状,如茶碱缓释片、美普清（盐酸丙卡特罗片）、博利康尼（硫酸特布他林雾化液）、沙丁胺醇、喘康速（硫酸特布他林气雾剂）、爱全乐（异丙托溴铵气雾剂）等。

2. 抗炎、抗过敏药物　一类为激素类,口服或注射用皮质类固醇,如泼尼松、地塞米松等;另外一类为抗过敏药,如酮替酚、西替利嗪、氯雷他定、孟鲁司特钠等。

3. 吸入性药物　是治疗哮喘的首选药物。由于吸入疗法只需要少量药物吸入直达气道黏膜,减少了口服或静脉给药造成的全身不良反应的发生,具有吸入肺部药量高、患者愿意接受、使用方便等特点,可应用于不同类型的患者,因此广泛应用于临床。

（1）吸入性短效支气管扩张剂:如万托林（硫酸沙丁胺醇气雾剂）、爱全乐等。

（2）吸入性糖皮质激素:如必可酮（丙酸倍氯米松气雾剂）、普米克都保（布地奈德粉吸入剂）等。

（3）吸入性长效支气管扩张剂和糖皮质激素混合制剂：如沙美特罗替卡松气雾剂（舒利迭）、布地奈德福莫特罗粉吸入剂（信必可）。

4. 变应原特异免疫治疗（AIT）　脱敏疗法、免疫调节药物是免疫平衡治疗的一部分，对于一些顽固哮喘难以控制者，可以用一些相关物质的脱敏剂，口含、分次注射治疗，取得一定疗效。

目前，我国 AIT 所应用致敏变应原的类型主要为尘螨，治疗途径包括皮下注射和舌下含服 2 种类型，分别应用于 5 岁以上和 4 岁以上患儿；成人也有应用。疗程 3~5 年，评价治疗有效性的指标是能改善哮喘症状、减少缓解药物，降低吸入激素的每日剂量等。

（五）中医药治疗

中医治疗哮喘有悠久的历史和很好的疗效。中医治疗哮喘的方法独特，内容极为丰富，包括辨证施治、秘方、验方、膏药敷贴、穴位埋藏、针灸和割治等，使很多难治性哮喘得到良好控制。特别是中医辨证治疗，不仅从病因论治，还要根据体质，从脏腑辨证，认为哮喘与五脏六腑有着密切的关系，根据每个人的不同病情，从脾论治、从肝论治、从肾论治等。

中医分型：发作期分为冷哮、热哮、风痰哮、虚哮；缓解期分为肺脾气虚、肺肾两虚。

1. 发作期

（1）冷哮：喉中痰鸣，痰白清稀，形寒肢冷，口不渴喜热饮。

治法：温肺散寒，化痰平喘。

方药：小青龙汤合射干麻黄汤加减。

（2）热哮：气粗痰鸣，胸胁胀闷，痰黄稠厚，咳吐不利，口渴喜热饮。

治法：清热宣肺，化痰定喘。

方药：定喘汤合越婢加半夏汤加减。

（3）风痰哮：发病迅速，喘鸣如笛，咳嗽阵作，胸中满闷，鼻、咽、耳痒。

治法：祛风涤痰，降气平喘。

方药：定喘汤、三子养亲汤、二陈汤加减。

（4）虚哮：反复发作，持续喘鸣，声低气短，动则尤甚，口唇发绀。

治法：补肺健脾益肾，降气平喘。

方药：固本平喘汤加减。

2. 缓解期

（1）肺脾气虚：气短懒言，食少便溏，痰多稀白，面色萎黄，自汗畏风。

治法：补肺健脾。

方药：补肺汤合六君子汤加减。

（2）肺肾两虚：气短喘息，动则加重，畏寒肢冷或五心烦热。

治法：补肺益肾。

方药：补肺汤合参蛤散或金水六君煎、生脉地黄汤加减。

中医辨证治疗不但能降气止咳平喘，而且可以通过补益肺气、健脾化痰、补肾纳气等进行全身调理，提高机体免疫力，改善和降低机体过敏状态，稳定疾病，减少发作。另外，冬病夏治穴位贴敷疗法已收到一定疗效。

 # 支气管哮喘知识问答（二）

（一）哮喘是怎么得的？

哮喘主要是环境因素和自身内在因素共同作用的结果。外因主要是环境因素；内因包括遗传因素和个体素质。

1. 环境因素　大多数哮喘患者属于过敏体质，但都与过多接触环境中的变应原有关，如花粉、尘螨、宠物毛屑、真菌、蒿草、豚草、甲醛等，某些食物如海鲜、牛羊肉、坚果、牛奶、花生、水果等，某些药物如阿司匹林等，引起机体变态反应致喘。

2. 自身因素　大多数哮喘患者属于过敏体质，遗传因素在很多患者身上都可以体现出来，如绝大多数患者的几代亲人当中，都可以追溯到有哮喘史或其他过敏性疾病如过敏性鼻炎、过敏性皮肤病等。

另外，有些哮喘与个人体质因素有关，属特殊类型的哮喘。如月经性哮喘，有人曾做过统计，大约占女性哮喘总数的 10%，在每次月经前发作；妊娠哮喘，发生率为 4%~8%，可能与妊娠期的生理改变有关。还有的哮喘与机体其他疾病有关,如胃食管反流引起的哮喘等。

哮喘患者的常见症状是发作性的喘息、气急、胸闷、咳嗽。很多患者在哮喘发作前先有胸闷或阵发性咳嗽,尔后可出现哮鸣音。症状通常是发作性的,多数患者可自行缓解或经治疗缓解。胸闷、憋气症状经常在患者接触烟雾、香水、油漆、灰尘、宠物、花粉等刺激性气体或变应原之后发作,夜间或清晨发生或加剧。疾病的反复发作给患者带来很大痛苦。

哮喘虽然有明显遗传倾向,但并不是所有的有家族史的人,都会发生哮喘,这与个人体质也有一定关系,所以有家族史的人更要注意调理自己的体质,清洁环境,避免接触过敏原,减少诱使发病的机会。

（二）如何知道哮喘发作了?

大多数时间,轻症哮喘患者并没有严重的症状,而是几个月才出现1次,在哮喘没有发作时,他和健康人没有区别。当哮喘要发作时,有些人常常会出现胸闷、咳嗽(以刺激性咳嗽为主、夜间加重)、憋气的症状;有些人则从咽痒、鼻痒、打喷嚏、流鼻涕开始,类似感冒症状,严重时出现喘息,可听到哮鸣音,伴有胸闷憋气、呼吸困难、不能平卧、影响睡眠等。如果出现这些情况,则提示需要到专科门诊就诊,接受规范治疗。

（三）如何预防哮喘发作?

哮喘是一个容易反复发作的疾病,平时注意防护细节,无论是过敏性鼻炎还是哮喘,患者如果能查到过敏原,尽量回避并采取措施,避免接触、吸入或食入。这是预防发作的根本措施,主要有以下几个方面:

1. 清洁居室环境,注意通风,勤晒被褥及衣物,避免尘螨及真菌滋生。

2. 脱离过敏环境,有家族遗传倾向的人不要在居室中饲养宠物、有香味的花草。

3. 居室内应尽量避免使用杀虫剂、消毒剂及蚊香等物品。

4. 遇雾霾天气,尽量避免外出活动,花粉季节外出可戴口罩。注意防护。

5. 加强锻炼,注意预防感冒,减少诱使发病的机会。

6. 有哮喘的人尽量少吃鱼、虾、蟹等海产品,要避免接触过敏原。

7. 要学会预防用药,自我监测,按时、规律用药,当病情有变化时,应及时到医院就诊。

(四)哮喘能治好吗?

支气管哮喘是一种反复发作性疾病,少数患者因多次治疗仍间断发作而丧失信心,有的甚至放弃治疗,导致严重后果。近年来,支气管哮喘的研究取得了很大的进展。全球哮喘防治创议(GINA)指出,哮喘虽然不能完全根治,但可以达到临床完全控制,儿童哮喘通过早期、积极的治疗,部分可以治愈,尤其年龄小于 6 岁的儿童比例高。一些成人哮喘虽然不能完全根治,但哮喘的防治已经达到较先进的水平,关键在于患者能不能够进行规范化的治疗。哮喘通过系统的、规范的治疗,积极的预防,也可以达到临床完全控制。这也应该成为每一个哮喘患者的目标。但必须经过专业临床医师对病情进行评估、治疗、监测、指导,而且还要患者的积极配合,才能达到目的。

治好哮喘,我们体会有四点:第一,要树立战胜疾病的信心;第二,要避免接触过敏原;第三,要科学规范的治疗,不可自作主张,随意停药;第四,要对自己的体质进行中医调理。哮喘患者通过自己与医师的共同努力,就会得到完全控制,像健康人那样学习、工作和生活。

 ## 药物也能引起支气管哮喘

支气管哮喘是由过敏原引起的慢性气道炎症性疾病。引起机体过敏的物质很多,就连许多治病的药物也会引起哮喘,称药源性支气管哮喘。药源性支气管哮喘是指由于某些药物引起的哮喘发作,一般用药数分钟或数小时后表现咽部瘙痒、咳嗽、气促、口唇发绀和喘息,呼吸、心率加快,两肺可闻及哮鸣音。如不及时治疗,会产生很严重的后果,甚至出现生命危险。所以,了解一些相关知识对预防哮喘急性发作是很重要的。

那么,什么药能引起哮喘呢? 根据临床报道,常见的引起哮喘的药物有:

1. 解热镇痛药 主要包括阿司匹林、安痛定等。阿司匹林哮喘最为多见。部分患者在服用阿司匹林数分钟至数小时内会导致哮喘的剧烈发作。这种以阿司匹林为代表的解热镇痛药引起的喘息,称为阿司匹林哮喘,在用药 5 分钟至 2 小时或稍长时间后,引起剧烈的哮喘发作,某些患者先出现鼻塞、流涕、打喷嚏、鼻痒,继而出现胸闷喘息,同时出现严重的荨麻疹,甚至出现意识障碍、休克。

2. 抗生素类药 多见于青霉素类和头孢菌素类。青霉素类是最常造成药源性过敏反应,引起支气管痉挛的药物,并常常伴发皮疹、瘙痒和血管神经性水肿,出现喉部水肿、胸闷憋气,甚至休克等。

3. 抗心律失常药及 β 受体阻断剂 抗心律失常药及 β 受体阻断剂可使支气管平滑肌收缩或痉挛而引起哮喘,亦可通过抑制中枢对二氧化碳的反应,促进肥大细胞脱颗粒作用,引起哮喘。如心得安(普萘洛尔)、心得宁(安他唑啉)、噻吗心安(马来酸噻吗洛尔)、比索洛尔等。

4. 抗高血压药 抗高血压药主要为血管紧张素转换酶抑制剂(ACEI),常见的有贝那普利、培哚普利等,这些药物可以诱发气道高反应性,使用者 5%~20% 可能会发生咳嗽。另外,其他降压药如利血平、甲基多巴、胍乙啶也可引起哮喘。

5. H_2 受体阻断剂 西咪替丁可以使血中环腺苷酸(cAMP)降低,引起过敏反应,诱发哮喘。

6. 造影剂 碘化剂是放射科检查常用的药物,也是常见的引起急性支气管痉挛的药物。据统计,在非哮喘患者中的发生率是 2%~4%,有哮喘患者的发生率为 15%。如碘化油、乙碘油、碘苯酯、碘番酸、碘海醇、伊索显、泛影葡胺等,任何一种含碘造影剂均可诱发哮喘。

7. 麻醉剂及肌松剂 普鲁卡因、利多卡因、可卡因等,这些药物诱发哮喘的机制仍然不明。发生率大约为 1/5 000。

8. 蛋白与酶制剂 蛋白类制剂,如胰岛素、促肾上腺皮质激素(ACTH)、细胞色素 C、各种疫苗和抗毒血清、口服花粉制剂等,可引起哮喘发作。

9. 胆碱制剂 如乙酰胆碱、醋甲胆碱(乙酰甲胆碱)、毛果芸香碱(匹罗卡品)、琥珀酰胆碱、新斯的明。据报道,青光眼患者应用毛果芸香碱滴眼液,有时能引起支气管哮喘加重。

10. 其他 某些疫苗、破伤风抗毒素、吡唑酮衍生物、硫唑嘌呤、咖啡因、吗啡、硫氧嘧啶、可待因、华法林、巴比妥等,均有诱发哮喘发作的可能。

提高对药源性哮喘的认识,应注意以下几点:

(1)哮喘患者对可能引起哮喘的药物要慎重应用。

(2)如果哮喘发作时,要注意是否有用药史,发现后要及时停用药物。

(3)到医院看病要如实向医师说明自己对药物过敏的情况。

(4)用药后数分钟或数天出现哮喘症状,以及过敏反应表现如皮疹、胸闷憋气、喉头发紧、喘息哮鸣等,应立即停药并及时到医院治疗,以避免出现生命危险和严重并发症。

 夏季哮喘发作是谁"惹的祸"?

夏季气候炎热,空调、电扇、冷饮便成为人们降温的最好伙伴。大家最贪恋待在空调房里,然而房间内外温差过大,人的呼吸道首先会提出"抗议"。特别是很多过敏性哮喘患者,每到夏季也会发病。是不是空调"惹的祸"呢?哮喘患者平时在衣、食、住、行方面要注意些什么,才可安然度夏。

(一)诱发哮喘的常见因素有哪些?

哮喘是遗传因素与环境因素共同作用而发病。一般来说,哮喘发病主要有五大诱发因素,即过敏性因素、理化因素、感染因素、精神体力因素、气候变化等。

(二)夏季哮喘患者需要注意些什么?

我们从衣、食、住、行四方面进行说明。

1. 衣 哮喘和呼吸道不好的患者,夏天应该带一件空调防护衣,无论坐地铁还是在过冷的空调房间,可随时穿着预防感冒。平时衣着应相对宽松,尽量不穿腈纶、涤纶等化学纤维衣料。哮喘患者的内衣以纯棉织品为宜,且要求面料光滑、柔软。衣服要注意经常晾晒,以免滋生真菌,诱发过敏。冬天也要尽量不穿皮、毛制品,以免过敏发生。

2. 食 中医认为,哮喘是宿痰内伏于肺,外感、饮食、情志、劳倦等诱因引触,以致痰阻气道、气道挛急,肺失肃降,肺气上逆所致,所以易诱发痰的东西要尽量避免。痰与水液代谢有关,影响肺、脾、肾功能的食物易生痰。一般来说,饮食要相对清淡,易消化,宜多食新鲜蔬菜和水果等。夏季虽然炎热,也要注意不要长期吃冰冷的食物,这样容易伤脾。中医说"脾是生痰之源",与哮喘的发作有关。规范的食疗要根据中医体质辨证(如气虚体质、阳虚体质)来调整。

3. 住 哮喘患者要注意房间的清洁和干燥。房间的尘土中有许多尘螨,常能使支气管哮喘和过敏性鼻炎患者出现发作症状。枕头、被褥要经常在阳光底下晾晒,房间经常通风换气,减少尘螨过敏原的存在。哮喘患者的衣服、床上用品也应少用动物毛类制品,如羽绒制品。另外,有些人对花粉、动物毛屑过敏,所以房间里也不宜放置香味的花,尽量不用地毯,不养鸟,不养宠物,才能确保空气相对洁净。

夏季家中过度使用空调诱发哮喘,属于常见诱因,因房间内外存在温度和湿度的较大差异,若出入空调房没注意防护,这相当于气温突变,冷空气刺激,受凉感冒,从而诱发哮喘。夏天室内温度保持在26℃左右比较合适,晚上睡觉后基础代谢降低,免疫力下降,要注意盖好被子以预防感冒。

此外,空调要注意定期清洗。空调的过滤网容易藏匿致病菌等微生物,如病毒、真菌及尘螨等,被吸入人体内也会诱发哮喘。长时间待在空调房,不注意防护或体质差的哮喘患者,要特别注意。

4. 行 生命在于运动,应注意运动和呼吸肌锻炼。适度的运动是必要的,比如散步、打太极拳、练气功、做呼吸操等,可以提高呼吸道免疫力,减少发病机会。但有些患者有运动性哮喘,剧烈运动容易引起哮喘发作,对于这类患者应特别注意运动强度、方式及预防发作。此外,雾霾天气要注意防护,这种天气更不适合哮喘患者户外锻炼,灰尘中一些化学物质被吸入也易诱发哮喘发作。

走出误区，防治支气管哮喘有良效

近 10 年来，我国支气管哮喘发病率逐渐呈现上升态势。2016 年，我国支气管哮喘防治指南显示，哮喘成人发病率为 1.24%，14 岁以下儿童为 3.02%。从治疗上来看，临床哮喘控制总体状况不容乐观。我国哮喘完全控制率仅为 28.7%；也就是说 70% 以上的哮喘患者，仍在受着发作的煎熬。因此，加强支气管哮喘的防治管理措施，是提高和改善哮喘控制水平的重要课题。

支气管哮喘主要是由过敏引起的慢性气道炎症性疾病。哮喘的发病是遗传、个体和环境三方面因素造成的。临床上表现为反复发作的喘息、胸闷、咳嗽等症状，常在夜间和清晨发作。患者可经药物治疗得到控制。部分患者反复发作，生活质量受到严重影响。

支气管哮喘属中医"哮病"范畴。中医治疗哮喘有几千年的历史和良好的疗效。历代医家多认为痰为百病之源，痰饮伏肺为哮病之"夙根"。患者宿痰伏肺，再因复感外邪、饮食、情志、劳倦等因素，引动宿积之痰，致气滞痰阻，气道挛急，肺气宣降失常，气促喘息。中医将哮喘分为发作期的冷哮、热哮、风哮、痰哮、虚哮和缓解期的肺气亏虚、脾气亏虚、肾气亏虚等证型。根据多年临床实践，我们总结出一套根据不同体质，辨证治疗支气管哮喘的方法，取得了良好的疗效。

但在哮喘的治疗过程中，还有很多患者对哮喘认识不清，造成了在误区中徘徊，使哮喘反复发作，以至于迁延多年，备受煎熬。2016 年，第十七次全国哮喘会议发布的结果显示，目前哮喘患者的控制达标率仅有 28% 左右。所以我强烈呼吁，患者必须走出下面的认识误区，科学地认识哮喘这个疾病，才能够达到治疗预后好、生活质量高的目的。

认识误区 1：哮喘无法控制，索性不治，喘重了才用药。

认识误区 2：治疗症状一缓解就停止用药，不再看医生。

认识误区 3：哮喘治疗只依赖药物，不注意环境、生活习惯。

认识误区 4：怕药物上瘾，不坚持规律用药。

认识误区 5：不认识中医调理体质对哮喘控制的重要性，发作了才去治。

　　目前,虽然哮喘不能完全根治,但哮喘的防治已经达到较先进的水平,可以达到完全临床控制,长期不再发作。关键在于患者能不能进行规范化的治疗。尤其服中药不只是平喘,而是从体质进行调理,改善机体免疫状态,使很多难治性哮喘得到良好控制。中医治疗哮喘的方法独特,内容极为丰富,包括辨证施治、秘方、验方、膏药敷贴、穴位埋藏、针灸和割治等,使很多难治性哮喘得到良好控制。尤其是中西医结合治疗哮喘,疗效更为显著。

　　但目前,还有很多人没有得到正确的诊断和规范化治疗,认为哮喘治不好,依从性差,觉的喘好点了,就停药,使疾病没有得到有效治疗,反复发作,严重影响了健康和生活质量。还有一些人对吸入药有疑虑。殊不知呼吸道局部用药的好处,所以要让患者掌握一定的哮喘治疗的相关知识,了解哮喘是一个慢性疾病,要有较长的治疗过程,坚持用药,进行气道反应性监测,特别是当症状消失后,不能随意停药,药物减量和停用要在医师指导下完成。另外,哮喘患者自我防护十分重要,要尽量远离过敏原,避免感冒。哮喘患者不能发作时才来看医生,而要坚持长期的医师监测和管理。患者应定期门诊复查,而医师则对患者进行哮喘教育,帮助患者制订个体化的书面管理计划,包括自我监测、自我管理,对治疗方案和哮喘控制水平进行周期性评估,针对控制水平及时调整治疗方案,如此才能达到哮喘完全控制、长期不再发作的目标。只要进行规范化治疗,绝大多数哮喘患者可做到完全控制,像正常人一样工作和生活。

哮喘的家庭自我管理与监测

　　哮喘是由人体多种细胞以及细胞组分参与的气道慢性炎症性疾病,发病率很高。临床主要表现为反复发作的喘息、气急、胸闷或咳嗽等。哮喘的反复发作是其特点。目前,我国城区哮喘患者的症状控制率只有28.5%,总体控制水平尚不理想。主要原因是很多患者对哮喘认识不够或者有误区,所以哮喘的控制不仅需要医师做出正确的诊疗,更需要患者的配合,规范用药,坚持治疗,方能达到控制哮喘的最佳效果。要达到哮喘完全控制的目标,提高哮喘患者的自我管理与监测水平是非常重要的一环。那么,平时哮喘患者在家怎么自我管理呢?

1. 正确认识支气管哮喘　患者要了解支气管哮喘的相关知识。了解哮喘临床表现和哮喘急性发作时的症状:如哮喘发作前常有眼痒、耳痒、鼻痒、打喷嚏、胸闷、阵发性咳嗽、喘息等。当严重发作时,可能出现呼吸困难,甚至危及生命。我们要认识和处理哮喘急性发作症状,并及时处理或到医院就诊。

哮喘急性发作时自我急救处理方法:首先要脱离过敏原的环境,其次立即吸入短效 $β_2$ 受体激动剂(万托林、喘康速)等,每次 2~4 喷;如果不能缓解,20 分钟后可重复;重复 3 次后仍不缓解,应及时去医院就诊。

2. 注重家庭预防　经常通风、清洁房间,尽可能避免或减少接触过敏物质。不吸烟,避免被动吸烟;不在室内种花、养猫等宠物;保持室内空气洁净度;避免吸入刺激性气体(如装修、新家具);避免刺激性食物、药物过敏;避免剧烈运动与情绪激动;室内温度、湿度要适宜;避免受凉、呼吸道感染等。

3. 规范用药　某些患者使用一段时间药物后,自觉症状好转,或者对吸入药缺乏认识,怕上瘾就自行停药,这是导致病情反复,甚至急性发作的重要原因。应该知道支气管哮喘是气道慢性炎症性疾病,一般需要按疗程、长期使用药物控制,如果症状控制良好,也需在医师指导下逐步减药。

4. 定期复诊　我们不能认为暂时不喘了就不再看医生。病情初步得到控制后,要 2~4 周复诊,以后每 1 个月随访 1 次。出现哮喘发作时应及时就诊,配合医师对疾病的监测。

5. 家庭监测和评价哮喘的方法

(1) 采用哮喘控制测试问卷(ACT 问卷):有以下 4 个问题进行自我评估。

1)过去 4 周内,在工作、学习或家中,有多少时候哮喘妨碍您进行日常活动? ①所有时间;②大多数时间;③有些时候;④很少时候;⑤没有。

2)过去 4 周内,您有多少次呼吸困难? ①每天不止 1 次;②每天 1 次;③每周 3~6 次;④每周 1~2 次;⑤完全没有。

3）过去 4 周内,因为哮喘症状(喘息、咳嗽、呼吸困难、胸闷或疼痛),您有多少次在夜间醒来或早上比平时早醒? ①每周 4 个晚上或更多;②每周 2~3 个晚上;③每周 1 次;④ 1~2 次;⑤没有。

4）过去 4 周内,您有多少次使用急救药物治疗(如沙丁胺醇)? ①每天 3 次以上;②每天 1~2 次;③每周 2~3 次;④每周 1 次或更少;⑤没有。

5）您如何评估过去 4 周内您的哮喘控制情况? ①没有控制;②控制很差;③有所控制;④控制良好;⑤完全控制。

每个选项中的①②③④⑤分别对应 1 分、2 分、3 分、4 分、5 分,将分数相加得到 ACT 问卷的总分(满分 25 分)。

25 分:在过去 4 周内,哮喘已得到完全控制。

20~24 分:在过去 4 周内,哮喘已得到良好控制,但还没有完全控制。医师也许可以帮助患者得到完全控制。

低于 20 分:过去 4 周内,哮喘可能没有得到控制。需要及时就医。哮喘患者应对自身症状进行监测。

（2）使用峰流速仪检测:这是一种简易的测定肺功能的仪器,记录峰流速数值(PEF)。每天连续监测,每天早晨、晚间睡前监测,取最高值做记录,然后记录结果,连续测 1 周或 2 周,计算变异率。(表 1)

测定 PEF 变异率方法:患者平静呼吸数次,然后站立,口含峰流速仪,用最大力和最快的速度用力呼气,记录仪器刻度上 PEF 数字,连续 3 次,取最高值。

PEF 变异率的计算方法:日变异率,一日内用 PEF 最大值与最小值之间的差值占 PEF 平均值(%)来表示,清晨测定的 PEF 为每日最低值,晚间测定的 PEF 为每日最高值。哮喘患者监测病情可以采用 PEF 平均每日昼夜变异率进行病情观察。

PEF 日变异率,至少每日 2 次检测,连续 7 天,即用 1 周内每日 PEF 昼夜变异率之和 /7。日变异率 >10% 可诊断哮喘。

PEF 周变异率 =(2 周内最高 PEF 值 – 最低 PEF 值)/[(2 周内最高 PEF 值 + 最低 PEF) × 1/2] × 100%。周变异率 >20% 对哮喘有诊断意义。

当发现自己 PEF 日变异率或周变异率异常时,需立即到医院就

表 1 峰流速记录表

日 月			
时 间	早	中	晚
850			
800			
750			
700			
650			
600			
550			
500			
450			
400			
350			
300			
250			
200			
150			
100			

诊治疗。

6. 身体锻炼 支气管哮喘患者应进行耐寒锻炼、呼吸功能锻炼及全身体能锻炼,这样可以提高机体的耐寒能力、增强体质、预防感冒或减轻过敏状态,也是预防发作的重要措施。

7. 缓解期的中医药治疗 支气管哮喘属于中医哮病,病程迁延难愈,反复发作。中医治疗哮病,在发作期以祛邪为主,缓解期则根据体质,以扶正治本为主。我们认为,支气管哮喘患者多有肺气亏虚、脾气不足、痰湿、风邪等,是其发作的重要原因。中医治疗可以标本兼治,不但能控制、稳定病情,而且缓解期重在体质上调理,提高免疫力,降低机体过敏状态,减少哮喘再发作的概率。

难治性哮喘病例分享

支气管哮喘是慢性气道炎症性疾病,大多是由过敏原引起的变态反应性炎症,造成支气管充血水肿、痉挛,使气道变窄,导致患者胸闷、憋气、喘息,严重者可危及生命。

本病的临床表现为发作性喘息、气急、胸闷或咳嗽等,常在夜间及凌晨发作加重,可迁延多年,反复发作,给患者健康和家庭带来极大困扰。

近 10 年来,我国患病率呈明显上升趋势。目前,哮喘患者的控制达标率仅有 28.7%,也就是说,很多患者还在受着反复发作的困扰。所以,哮喘患者的治疗是一个不容忽视的问题。

中医治疗哮喘有良好的疗效,不仅能够平喘,更重要的是对不同体质辨证进行调理,使很多哮喘得到完全控制,多年不再发作。临床上有很多难治性哮喘患者通过中医、中西医结合治疗得到良好控制。下面与大家分享一个 10 年哮喘持续发作得到完全控制的病例,希望能使更多的患者受益。

一位 24 岁小伙子,14 岁就患上了哮喘,多年来求医无数,反复发作,整整喘了近 10 年时间。他在网上说:"我整个少年都是在喘中度过,经常每天晚上在喘中憋醒,只能靠万托林来缓解,几乎没有睡过完整觉。白天也不能运动,每当看到别人睡得很香,别的孩子踢球,玩得满头大汗时候,我就非常羡慕!不知什么时候自己才能过上正常人的生活啊。"

一个十几岁的孩子在喘中度过 10 年，是多么痛苦的事情。他一直用治喘的吸入药，但效果一直不佳，仍然不断发作。父母也是束手无策。后来没办法想试一试中医治疗，从网上找到了何明主任医师。他面色㿠白、大便稀溏，一天大便 3~4 次，并且经常感冒，体质虚弱。何医师认为脾阳虚才是他哮喘迁延不愈的根本原因。宿痰伏肺，痰湿能生风，所以必须从体质上调整才会真正取效。所以给他应用了温阳健脾、培土抑木、固本平喘的方法。3 个月后，他的喘得到了完全控制，目前已经 5 年多不喘，人也长高长胖了很多。

支气管扩张是怎么得的？应注意些什么？

支气管扩张是指支气管及其周围肺组织因慢性炎症损害管壁，以致支气管扩张变形的一种病症。支气管扩张造成慢性咳嗽、咳吐脓痰和间断反复咯血，可分为先天性、继发性两种。

（一）引起支气管扩张的常见病因

继发性支气管扩张的主要发病因素是支气管和肺的反复感染、支气管阻塞以及支气管受到牵连，且 3 种因素相互影响。儿童时期麻疹、百日咳、流行性感冒或反复严重的肺部感染（如腺病毒），以及肺炎克雷白杆菌、葡萄球菌、流感病毒、真菌、分枝杆菌以及支原体感染等，使支气管各层组织尤其是平滑肌纤维和弹性纤维遭到破坏，可发展为支气管扩张。一些支气管肿瘤、肺结核常伴有支气管肺组织纤维组织增生，支气管牵拉，也会造成局部扭曲、变形，形成支气管扩张。

另外，异物吸入、黏液嵌塞或管外原因（如肿大淋巴结、肿瘤压迫）均可使支气管腔发生不同程度的狭窄或阻塞，使远端引流不畅发生感染而引起支气管扩张。先天及遗传因素，参与支气管扩张形成，如囊性纤维化、先天性低丙种球蛋白血症、先天性肺血管发育畸形等。囊性纤维化在白种人较常见。

（二）支气管扩张怎么诊断？

1. 症状　典型表现是长期慢性咳嗽、咳大量脓痰，有臭味，间断咯血和有反复肺部感染史。痰液静置可分为泡沫、黏液、坏死组织沉淀物 3 层。也有人干咳无痰,但常有咯血,称为干性支气管扩张。

2. 体格检查 一般病变轻而局限者无重要体征。肺部感染较重者,可闻及固定的哮鸣音或湿啰音。可见到杵状指(趾)等慢性缺氧改变。

3. CT 检查 普通胸片不易发现病变。CT 诊断支气管扩张较为准确,可以见到典型的囊状和柱状扩张阴影,或肺部慢性炎症改变,但有一定假阴性,可行薄层 CT 扫描或支气管造影以明确诊断。

(三)支气管扩张患者应注意什么?

1. 忌食温热及辛辣刺激食物 支气管扩张常表现为慢性咳嗽,咳大量脓痰或反复咯血。中医认为本病多属痰热壅阻,肺阴亏损,虚火损伤肺络而引起出血,因此要忌食羊肉、狗肉、牛肉、鹿肉、荔枝等温热性食物。另外,还应忌食辣椒、胡椒、花椒等辛辣刺激性食物,因这些食物能助热生火,使痰热更加明显,病情加重。

2. 不宜生气、郁闷、急躁,否则容易肝火旺盛而伤及肺络造成咯血,中医称肝火犯肺。

3. 不宜用较热的水泡澡、蒸桑拿,易造成肺内血管扩张而咯血。

4. 不宜做较剧烈的运动,或用力过度,特别是做有爆发力的活动。

5. 预防感冒,特别是小儿自幼呼吸道感染,极为重要。另外,感冒易造成肺部感染,致使病情加重或咯血加剧。

(四)支气管扩张患者适合食用哪些食物?

1. 生藕节 《本草纲目》云:"能止咳血。"生藕节也能止吐血,是止血凉血佳品。支气管扩张咯血者,可用藕节 5~10 个煎水喝。

2. 荷叶、白茅根 属清肝、凉血止血药。支气管扩张咯血者可适量泡水当茶饮,荷叶尚可煮粥食用。

3. 柿饼 能润肺止血,适合支气管扩张咯血者服食。《丹溪纂要》介绍:"治痰嗽带血:大柿饼,饭上蒸熟,批开,每用一枚,掺青黛一钱,卧时食之,薄荷汤下。"

4. 山药、百合、银耳 中医认为百合微寒,具有清火、润肺、安神的功效,其花、鳞状茎均可入药,是一种药食兼用之品,可滋阴补肺润肺、祛痰止咳;山药、银耳能滋阴润肺,可作为支气管扩张之人常食佳蔬。可做成羹来食用。

5. 燕窝　能养肺阴、润肺燥,凡支气管扩张之人出现阴虚燥咳咯血者尤宜。可煮粥,烧汤,或加冰糖蒸食均可。

6. 阿胶　阿胶是滋阴补肺、养血止血的良药,可做成中药膏方服用,如补肺膏、杏仁膏等。

7. 薏苡仁、冬瓜仁、杏仁　三药都是药食同源之品,是生活中常见的。它们都有祛湿、化痰、排痰作用,也是临床上治疗支气管扩张不可缺少的药物。

 ## 支气管扩张的中医治疗

支气管扩张在中医学中可归属"肺痿""劳嗽""肺痈"等范畴。明代戴原礼在《证治要诀》中有介绍:"劳嗽……所嗽之痰,或脓,或时有血,腥臭异常。"与支气管扩张颇为相似。几千年来,中医治疗支气管扩张历史悠久,积累了大量辨治经验和许多经典方剂。

发病机制主要为正气不足,卫外不固,长期感受六淫之邪,侵袭肺系,而致肺气失于宣肃,外邪郁而化热,肺络受损,故见咳嗽、咳痰、咯血等症。素有痰热内蕴,内外合邪,郁滞于肺,致肺失清肃,肺络受损;邪热蒸液成痰,阻塞肺窍,进而又致气机不畅,痰热与瘀血互结,蕴酿成腥臭脓痰。而脏腑功能失调,肝火上逆犯肺,致肺失于清肃,肺络受损,咳嗽咯血。此外,病情反复,耗伤气阴,以致阴虚肺热,也是重要原因。

支气管扩张是一个慢性迁延性疾病,中药治疗不但可以止咳祛痰,更重要的是可以提高免疫力,改善机体状态,减少再感染的概率。很多人用药后不但痰会减少,不再住院输液,感冒也大大减少了。

辨证分型与治疗

1. 痰热壅肺

证候:咳嗽胸闷,咳大量黄脓痰,有臭味,口苦口干,舌红苔黄腻,脉滑数。

治则:清热化痰,凉血止血。

方药:《千金》苇茎汤加减。

芦根 30g,冬瓜仁 15g,桃仁 12g,生薏苡仁 15g,桔梗 6g,黄连 3g,浙贝母 12g,半夏 10g,甘草 6g。

随症加减:咳痰黄稠者,加桑白皮 15g、瓜蒌皮 15g、黄芩 10g、鱼腥草 30g、羚羊角粉 6g 等以清热化痰;咳而喘者,加葶苈子 30g。

2. 燥热伤肺

证候:咳嗽吐痰,口干鼻燥,痰中带血或咯血,或有身热。舌红苔薄黄,脉浮数。

治则:清热润肺,宁络止血。

方药:桑杏汤加减。

桑叶 10g,杏仁 10g,浙贝母 12g,黄芩 10g,栀子 10g,南沙参 20g,白茅根 30g,芦根 30g,梨皮 15g,藕节 15g,芦根 20g,冬瓜子 15g,胆南星 10g。

随症加减:津伤较甚者,加麦冬 15g、玄参 15g、天花粉 15g。气虚者,可加用黄芪等补气药物以益气养阴润燥。

3. 肝火犯肺

证候:咳嗽阵作,痰黏或咯血,胸胁胀痛,烦躁易怒,口苦。舌质红,苔薄黄,脉弦数。

治则:清肝泻肺。

方药:泻白散合黛蛤散加减。

桑白皮 15g,地骨皮 15g,黄芩 10g,龙胆 6g,海蛤壳 15g,青黛 6g,墨旱莲 12g,生地黄 15g,白茅根 30g,大小蓟各 10g,甘草 6g。

随症加减:咯血量较多,加牡丹皮 15g、赤芍 12g、三七粉 3g(冲服);肝火较甚,头晕目赤,心烦易怒者,加牡丹皮 12g、栀子 10g,以清肝泻火。

4. 阴虚肺热

证候:咳嗽痰少,痰中带血或反复咯血,血色鲜红,口干咽燥,颧红,五心烦热,潮热盗汗。舌质红,少苔,脉细数。

治则:滋阴润肺,清热止血。

方药:百合固金汤加减。

生地黄 15g,百合 20g,麦冬 15g,白芍 15g,当归 10g,浙贝母 10g,

玄参 15g，白茅根 30g，白及 10g，藕节 15g，黄芩 10g。

随症加减：反复咯血者，加白及 10g、藕节炭 15g，以凉血止血；血量多者，加阿胶 9g、三七粉 6g（分 2 次冲服），以养血止血；潮热颧红者，加青蒿 9g、鳖甲 15g、地骨皮 15g，以清退虚热；盗汗者，加糯稻根 15g、浮小麦 15g、五味子 10g、牡蛎 30g；气虚者，加黄芪 20g、太子参 20g。

如果你有支气管扩张，先不要自己乱服药，建议先到医院拍 CT，让医师为你评估病情，然后给予你一个正确的辨证治疗方案，才会取得良好的治疗效果。

 ## 支气管扩张病例分享

支气管扩张是指支气管及周围肺组织慢性化脓性炎症，使支气管壁弹性组织遭到破坏，导致支气管扩张和变形的一种疾病。本病属中医"咳嗽""咯血""肺痈""劳嗽""肺痿"等范畴，多早发于儿童和青少年。患者常以慢性咳嗽伴大量脓痰为典型症状，每日痰量可达几百毫升，伴有臭味，可有反复咯血史。病情严重者最后并发肺气肿、慢性阻塞性肺疾病和肺源性心脏病等。中医治疗支气管扩张有悠久的历史和治疗特色，不但可以减轻咳嗽、咳痰症状，最重要的是通过对机体的整体调理（补气补肾健脾），提高身体和呼吸道免疫力，减少感染机会，使很多患者不再受反复高热、感染、肺炎的痛苦。

现将以下这个病例和大家分享：

赵某，女，58 岁，患支气管扩张多年，平时气短、胸闷、多汗，咳吐大量黄痰，每天咳痰几百毫升，一天总离不开痰缸，还经常痰中带血，稍微受凉就出现高热、肺部感染。几乎每年要住院 3~4 次，静脉滴注就更是经常的事情。她从来不敢外出，平时做家务都有困难还得靠人照顾，除了住院以外，自己十几年来几乎没有离开过家门，看着别人能到处去旅游，自己也感到十分痛苦。3 年前她经人介绍找到何明主任医师，开始服用中药治疗。何主任认为她属肺脾气虚、痰热郁肺证，气虚肺卫不固，是造成她反复感冒、感染的根本原因。因此应用了补肾健脾益气固本、清肺化痰的方案。她服药 3 个月，黄痰就明显少了；1 年之后有了明显改变，再也不经常发热住院了。近 3 年来，她没有一次住院和静脉滴注,而且还能看孙子,承担很多家务了。最近还跟儿子一起外出旅游了一次,她说我这辈子还能这样生活,是以前根本不敢想的,是中医药救了她。

肺结核不可怕,不了解才尴尬

当听说身边有人被诊断为肺结核时,大家往往如临大敌、乱作一团,担心自己会被传染,担心再传染给家人,担心如何对待他。在此我们要提醒大家,遇到肺结核患者,无须害怕。正确了解肺结核,正确预防即可。

肺结核是由结核杆菌引起的慢性传染病,中医又称"肺痨",在全球广泛流行,严重危害着广大人民群众的身体健康,已成为重大的公共卫生问题和社会问题。我国发病率较高,相关调查显示活动性肺结核患病率为367/10万。我国结核病患者数量居世界第三位。传染源主要是排菌的肺结核患者,通过呼吸道传播。

19世纪,不知有多少人曾被这种传染病夺去了生命。自1945年特效药链霉素问世后,肺结核不再是不治之症。此后,异烟肼(雷米封)、利福平、乙胺丁醇等药物相继合成,更令全球肺结核患者的人数大幅减少。但是近20年,世界许多地区由于政策上的忽视,致使肺结核防治系统遭到破坏甚至消失,且随着艾滋病发病的增加,肺结核发病在全球各地又死灰复燃。因此,世界卫生组织宣布"全球处于结核病紧急状态"。为进一步推动全球预防与控制结核病的宣传活动,该组织于1995年底决定把每年的3月24日定为"世界防治结核病日",以提高对本病的认识,加强预防和治疗措施。

(一)肺结核的临床常见分型

1. 原发性肺结核(Ⅰ型) 常见于小儿,多无症状,有时表现为低热、轻咳、出汗、心跳快、食欲差等;少数有呼吸音减弱,偶可闻及干性或湿性啰音。

2. 血行播散型肺结核(Ⅱ型) 急性血行播散型肺结核起病急剧,有寒战、高热,体温可达40℃以上,多呈弛张热或稽留热,血白细胞可减少,血沉加快。亚急性与慢性血行播散型肺结核病程较缓慢。

3. 浸润型肺结核（Ⅲ型）　肺部有渗出、浸润及不同程度的干酪样病变。多数发病缓慢，早期无明显症状，后渐出现发热、咳嗽、盗汗、胸痛、消瘦、咳痰及咯血。检查可见血沉增快，痰结核菌培养为阳性。

4. 慢性纤维空洞型肺结核（Ⅳ型）　反复出现发热、咳嗽、咯血、胸痛、盗汗、食欲减退等，胸廓变形，肋间隙变窄，呼吸运动受限，气管向患侧移位，检查可见血沉增快，痰结核菌培养为阳性，X线片显示空洞、纤维化、支气管播散三大特征。

5. 结核性胸膜炎　发热、咳嗽、胸痛，X线片可见胸腔积液。

（二）肺结核的主要症状有哪些？

常见临床表现为咳嗽、咳痰、咯血、胸痛、发热、盗汗、消瘦乏力、食欲减退等，女性可有月经失调或闭经等。

（三）哪些检查可辅助诊断肺结核？

1. 痰结核菌检查　痰中找到结核杆菌是诊断肺结核的最可靠依据。痰结核菌阳性表明肺结核患者结核病变活动，具有传染性，必须进行积极的治疗。痰结核菌检查的方法包括涂片检查、集菌法。

2. X线胸片或CT　肺部X线检查不但可早期发现肺结核，而且可对病灶的部位、范围、性质、发展情况和效果作出诊断。

3. 结核菌素试验　阳性：表示结核感染或接种过卡介苗，但并不一定患病。阴性：提示没有结核菌感染。但仍要排除下列情况：

（1）结核菌感染后需4~8周变态反应才能充分建立，所以在变态反应前期，结核菌素试验可为阴性。

（2）应用糖皮质激素等免疫抑制剂者，营养不良以及麻疹、百日咳患者，结核菌素反应可暂时消失。

（3）严重结核病和各种危重患者对结核菌素无反应。

（4）其他如淋巴免疫系统缺陷（白血病、结节病）患者和老年人的结核菌素反应也常为阴性。

4. 抗结核抗体、PCR扩增实验、结核感染T细胞斑点试验（T-SPOT）等　T-SPOT可作为重要的辅助检查；抗结核抗体有高时效的特点；而PCR方法更适用于无菌部位体液的检查。

（四）肺结核的西医治疗有哪些？

肺结核主要是化学药物治疗。我国目前广泛应用的抗结核药物有异烟肼（H）、利福平（R）、吡嗪酰胺（Z）、乙胺丁醇（E）、链霉素（S）、氨硫脲、氟喹诺酮类和一些复合制剂。

化疗原则：①早期：一旦确诊立即用药；②联合：联合应用 2 种或 2 种以上抗结核药物，以保证疗效和防止产生耐药性，减少毒副作用；③适量；④规律：切忌遗漏和中断；⑤全程：一般均需服药 1 年以上，轻症用短程化疗，也要在半年以上，方可停药。

（五）中医如何辨证治疗肺结核？

1. 肺阴亏损型

证候：干咳少痰，痰中带血丝，胸部隐痛，手足心热，皮肤干燥，口干咽燥，疲乏无力，舌红苔薄白，脉细数。

治则：滋阴润肺。

常用药：北沙参、麦冬、玉竹、石斛、百合、百部、川贝母、阿胶、地骨皮、银柴胡、青蒿、胡黄连、白及等。

2. 阴虚火旺型

证候：头晕乏力，饮食减少，干咳，胸痛，胸闷，自汗盗汗，颧红潮热，形体瘦弱，舌红，脉细数。

治则：滋阴降火。

常用药：生地黄、北沙参、麦冬、玉竹、百合、桑白皮、黄芩、知母、川贝母、龟甲、玄参、枇杷叶。

3. 气阴两虚型

证候：昼夜汗出不止，常伴恶风，心悸，干咳少痰，五心烦热，失眠多梦，大便干燥，小便量少，形体消瘦，面色萎黄，舌质红干无苔，脉细无力。

治则：益气养阴，润肺止咳。

常用药：黄芪、党参、炒白术、山药、北沙参、麦冬、阿胶、生地黄、茯苓、薏苡仁、紫菀、百合、苏子、五味子。

4. 阴阳虚损型

证候：咳嗽气短，咳白泡沫痰、夹带血丝，自汗，潮热，面浮肢肿，形寒肢冷,舌苔黄燥,脉微细或虚大无力。

治则:滋阴补阳。

常用药:人参、黄芪、山萸肉、山药、阿胶、炒白术、当归、鹿角胶、紫河车、冬虫夏草。

(六)肺结核的常用食疗推荐

1. 鲜藕荷汁　鲜藕 250g,荷叶 20g,蜂蜜 30g。将鲜藕、荷叶洗净,绞取汁液,与蜂蜜混匀。日服 3~4 次,每次 50~60g。此方有清热润肺、止血活血之功,适用于肺痨咯血明显者,以及心烦、口渴、吐血、便血等症。

2. 百合银耳贝母粥　百合 15g,银耳 20g,川贝母 10g,粳米 50g,蜂蜜 20g。将川贝母洗净,焙干研末。再将百合、银耳(水发后)、粳米淘净,同入锅中,加水适量,置武火上烧沸,改用文火,熬煮成粥。放入蜂蜜,混匀即成。每日服 1 剂。此方有养阴润肺、止咳化痰之功。

3. 川贝雪梨膏　川贝母 10g,白及 10g,杏仁 10g,雪梨 500g,蜂蜜 50g。将川贝母、白及洗净,同入锅中加水适量,置武火上烧沸,文火熬煮 50~60 分钟,滤渣取汁。再将蜂蜜放入药汁内,继用文火熬煮至丝状。此方有润肺化痰、收敛止血之功,适用于肺结核之咳嗽痰多、痰中带血、潮热等症。

如果得了肺结核,要积极治疗,在服用抗结核药物的同时,服用中药,不但能减轻症状,而且能加快痊愈的步伐。

 ## 什么是肺源性心脏病,如何诊断和预防?

肺源性心脏病(简称肺心病)主要是由支气管及肺组织疾病或肺血管疾病造成的肺动脉高压引起的心脏疾病。根据起病缓急和病程长短,可分为急性肺源性心脏病和慢性肺源性心脏病两类。临床上以慢性多见。

(一)慢性肺源性心脏病的常见诱因有哪些?

主要是由于慢性支气管、肺、胸廓疾病或慢性肺动脉血管病变所致的肺循环阻力增加致使肺动脉高压,导致右心肥大,甚至右心衰竭。常见疾病有：

1. 支气管及肺部疾病 常见于慢性支气管炎、肺气肿、慢性阻塞性肺疾病、支气管哮喘、支气管扩张、重症肺结核、肺尘埃沉着病（尘肺）、肺纤维化等反复发作，造成肺部及血管结构改变，以致肺动脉压力增加，致使右心肥厚，最后发展为心功能不全。

2. 胸廓、脊柱等疾病 严重的脊椎后凸或侧凸、脊椎结核、类风湿关节炎、胸膜广泛粘连及胸廓形成术后造成的严重胸廓或脊椎畸形，以及神经肌肉疾患也可以引起肺源性心脏病的发生。

3. 肺血管疾病 广泛的多发性肺小动脉栓塞及肺小动脉炎，肺动脉过敏性肉芽肿病，以及原因不明的原发性肺动脉高压症，最后发展成肺源性心脏病。

（二）急性肺源性心脏病的常见诱因

主要是肺动脉主干或其主要分支突然被血栓栓塞，肺循环大部受阻，造成肺动脉压急剧增高、急性右心室扩张和右心室衰竭。常见于心房颤动、下肢深静脉血栓脱落等。

（三）肺源性心脏病的临床症状有哪些？

主要表现为慢性咳嗽，咳痰，气短，活动后心悸，呼吸困难，乏力和劳动耐力下降。严重者出现下肢水肿、颈静脉怒张、肝肿大压痛、肝-颈静脉回流征阳性、下肢浮肿等，甚至胸腹水等。

急性肺源性心脏病患者可突然出现胸闷、呼吸困难、血压下降、休克，甚至死亡。

（四）诊断肺源性心脏病需要做哪些检查？

1. X 线检查 胸片或 CT 可见到肺部、胸廓、胸膜原有的疾病，尚可有肺动脉高压征表现，如右下肺动脉干扩张，其横径≥15mm；肺动脉段明显突出或其高度≥3mm；右心室增大，是诊断肺源性心脏病的主要依据。

2. 心电图检查 主要有右心室肥厚的表现，如电轴右偏，额面平均电轴≥+90°，重度顺钟向转位及肺型 P 波。右心为主导联电压增高，$RV_1 + SV_5 \geqslant 1.05mV$，或右束支传导阻滞及肢体导联低电压图形等表现。

3. 超声心动图检查　心脏彩超测定可见到右心室流出道和右心室内径增厚,右心室、右心房增大,右肺动脉内径或肺动脉干增宽等指标,可以诊断肺源性心脏病。

4. 其他检查　①血气分析:肺源性心脏病心肺功能失代偿时可出现低氧血症或合并高碳酸血症,当血氧分压低于60mmHg、血二氧化碳分压大于50mmHg时表示有呼吸衰竭;②血常规:红细胞及血红蛋白可升高,全血黏度及血浆黏度可增加,合并感染时白细胞总数增高、中性粒细胞增加等。

(五)如何诊断肺源性心脏病?

肺源性心脏病的诊断并不难,有慢性支气管炎、慢性阻塞性肺疾病或其他肺胸疾病或肺血管疾病者,同时又有肺动脉高压、右心室增大或右心功能不全表现,心悸气短、下肢浮肿等,并有心电图、X线表现,参考超声心动图等检查,即可作出诊断。

(六)中医如何认识肺源性心脏病?

中医认为肺源性心脏病属"胸痹""心悸""痰饮"等范畴。心为君主之官,心主血,心血阴阳亏损,痰饮瘀血阻滞,致心失所养、血脉不畅、阴阳失衡、心阳不振,心火不能下交于肾,使肾失温煦;脾阳虚运化失常;肾阳虚不能主水,水蒸化失司,故水邪泛滥,造成水肿。中医叫水饮凌心、阳虚水泛。所以中医治疗肺源性心脏病,以滋补心气、温阳利水,活血通络为主。通过治疗,可以提高免疫力、改善心肺功能,控制肺源性心脏病的发展。

(七)肺源性心脏病如何预防?

1. 积极预防和治疗原发肺部疾病,如慢性阻塞性肺疾病、慢性支气管炎、哮喘、肺纤维化,支气管扩张等。

2. 注意防寒保暖,避免受凉,特别要积极预防感冒和肺部感染。

3. 适当增加身体锻炼,提高呼吸道免疫力和心肺功能。

4. 做好环境保护,避免吸烟、烟雾、粉尘和刺激性气体对呼吸道的影响。

5. 注意营养均衡和低盐饮食。

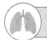 **肺癌防治知识集锦**

目前,肺癌是中国第一大癌症,发病率在男性癌症中占据第一位,在女性癌症中占据第二位。肺癌死亡率在全球各种癌症中也是最高的。肺癌已成为威胁人类生命健康的"头号杀手"。肺癌的发病有很多危险因素,如吸烟、空气污染、环境污染等,所以了解和掌握有关肺癌的知识,对您和家人的健康至关重要。

(一)吸烟导致肺癌

目前医学界认为,吸烟是导致肺癌的最主要原因。在男性吸烟者中,肺癌发病的风险为 17.2%,女性吸烟者为 11.6%。而不吸烟者的风险小得多,男性为 1.3%,女性为 1.4%。研究表明,二手烟同样致癌,在公共场合、家里或办公场所吸二手烟,会导致患癌风险增加。统计数据显示,与吸烟者结婚,患上肺癌的风险比与不吸烟者结婚要高出 20%~30%。

香烟中有多种有毒物质,包含 60 余种已知的致癌物质。此外,尼古丁还会抑制免疫系统对恶性细胞生长的反应。香烟当中的有害物质,会使肺部的天然防线——纤毛,无法正常工作,让更多有害致癌物质侵害肺部。烟雾中的致癌物质还会破坏肺部防御系统,造成人体基因突变,致使肿瘤细胞增生繁殖。

(二)肺癌有哪些症状?

肺癌起病隐匿,早期几乎无症状。也就是说,它可能静悄悄地就在体内生长了,当它发展到一定程度的时候,可能才出现症状。这也是肺癌的死亡率如此之高的原因,因为它为难以早发现。那肺癌都有哪些症状呢?

咳嗽:患者常有干咳或少许黏白痰。

胸痛:患者时感胸痛,或气短,有的人在深呼吸的时候能听到哮鸣音。

咯血:有的人痰中带血丝。

疲劳：自觉全身乏力、疲倦。

（三）肺癌有办法早期发现吗？

随着当前医疗水平的不断提高，肺癌早期发现率已经得到改善。一种叫做低剂量螺旋 CT 的设备可以筛查出早期肺癌，虽然这种筛查存在假阳性问题，但是多数人可以得到益处。美国预防服务工作组推荐 55~80 岁的烟民，每年进行 CT 扫描筛查。此外，戒烟 15 年以内的烟民也应该按此要求每年筛查。在国内同样，对于有家族史，吸烟多年的人也需要每年做低剂量螺旋 CT 检查。

（四）诊断肺癌有哪些检查？

首先是影像学检查，包括普通 X 线或 CT 影像学检查。进一步还要进行痰细胞学或支气管镜涂片检查和肿瘤标志物检测。根据诊断需要，有些人还要进行肺的穿刺活检、免疫组化检查和基因检测。在一些先进仪器和显微镜观察下，医师通过检测标本，可以确定到底是不是肺癌，是什么类型的肺癌，用什么类型的药物更好。

（五）肺癌分哪些类型？

主要分两种类型：小细胞肺癌和非小细胞肺癌。小细胞肺癌更具有侵袭性，意思就是说，它能够更快地发生扩散和转移。小细胞肺癌与吸烟的关系密切，非吸烟者发生这种疾病的概率较小。非小细胞肺癌比起小细胞肺癌来说，生长更慢，在肺癌当中所占比例也更高，又分为腺癌、鳞癌、腺鳞癌、肺泡细胞癌等。

（六）靶向治疗是怎么回事？

肺癌的发生与机体基因突变有密切关系。靶向治疗主要针对有基因突变的肺癌患者。目前研究发现的有 *EGFR*、*ALK*、*ROS1*、*MET*、*HER2*、*BRAF*、*RET*、*KRAS* 等基因的突变，并有针对靶向治疗的药物。有资料表明，从不吸烟的人患 *EGFR*、*HER2*、*ALK*、*RET* 和 *ROS1* 突变的腺癌发生率最高，靶向药物也是最多的。目前治疗肺癌的新药不断被开发出来，如一代 EGFR 抑制剂吉非替尼、厄洛替尼，二代的阿法替尼、埃克替尼、克唑替尼，三代的奥希替尼、劳拉替尼等。靶向治疗药物可以阻断肿瘤的新生血管生长,切断它的血供,影响细胞信号,让癌细胞无法分裂复制,有明显的治疗效果。治疗对于基因突变阴性的患者,则通过检查其 PD-L1 状态,选择免疫治疗,如贝伐珠单抗、帕博利珠单抗、阿特珠单抗、纳武单抗等。随着医学科技的发展,靶向治疗为肺癌的治疗提供了美好的前景。

（七）空气污染与一些化学物质可以致癌吗?

前几年空气污染是否会导致肺癌还存在争议,但是现在已经明确证实了。肺癌与接触有害物质关系密切。日常接触铀、砷或其他有害化学物质的工作人员,应注意职业防护,降低暴露时间和暴露面积,并且定期体检。现已证明以下几种职业环境致癌物增加肺癌的发生率,即铝制品的副产品、砷、石棉、铬化合物、焦炭炉、芥子气、含镍的杂质、氯乙烯。长期接触铍、镉、硅、福尔马林等物质也会增加肺癌的发病率。石棉是造成肺癌的重要危险物质,虽然目前已经退出主流市场,但是从前从事相关工作的人员依然存在较高的肺癌风险,需要定期检查。

一些工业发达国家肺癌的发病率高,主要原因是与工业和交通发达地区,石油、煤和内燃机等燃烧后和沥青公路尘埃产生的含有苯并芘的致癌烃等有害物质污染大气有关。专家认为,汽车尾气、工厂和发电站排放的气体对肺的作用原理与二手烟对肺的作用原理相同,均可导致肺癌。所以采取积极措施防霾,对于预防肺癌十分重要。另外,环境中电离辐射、放射性物质也是造成癌症的重要因素。

（八）肺癌有遗传因素吗?

除了吸烟、大气污染、职业因素与肺癌的发生有关外,遗传基因亦是肺癌风险当中的一个重要因素,在肺癌的发生中也起到一定作用。有研究表明,有肺癌家族史的患者发生肺癌的危险比无肺癌家族史的患者高出 2~3 倍。国外研究机构对超过 10.2 万名日本中老年人展开了长达 13 年的追踪调查,他们之中共出现了 791 例肺癌。研究者将直系亲属有肺癌患者和没有肺癌患者的两组人进行对比,结果发现前者患病概率是后者的 2 倍。许多研究证明,遗传因素可能在易感的人群中起重要作用。有些家族的基因缺陷是发生肺癌的重要原因。所以,对于有家族史的人,要注意每年应进行体检,并要注意营养均衡,加强体育锻炼,保持良好情绪和生活规律,防止肺癌的发生。

（九）防癌生活中应注意什么？

肺癌的发生不仅有内因的作用,与环境和生活习惯都有着密切的关系。其实有些患肺癌的原因就在日常生活当中。所以,平时要注意均衡饮食,少吃油炸、熏蒸、腌制食品,注意补充蛋白质、维生素,多食新鲜水果、蔬菜和纤维素高的食物。保持充足的睡眠,注意劳逸结合,经常锻炼身体,保持心情舒畅,是保持人体免疫力的基本保障。这些对预防肺癌有着重要作用。

 哪些生活习惯与肺癌有关？

近年来,我国恶性肿瘤的发病率呈增高趋势,其中肺癌是最常见的恶性肿瘤之一,已成为一种严重威胁人民健康和生命的疾病。那您是否知道哪些生活习惯与肺癌有关？ 哪些征兆预示肺癌的发生吗？

一提到癌症,很多人都觉得好像离自己很远,但是您是否知道癌症的出现,其实与生活中长时间的不良习惯息息相关？ 要是您不注意自己的生活方式,就有可能受到癌症的威胁,所以说癌症离我们并不远。

（一）吸烟

吸烟可导致室内 PM2.5 "爆表"。有人测算:在一个 $35m^2$ 的房间内连续吸 3 支烟,在距离吸烟者 1.5m 的地方,空气中 PM2.5 浓度可高达 $1\ 700\mu g/m^3$。这些微粒更容易沉积于肺内深部,成为吸烟者或吸二手烟者发生肺癌的刺激源。目前认为,吸烟是肺癌最重要的高危因素,烟草中有超过 3 000 种化学物质,其中多链芳香烃类化合物(如苯并芘)和亚硝胺均有很强的致癌活性。多链芳香烃类化合物和亚硝胺可通过多种机制导致支气管上皮细胞 DNA 损伤,使得癌基因(如 *Ras* 基因)激活和抑癌基因(如 *P53*、*FHIT* 基因等)失活,基因突变,进而引起细胞转化,最终发生癌变。

（二）郁闷、爱生气

有人说肺癌是"气"出来的,这不是没道理的。"生闷气""抑郁"等不良情绪等会改变患者的免疫状态,可能成为致癌因素。中医认为,人长期肝气不疏,郁闷生气,会造成肝郁气滞,气血功能失调,久之会造成气滞血瘀,痰瘀互结形成肺积。所以,保持心情舒畅是保持良好免疫力的前提。只有气机顺畅,阴阳平衡、气血运行通畅,才能保持脏腑功能正常,不得肿瘤。

当然这里所谓的"气",也可以理解为污染的空气、烟草烟雾、汽车尾气、房屋装修装饰散发的毒气,甚至厨房油烟废气。那我们告诉你,不管是哪一种不该进入身体的气,最好都要远离它。

（三）饮食习惯

肺癌的发生不仅与空气污染或吸烟等因素有关,也与饮食习惯息息相关。生活中,人们的一些不良饮食习惯常常是导致疾病发生的诱因。那么哪些不良饮食习惯会引起肺癌呢?已有大量的流行病学资料和动物实验证据表明,喜食腌制、发酵食品和烧烤食品与癌症的发生有密切关系,因这些食物中含有大量致突变物和致癌物。喜食高盐食品的人群,胃癌的发病率明显增高,因为已经证实氯化钠有促癌作用。新鲜蔬菜和水果是肺癌发生的保护性因素。

高脂肪、高能量膳食与高碳水化合物:一般认为热量摄入过多将增加体脂,而脂肪组织提供了雌激素合成的内源性部位从而增加乳腺癌和子宫内膜癌的危险性。高碳水化合物伴低蛋白食物是胃癌发生的危险因素。

 肺癌的早期症状有哪些?

1. 刺激性咳嗽、咯血胸痛　刺激性咳嗽是肺癌早期最常见的症状之一。有研究曾统计 312 例肺癌患者,发现最先出现痰中带血占40.9%。其特点是中老年人突然咯血痰,或痰中反复带血,常被误诊为支气管扩张、支气管炎、肺炎等疾病。有人会出现胸部不适。

2. 杵状指（趾） 表现为指、趾第一关节肥大，指（趾）甲突起变弯，常伴有疼痛。国外报道，21% 的肺癌早期有杵状指（趾），且大多数在肺癌手术后消失。

3. 男乳女化 男性的乳房出现女性化，一侧或两侧增大，甚至有的像女性乳房，也常是肺癌的早期信号之一。日本有人调查了267 例肺癌患者，其中早期出现男性女乳者占 7.5%。男乳女化常易被忽视，甚至误诊为单纯乳腺增生而切除。

4. 多发性肌炎 亦为肺癌早期症状之一。据统计，85% 先于肺癌典型症状出现，表现为渐进性周身无力，食欲减退，加重时可行走困难，卧床难起。

5. 其他表现 还有无明显原因的声音嘶哑伴气喘，一侧颈部明显浮肿，一侧眼裂变小、眼睑下垂等。

肺癌的诊治关键在于早发现、早诊断、早治疗。中老年人，尤其是长期吸烟者，如出现上述可疑症状，千万不可掉以轻心，应及时去医院做胸部 X 线片或 CT 等检查，排除肺癌的可能。当然也有很多肺癌患者早期可完全没有症状，因此，中老年每年要做 1 次胸部 X 线检查，对早期发现肺癌有重要意义。

 吸烟与肺癌

肺癌是目前我国发病率和死亡率最高的恶性肿瘤。据《2015 年中国癌症统计》公布的数据，2015 年中国约有 429.2 万癌症新发病例，肺癌占 17.1%，死亡率高达 21.1%。肺癌已成为威胁中国人生命健康的"头号杀手"。世界卫生组织（WHO）公布的资料显示，肺癌无论是发病率还是死亡率，均居全球癌症首位。

（一）吸烟是肺癌发生的重要因素

大量研究表明，吸烟是导致肺癌的首要原因，与不吸烟者比较，吸烟者发生肺癌的危险性平均高 4~10 倍，重度吸烟者可达 10~25倍。另外，空气污染也成为重要原因。有国际肿瘤学家预言，如果我国不及时控制吸烟和大气污染，到 2025 年我国每年肺癌发病人数将超过 100 万，成为世界第一肺癌大国。

香烟烟雾中含有很多种有毒化学物质，最重要的有尼古丁、一氧化碳、氰化物、存在于烟焦油中的多种致癌物质、放射性同位素以及重金属元素等。目前已明确的致癌物质有苯并芘、亚硝胺、β-萘胺、镉、放射性钋等，还有酚化合物等促癌物质。烟雾中的致癌物质反复刺激支气管黏膜或腺体，就会导致肺癌的危险性越来越高。

吸烟越多，患肺癌的概率越大。吸烟量与肺癌的发生有明显的量-效关系。开始吸烟的年龄越小，吸烟时间越长，吸烟量越大，肺癌的发病率就越高。有报道说，烟龄在 15~25 年以上的人肺癌发病率是不吸烟者的 4 倍，烟龄在 20~60 年的人肺癌发病率比不吸烟者高出 100 倍。也有研究表明，每天吸 20 支香烟，相当于接受 1.2mGy 的放射线剂量，相当于到医院拍 3 张胸片的放射线剂量。

（二）吸二手烟也会得肺癌

被动吸烟或环境吸烟，也就是我们平时所说的二手烟，主要发生在家庭中、公共场所。这同样是肺癌的重要病因之一。有调查表明，在丈夫吸烟的妻子中，发生肺癌的危险性为夫妻均不吸烟家庭的 2 倍，而且其危险性随丈夫的吸烟量而升高。二手烟虽然比直接吸入气道烟的浓度要低，但也达到了致伤阈值，因吸烟时间长，伤害性也很突出，所以二手烟对人类健康的威胁越来越大。公共场所禁烟是防止空气污染和防治肺癌极为重要的措施。

（三）吸烟也可能与肺癌的病理类型有关

肺癌可分为鳞癌、腺癌、大细胞癌和小细胞癌。吸烟容易罹患鳞癌和小细胞癌，不吸烟者则容易罹患腺癌。肺癌是基因突变的结果，每个癌细胞都可能存在多个基因突变。有研究发现，吸烟者肺癌中基因突变的数目是不吸烟者的至少 10 倍，而且基因突变的种类也不同，其中与肺癌有关的基因突变有 3 个——*KRAS*、*EGFR* 和 *ALK*。不吸烟者基因突变主要为 *EGFR* 和 *ALK*，适合靶向药物治疗，而吸烟者 *KRAS* 突变到目前还没有特效的靶向药物治疗，使治疗效果受到很大影响。

可以看出吸烟的严重危害，尤其对肺癌的发病率显而易见。据美国一项对 20 万余人的调查，吸烟者比从不吸烟者死亡率高 3 倍，戒烟确实能够降低肺癌发生的危险性。有明确证据表明，戒烟后肺癌发病的危险性逐年减少，戒烟 5 年后可减半，10~15 年后肺癌的发病率与不吸烟者相当。

所以，戒烟！劝阻你和你的家人、朋友戒烟，是防治肺癌和慢性阻塞性肺疾病和其他肺部疾病，维护人类健康的当务之急！

 # 肺癌，中医怎么治疗？

肺癌是目前我国发病率和死亡率最高的恶性肿瘤。目前，我国每 4 例恶性肿瘤死亡者中就有 1 例是肺癌患者。由于肺癌早期症状轻微、多隐匿，不容易发现，80% 的肺癌患者在临床确诊时已经处于中晚期，失去了外科手术治疗的最佳时机。目前，我国肺癌患者的总体 5 年生存率仅有 10% 左右。但如果能及早发现早期肺癌，并对肺癌类别进行鉴别诊断，在原发病灶尚未发生局部扩散和远处转移前接受规范治疗，患者 5 年生存率可达 60% 以上。所以，早期发现成为肺癌治疗成败的关键。

（一）中医学对肺癌的认识

肺癌属于中医学"肺积""息贲""肺疽"等范畴。《难经》早在两千年前就提出："肺之积，名曰息贲。"《东医宝鉴·痈疽》曰："痈疽发于内者，当审脏腑，如中府应隐隐而痛者，肺疽也。"《杂病源流犀烛·积聚癥瘕痃癖源流》对肺癌形成的病理机制作了精辟论述。

古代著名医家张景岳认为："虚弱失调之人，多有积聚之病。"肺积主要由于正气虚损，阴阳失调，邪毒乘虚入肺，肺失宣降，气机不利，血行不畅，津失输布，聚而为痰，痰凝气滞，瘀阻脉络，致痰气血瘀毒胶结，日久而成肺积。

中医认为肺癌的主要病因以正气虚弱为本。《黄帝内经》云："邪之所凑，其气必虚。"正气内虚是肺癌的主要成因。正气不足，肺气虚弱，外界邪毒侵袭于肺；饮食不调，长年吸烟等有害物质，毒邪入里，致肺阴灼伤，阴阳失调。气机升降失常，血行瘀滞，痰浊聚集，痰瘀互结，瘀阻脉络，日久而成肺积，形成瘤块。

（二）中医如何辨证治疗肺癌？

中医治疗肿瘤历史悠久，治疗的原则以扶助正气、祛邪消积为法，扶正是根本。根据患者气血阴阳的盛衰，补益其不足，而祛邪是据痰凝、气结、血瘀、热毒等情况，辨证治疗。中医药治疗着眼于增强机体正气，调节机体阴阳平衡，提高自身抗癌能力为主，并根据辨证给予抗癌散结中药，以达到控制肿瘤的目的。

1. 气阴两虚

证候：咳嗽少痰，痰黏色灰白，不易咳出，咳声低弱，或痰带血丝，或胸痛隐隐，气短，神疲乏力，面色㿠白，自汗或盗汗，恶风，纳呆，口干不多饮，舌淡红苔薄，脉细弱。

治则：益气养阴，解毒消积。

方药：生脉饮或沙参麦冬汤加减。

2. 气虚痰湿

证候：咳嗽痰多，质稀色白，气短喘促，动则更甚，少气懒言，胸闷纳呆，神疲乏力，面色㿠白，恶风畏寒，自汗，或颜面或下肢浮肿，大便溏稀或黏腻，舌质淡胖或有齿痕，苔白或白腻，脉濡缓或濡滑。

治则：益气健脾，化痰解毒。

方药：二陈汤合三子养亲汤加减。

3. 痰瘀互阻

证候：胸痛背痛，痛有定处，如针刺、紧束感，咳嗽不畅，或吐血痰，气促胸闷，口干苦，乏力，大便秘结，或面晦暗，唇青紫，杵状指，舌暗红或紫或有瘀斑，舌下静脉迂曲，苔厚腻，脉弦细或弦细数。

治则：益气化瘀，解毒散结。

方药：三子养亲汤合血府逐瘀汤加减。

4. 热毒壅盛

证候：咳嗽剧烈，痰稠色黄或白，或痰中带血，气短喘促，发热，口苦口干，胸闷胸痛，恶风畏寒，自汗或盗汗，乏力纳呆，小便黄赤，大便秘结，舌暗红，苔黄腻或黄燥，脉细数或滑数。

治则：补肺清热，化痰解毒。

方药：普济消毒饮加减。

5. 痰热郁胃（化疗后多见此型）

证候：恶心，呕吐，纳呆，胃胀或胃中烧灼感，口干不饮，饮或食入即吐，呕吐涎沫，头晕，乏力，舌红苔薄黄或干，脉细数或滑数。

治则：清热益胃，化痰止吐。

方药：清热益胃降逆汤加减。

6. 肺热阴虚（放疗后多见此型）

证候：胸痛、胸闷、咳嗽，出现口干舌燥，咽部干痒，小便黄赤，大便偏干，或伴发热盗汗，舌红少苔，脉细数。

治则：清热养阴。

方药：养阴化毒散结汤加减。

（三）常用具有抗癌作用的中药有哪些？

1. 清热解毒类　半枝莲、蛇莓、白花蛇舌草、石上柏、苦参、七叶一枝花、龙葵、石见穿、野荞麦根、黄芩、山豆根等。

2. 化痰软坚类　夏枯草、生南星、生半夏、猫爪草、生牡蛎、鳖甲、瓜蒌、海藻、昆布、山慈菇、土茯苓等。

3. 活血化瘀散结类　三棱、莪术、徐长卿、丹参、泽兰叶、鬼箭羽、三七等。

4. 其他　全蝎、蜈蚣、红豆杉、铁树叶、芙蓉叶、土鳖虫、蜣螂虫等。

如果诊断了这个病，无论手术与否，只要针对情况辨证施治，坚持服用中药治疗，都会取得一定疗效。

 ## 体检发现肿瘤标志物高，一定是癌症吗？

肿瘤标志物检测目前已成为体检中的常规检测项目，在临床上应用亦较为广泛。很多人拿到自己的体检报告会发现某一项肿瘤标志物异常，再联想到这个名字，不免忧心忡忡，以为自己患上了肿瘤。但真的是这样吗？我们通过以下几个问题，来解答这个疑惑。

（一）什么是肿瘤标志物？它们是怎么产生的？

肿瘤标志物是反映人体内肿瘤存在的化学类物质。根据其来源和分布，包括胚胎抗原类、糖链抗原类、蛋白质、激素、酶（同工酶）类、癌基因及其产物等。

当人体出现了细胞癌变，并向肿瘤进展和演变时，肿瘤标志物可作为临床诊断和鉴别诊断、判断疗效及检测复发的一种指标。肿瘤标志物的来源有两种：一种是肿瘤细胞自己合成并释放到血液中，另一种是由机体对肿瘤细胞的反应产生的。

（二）肿瘤标志物如何分类？

1. 胚胎抗原类　在个体发育中，一些蛋白质只在胎儿期表达，但成年动物细胞发生癌变时，一些关闭的基因被激活，重新分泌胚胎时期特有的蛋白，如癌胚抗原（CEA）、甲胎蛋白（AFP）等。

2. 糖链抗原类　是一种糖蛋白抗原，如 CA125、CA15-3、CA19-9 等。

3. 激素类　异位促肾上腺皮质激素（ACTH）、人绒毛膜促性腺激素（hCG）等。

4. 酶和同工酶　肝癌的 γ- 谷氨酰转肽酶（γ-GT）、前列腺癌的血清前列腺酸性磷酸酶（PAP）、神经元特异性烯醇化酶（NSE）、前列腺特异性抗原（PSA）等。

5. 蛋白质类　蛋白质肿瘤标志是最早发现的标志物。如① β_2 微球蛋白，多用于证实淋巴系统肿瘤，如白血病、淋巴瘤、多发性骨髓瘤。②本周蛋白：是多发性骨髓瘤的典型标志物。③铁蛋白：是一种铁结合蛋白，存在于各组织，病理状态下释放入血液中，不是肿瘤特异的标志，在多种癌症患者血液中，均有不同程度的阳性率。

6. 癌基因及其产物　如肺癌基因及其产物、甲状腺癌基因及其产物等。

（三）常用的肿瘤标志物有哪些？它们的变化都有什么意义？

1. AFP　是肝细胞癌特异标志物，也见于生殖细胞癌、胚胎细胞癌、卵巢畸胎瘤、胃癌、胆道癌、胰腺癌等。原发性肝癌时升高，半数患者超过 300μg/L。病毒性肝炎、肝硬化者亦可升高，但常低于 300μg/L。

其他影响因素：良性疾病包括肝炎、肝硬化、肠炎以及遗传性酪氨酸血症等会升高；怀孕时也可一时性升高，妊娠 3~4 个月时开始升高，7~8 个月达高峰，产后 3 周恢复正常。

2. CEA　是广谱肿瘤标志物。常见于肺癌、胃癌、大肠癌、胰腺癌、乳腺癌、甲状腺髓样癌等。阳性率均在 70%~80%。术前 CEA 升高者，常提示有肿瘤转移或局部侵犯，预后较差；术前水平正常则提示预后较好；术后若有复发，则 CEA 水平可早于症状明显前升高，且与病情恶化程度保持一致。

其他影响因素：吸烟者假阳性较多，妊娠期妇女和心血管疾病、糖尿病、非特异性结肠炎等患者中约有 15%~53% 的血清 CEA 也会升高。

3. CA242　主要相关肿瘤为胰腺癌、胃癌、结肠癌。其他肿瘤如肝癌、食管癌、肺癌等也可能增高。

其他影响因素：良性疾病如胰腺炎、肝炎、肝硬化患者会有所升高。

4. CA19-9　主要相关肿瘤为胰腺癌、胃癌、结直肠癌。其他相关肿瘤有肝癌、胆囊癌、胆管癌等。

其他影响因素：很多消化系统的良性疾病患者中也有升高。据报道，有近 10% 的胰腺炎患者血清 CA19-9 中等度升高。

5. CA125　主要相关肿瘤为卵巢癌。其他肿瘤如肺癌、胰腺癌、乳腺癌、肝癌、胃肠道恶性肿瘤、子宫癌等也可能增高。

其他影响因素：女性盆腔炎、子宫内膜异位、行经期、卵巢囊肿、子宫肌瘤，以及慢性肝炎、胰腺炎、胆囊炎、肺炎等会升高。

6. CA15-3　主要相关肿瘤是乳腺癌，且为首选标志物。其他相关肿瘤如肺癌、卵巢癌、肺腺癌、结直肠癌等均可能增高。

其他影响因素：良性乳腺疾患、子宫内膜异位、卵巢囊肿等患者的血清 CA15-3 也可超过正常值。

7. CA724　主要相关肿瘤为胃癌，且是最佳肿瘤标志物之一。其他相关肿瘤如肠道癌、乳腺癌、肺癌、卵巢癌等也有不同检出率。

8. CA50　主要相关肿瘤是胰腺癌和结肠癌、直肠癌，且为标志物。其他相关肿瘤如胃癌、胆囊癌、肝癌、肺癌、乳腺癌等也可检出。

其他影响因素：萎缩性胃炎、胰腺炎、结肠炎和肺炎发病时也会升高。

9. NSE　主要相关肿瘤是小细胞肺癌,且为标志物。其他相关肿瘤如肺腺癌、大细胞肺癌、神经系统癌也有检出率。可用于辅助诊断及监测小细胞肺癌的治疗效果。治疗有效时,NSE浓度逐渐降低至正常水平,复发时NSE升高。

其他影响因素:若发生溶血或采血后停滞时间过长,在分离血浆血清或离心不当使细胞破坏时,均可导致NSE升高。

10. CYFRA21-1(细胞角质蛋白19片段抗原21-1)　主要相关肿瘤为肺鳞癌、宫颈癌、食管癌。其他相关肿瘤如膀胱癌、鼻咽癌、卵巢癌、胃肠道癌等也可检出。

其他影响因素:肝炎、胰腺炎、肺炎、前列腺增生等也可有一定的升高。

11. ProGRP(胃泌素释放肽前体)　是近年发现的小细胞肺癌(SCLC)的特异性肿瘤标志物。它不仅可用于小细胞肺癌的早期诊断,还有助于判断治疗效果及早期发现肿瘤复发,大于46ng/L以上,有助于肺癌的诊断。

12. f-PSA、t-PSA　主要相关肿瘤是前列腺癌,且为特异性标志物。正常男性PSA含量小于$2.5\mu g/L$。

其他影响因素:前列腺增生、前列腺炎可能引起升高。

13. SCCA(鳞状细胞癌相关抗原)　是鳞状细胞癌的标志物,是一种特异性很好的鳞癌肿瘤标志物。肺鳞癌阳性率46%~90%,血清中SCCA浓度随病情加重而升高。也见于宫颈鳞癌、头颈部鳞癌、食管癌及外阴部鳞状细胞癌等。

其他影响因素:肝炎、肝硬化、肺炎、结核病患者中SCCA值也有所升高。

14. TPA(组织多肽抗原)　是一种非特异性肿瘤标志物,亦是一种广谱肿瘤标志物。

(四)检查发现肿瘤标志物真的升高后怎么办?

虽然肿瘤标志物高可以反映机体是否长了肿瘤,但还有些受到身体其他因素的影响,所以某一项肿瘤标志物轻度异常并不意味着一定是肿瘤,医师常常是几个指标联合起来判断的。一旦发现体检表有异常的"箭头",还是提倡大家到正规医院的相关科室就诊,让医师来帮助判断,不但可以减轻精神负担,也可以使疾病得到早期诊断,以免延误病情。

 ## 发现肺部结节该怎么办?

近年来,随着医学影像学的普及,因体检发现"肺部结节"来就诊的不在少数,患者往往很紧张,最担心的就是这个"结节"是不是恶性肿瘤。那么,发现了结节该怎么办呢? 为此,我们普及一下肺部结节的相关知识,希望能帮助大家正确认识肺部结节以及对结节的治疗与随访措施。

肺部结节是指肺部影像学上表现为直径小于3cm,位于肺实质内圆形或类圆形、不透明、密度增高的阴影。直径大于3cm 的类圆形或圆形、边界清晰的阴影叫做肿块。肺部结节可以单发或多发。肺内小结节一般指直径小于10mm 的结节。直径小于5mm 的结节又称微结节。肺部结节可以单发,或者多发。

肺部结节又分为磨玻璃样结节、混合性磨玻璃样结节(部分实性结节)、实性结节。根据国际和国内肺部结节诊断治疗标准,我们根据结节的大小、密度、形态、边缘形态等情况,又分为低危、中危和高危结节。

肺部结节从性质上基本分为良性结节和恶性结节两大类,前者包括良性肿瘤、结核病或结节病、炎性假瘤或炎性结节或机化性肺炎、真菌病或寄生虫病及血肿或血管性病变,而后者包括原发性恶性肿瘤、转移性肿瘤。所以,我们说并非所有的肺部小结节都发展为肺癌,多数都是良性的。但也有一些属于较早期的肿瘤或癌前病变,应给予高度重视和临床观察。

肺内小结节绝大多数临床上并无症状,相当一部分患者是在每年常规健康体检时发现的。如果发现了肺部结节,不要紧张、惊慌,首先要带 CT 片来医院就诊,接受呼吸科、胸外科或放射科医师的诊断和评估,对肺部结节性质进行判断,并询问包括吸烟史、职业接触史或家族肺癌史在内的相关危险因素,由临床医师根据情况制订合理的诊治策略。特别重要的是,需对这类病例的高危因素进行分析,进而根据所出现病灶的大小、形态、密度与周围组织的关系进行鉴别,并根据病情及时进行临床动态观察或采取治疗措施。

那么当发现自己肺部长了结节后应怎么处理才好呢?下面我们根据结节大小、形态、密度、边缘形态等,了解它的危险性和处理原则。

低危结节:直径 <5mm 的纯磨玻璃样结节、实性结节,要每年随访。连续 3 年。

中危结节:直径 5~8mm 的纯磨玻璃样结节、部分实性结节,直径大于 8mm 无明显恶性 CT 征象的非实性结节,建议 3 个月、6 个月、12 个月、24 个月持续 CT 检测,随访时间不小于 3 年。有生长性,建议手术。

高危结节:直径 >8mm 的部分实性结节,直径≥15mm 的实性结节,特别是有分叶、毛刺、胸膜牵拉等征象的,应采取积极措施,配合其他检查,如肿瘤标志物、肺穿刺病理检查,或考虑手术,或在 3 个月内复查 CT,对有长大的,及时采取手术措施。结节缩小,也持续 CT 监测,随访时间不小于 3 年。

所以说,不是所有小结节在发现当时就需要进行临床处理,此时定期随访是一种有效的临床策略,且进行动态观察尤为重要。一般对不明原因的结节要进行定期随访。根据国际和国内肺部结节的诊断治疗标准,应该在 3~6 个月、9~12 个月以及 18~24 个月进行 CT 扫描,并将 CT 扫描结果与以前所有的扫描结果对比,以便早期发现病灶的生长情况,及时采取措施。尤其对于那些直径大于 8mm 的单发磨玻璃样结节,更要引起重视,采取积极的观察措施。

就年龄而言,小于 35 岁的人群,恶性肿瘤概率较小;45 岁以上人群,概率就要高一些;>55 岁的人群,概率就大大增加了。年龄大于 55 岁,尤其同时又有长期吸烟史或有家族史的人,是肺癌的高发人群,要注意经常做体检,必要时每年做低剂量螺旋 CT 检查。

另外,我们还应对恶性结节的变化规律有所了解。大多数肿瘤细胞按一定时间倍增,不会在 3 个月之内就长得很快,所以在医师指导下定期随访观察肺部结节的变化是相对安全的措施,不要急于采取不必要的检查和手术,以免给患者带来过多的身体损伤和精神压力。

肺部结节属于中医"癥瘕""积聚""痰核""瘿瘤"范畴。中医认为正气存内，邪不可干。所谓正气失调，一是指正气的不足，包括脏腑功能减弱和所需物质的亏虚；二是指正气的壅滞与逆乱，包括各种致病因素引起的气机失调，导致功能障碍，概括为一个"郁"字。中医认为，气血是人体生命活动的基本物质，气血的虚衰与郁滞，会影响到人的功能状态。机体很多结节性病变，多是由机体免疫力低下，气虚、阴阳失衡，气滞血瘀、痰瘀互结而致。对于癥瘕积聚，《黄帝内经》很早就提出了"坚者消之""结者散之"的治法。《景岳全书·杂证谟·积聚》说："凡积聚之治……不过四法，曰攻、曰消、曰散、曰补四者而已。"中医讲究辨证，因此根据不同体质、病情原因选择不同治法，使一些肺部结节经治疗可以缩小或消除。因此，如果有了肺部结节性病变，在观察期间，采取中医整体调理，调补元气、活血化瘀、软坚散结治疗，可以收到一定疗效，不但可以控制结节的生长，同时可以调理体质，改善免疫力。

 ## 肺结节病，中医怎么治？

结节病是一种原因不明的多系统多器官的肉芽肿性疾病。病变最常看到肺部结节和胸内淋巴结的肿大。很多人看到肺部肿块很紧张，以为得了肿瘤，其实这是一种以非干酪坏死性肉芽肿病变为特征的良性疾病。这个病早期无症状，多由 X 线片发现，病变可在肺部，也可累及肝、脾、周围淋巴结、眼、骨、皮、腮腺等多个部位。肺结节病可以通过支气管镜检查和淋巴结、肺活检帮助诊断。

肺结节病在临床上多无症状或仅有轻微呼吸道症状，胸部体征阴性。全身性周围淋巴结肿大的约占 40%，肝脾大的约占 20%，血沉增快，皮内结核菌素试验常为阴性。其病因不清，多认为与病毒感染有关。任何年龄均可发病，发病年龄多见于 20~50 岁。病程变化大，有的有自愈倾向。

（一）肺结节病的诊断要点有哪些？

1. X 线检查　胸片或 CT 可见双侧肺门淋巴结肿大，呈马铃薯样肿块，并可见散在的肺部细小结节和网状阴影，后期肺门淋巴结可以消退，留有肺内病变，部分患者出现肺纤维化。常根据 X 线表现分为4期。

Ⅰ期：肺门淋巴结肿大，肺部无异常；Ⅱ期：肺部弥漫性小结节病变，同时有肺门淋巴结肿大；Ⅲ期：肺部有弥漫性病变，肺门淋巴结不大；Ⅳ期：肺纤维化。

2. 化验检查　血清血管紧张素转化酶（SACE）增高，以及血清金属内肽酶测定、胶原酶活性测定高，有助于诊断；克韦姆试验阳性，结核菌素试验阴性，血钙可增高；支气管镜灌洗液中性粒细胞和淋巴细胞增加；肺功能检查约20%的人肺功能受损，出现通气和弥散功能减退。

3. 病理检查　浅表淋巴结活检、支气管黏膜活检、经支气管镜肺活检可以看到典型的非干酪坏死性肉芽肿的病理改变而确诊。

（二）西医如何治疗肺结节病？

目前，本病对激素治疗反应较好，但疗程长，复发率较高。免疫抑制剂如硫唑嘌呤、环磷酰胺等有一定疗效，但副作用较多。近年还有人用细胞因子治疗。这些药物的疗效和副作用尚待进一步评价。

（三）中医如何认识和治疗肺结节病？

目前，本病中医文献无专用病名，应属于"肺痹""肺痿""痰饮""瘿瘤""积聚"等范畴。中医认为"正气存内，邪不可干"，其发病与机体脏腑虚弱，又受外邪侵袭，如劳伤、饮食、情志、外感等影响，致肺脾肾三脏功能失调，津液运行停滞，气血运行不畅，脏腑失于濡养，致经络闭阻，痰浊肺络，痰瘀互结，阻碍肺胸气机升降而发病。《景岳全书》称："痹者，闭也，以血气为邪所闭，不得通行而病也。"李中梓在《医宗必读》中论述"积"症病因时指出："积之成者，正气不足，而后邪气踞之。"张景岳则明确认为，虚弱失调之人，多有积聚之病。

我们认为，本病应属本虚标实。机体气血亏损，运行不畅，脏腑功能失调，气机阻滞，为发病基础；外邪仅为诱因，使肺脏痰瘀互结，闭阻肺络致病。根据古代理论和多年经验，对结节病应用益气补虚、调和阴阳、活血化瘀、软坚散结法，并以下列辨证分型进行治疗，经多年临床观察有较好疗效。

1. 气虚、肺气失宣型

证候:神疲乏力,气短,轻咳,舌淡苔薄白,脉沉细或弦缓。

治则:补肺益气,软坚散结。

2. 肺脾两虚、痰热伤肺型

证候:胃脘痞满,腹胀纳差,神疲乏力,气短,咳嗽,眼红,舌质淡苔黄或腻,脉细滑。

治则:健脾益气,软坚散结。

3. 气阴两虚、血脉瘀阻型

证候:咳嗽气短,少许白痰,口干,四肢末端发绀,脉弦细,舌暗有齿痕,舌红苔少津或薄白,脉沉细数。

治则:滋阴益气,活血化瘀。

4. 脾肾两虚型

证候:乏力,咳嗽气短,痰白黏稠,盗汗,五心烦热,四肢不温,腹胀便溏,心悸,下肢肿,舌苔薄白、有齿痕,脉沉细。

治则:补肾健脾,祛瘀散结。

在临床中,近年来我们采取中医辨证治疗、中西医结合疗法,中药汤剂结合微量激素吸入疗法治疗,经过多例临床观察,疗效显著,治愈许多临床患者。尤其对那些病情反复发作的患者,取得了较好的临床疗效。

 ## 谈谈肺纤维化的中西医治疗

肺纤维化又称间质性肺疾病,近年发病有增多趋势。目前病因不明,多数认为与环境污染、职业、药物、感染、机体免疫状态等因素有关。临床可分为特发性和继发性两类,其中特发性肺纤维化(IPF)是特发性间质性肺炎中最重要的亚型,以弥漫性肺泡以及间质性炎症、纤维增生为特征,最终导致细支气管、小血管和肺泡结构的破坏,形成囊泡状病变,肺体积缩小,质地变硬,使肺功能受到极大损害。临床以咳嗽、胸闷、气喘为主要症状,呈进行性进展,最终导致呼吸衰竭。本病是目前世界范围内难治性疾病之一。

西医学对肺纤维化的治疗,一般是用糖皮质激素、抗氧化剂、免疫抑制剂等,通过抑制炎症细胞的趋化作用,减少炎症细胞的聚集,减少胶原的合成,从而达到治疗目的,但疗效有限,且激素长期应用有一定的副作用,并易诱发新的感染。近年来,中医药防治肺纤维化不断取得成果,越来越受到业内关注。

(一)肺纤维化如何诊断?

1. 主要发生于 50 岁以上的成年人,出现不明原因的干咳、呼吸困难、活动后气促等症状。

2. 肺部听诊可闻及吸气相爆裂音,以双肺底部最明显;部分患者可有杵状指(趾)。

3. 肺功能检查显示限制性通气功能障碍和弥散功能障碍。

4. 胸部 CT 表现为双肺胸膜下、基底部为主的网状阴影、蜂窝影,伴或不伴牵拉性支气管扩张。

5. 明确诊断依赖于临床 - 影像 - 病理的结合。

(二)目前肺纤维化的西医治疗有哪些方法?

目前,西医对本病缺少有效的治疗手段,预后差。对于 IPF 的治疗,指南强烈反对使用华法林或其他抗凝药;强烈反对使用泼尼松、硫唑嘌呤和 N- 乙酰半胱氨酸三联疗法;强烈反对使用伊马替尼和安贝生坦;有条件地反对应用西地那非、马西替坦和波生坦。肺纤维化的西医治疗包括药物治疗和非药物治疗。

1. 药物治疗　目前对本病的治疗尚没有特效药物,常用的治疗方法有:

(1)糖皮质激素:仅对急性间质性肺炎和部分类型,如隐匿性机化性肺炎患者有一定效果,对特发性肺纤维化等类型效果差,不提倡应用。

(2)免疫抑制剂:如硫唑嘌呤、环磷酰胺、吗替麦考酚酯,对部分患者有效。

(3)抗氧化剂:乙酰半胱氨酸是主要的抗氧化物谷胱甘肽的前体。有研究证明,应用乙酰半胱氨酸可提高肺谷胱甘肽的水平,可能对改善纤维化患者肺功能有一定作用,但需要与其他抗纤维化药联合使用。

（4）抗纤维化剂

1）吡非尼酮：是近年用于控制纤维化的药物，是全球第一个获批治疗 IPF 的药物，是国际指南推荐等级最高的治疗 IPF 的药物。研究显示，吡非尼酮可改善 IPF 患者肺功能、无进展生存期（PFS）和六分钟步行距离（6MWD），一定程度上降低病死率，可能通过减少炎症细胞积聚，减弱细胞生长因子刺激引起的纤维细胞增殖、纤维化相关蛋白及细胞外基质的合成和积聚而起效。吡非尼酮具有抗纤维化和抗炎作用。

2）尼达尼布：目前被推荐用于 IPF 的治疗，是首个 IPF 靶向治疗药物。尼达尼布可潜在影响生长因子受体发挥作用，其中最为重要的就是血小板源性生长因子受体（PDGFR）、成纤维细胞生长因子受体（FGFR）和血管内皮生长因子受体（VEGFR）。通过阻断这些参与纤维化进程的信号转导通路，能够减少肺功能下降速度，从而减缓疾病进展。尼达尼布是可通过显著减少肺功能年下降率（减少幅度达 50%），从而延缓 IPF 进展的首个靶向治疗药物。

2. 非药物治疗

（1）氧疗：氧疗可以改善患者的缺氧情况。静息状态低氧血症（$PaO_2<55mmHg$ 或 $SpO_2<88\%$）的 IPF 患者应该接受长程氧疗。

（2）机械通气：IPF 伴呼吸衰竭的患者使用无创正压通气，可能改善部分 IPF 患者的缺氧，延长生存时间。

（3）肺康复：肺康复是针对有症状及日常活动能力下降的慢性肺病患者的一项全面干预治疗手段，旨在减轻症状，改善机体功能，稳定或延缓疾病发展，从而降低医疗费用。

（4）肺移植：肺移植技术已经成为各种终末期肺疾病的主要治疗手段。IPF 患者接受肺移植可以提高生存率，改善生活质量，5 年生存率达 50%~56%。

（三）中医如何认识肺纤维化？

在传统中医文献中，没有与肺纤维化完全相对应的病名，但多数医家根据其临床表现将其归入"肺痿""肺痹""咳嗽""喘证""短气""肺胀"等范畴。国内著名中医药研究学者对肺纤维化的中医病名存在争议，基本上有两种学术观点具有共识之处：一种是将肺纤维化称为"肺痿",其理论源于《金匮要略·肺痿肺痈咳嗽上气病脉证治》;其二是把肺纤维化称为"肺痹",其理论来源于《黄帝内经》中的《素问·痹论》《素问·五脏生成》《素问·玉机真脏论》《素问·四时刺逆从论》等。从病因病机研究,认为肺纤维化是一个本虚标实之证,本虚为肺肾气阴两虚,标实为气滞血瘀、痰浊蕴肺。许多学者认为,其发病由于先天不足,禀赋薄弱,正气亏损,外邪袭肺,气血运行受阻,导致气滞血瘀,脉络失通。也有学者认为,肺气亏虚、痰浊阻络为基本病机,肺气愈虚,痰瘀阻络愈重,从而造成纤维化的发生和发展。也有人认为,禀赋薄弱,后天失调,邪热伤肺,气阴两虚,是本病的初始原因;阳气亏虚,痰凝血瘀,是本病的病机和后期表现。总之,肺肾气阴两虚,痰、热、毒、瘀阻络为主要病机。

（四）肺纤维化中医如何治疗?

1. 辨证施治　治疗肺纤维化要根据患者病情和体质特点,以及临床表现特点辨证分型治疗。主要分为以下 5 型辨证施治。

（1）气虚血瘀

治则:补肺益气,活血化瘀,软坚散结。

常用药:生黄芪、党参、红花、浙贝母、丹参、川芎、当归、鸡血藤、赤芍、三七、百合、白果、夏枯草、水蛭、紫苏子等。

（2）气阴两虚

治则:益气养阴,清热化瘀,软坚散结。

常用药:黄芪、太子参、北沙参、麦冬、生地黄、栀子、百合、玉竹、浙贝母、莪术、炙鳖甲、生牡蛎、赤芍等。

（3）痰热郁肺

治则:清肺化痰,软坚散结。

常用药:生黄芪、桑白皮、杏仁、陈皮、半夏、麻黄、茯苓、旋覆花、黄芩、鱼腥草、赤芍、三七、浙贝母、胆南星、红景天等。

（4）脾肾阳虚

治则:健脾补肾,温阳通络。

常用药:黄芪、党参、炒白术、附子、细辛、干姜、肉桂、淫羊藿、补骨脂、巴戟天、熟地黄、赤芍、三七、红景天等。

（5）阳虚水泛

治则：温阳利水，通络化瘀。

常用药：黄芪、人参、制附子、干姜、肉桂、淫羊藿、补骨脂、熟地黄、茯苓、猪苓、泽泻、赤芍、川芎、红景天等。

2. 中成药

（1）单味中药制剂：如川芎嗪注射液、银杏叶提取物注射液、丹参注射液、雷公藤多苷片、银杏叶胶囊等。

（2）复方中成药：如炙鳖甲丸、抗纤颗粒、血府逐瘀胶囊等。

近年来，中医药治疗肺纤维化的研究取得不少进展，受到国内外重视和关注。中药不但可以控制纤维化，同时可以很好地调节体质，提高机体免疫力，减少肺部感染。当然必须辨证治疗正确，并要坚持一定疗程，才能收到好的疗效。

 ## 痰中带血或咯血由哪些疾病引起？

痰中带血或咯血，是生活或临床上经常遇到的问题。一些患者出现痰中带血时往往心情很紧张，怕是得了肺癌。其实，引起痰中带血的原因有很多。痰中带血是一些疾病的常见症状，发现痰中带血或咯血先不要惊慌，首先要分清血是从哪里来的，是咳出来的还是吐出来的，还是从鼻腔倒流来的，或产生于口腔局部，观察鼻腔内是否有血，另外还要观察是偶发的，还是反复出现的。如果是每天或间断性出现痰中带血，且有咳嗽、胸痛、疲劳或发热等症，就要引起高度重视，尤其是那些年龄大于 50 周岁或长期吸烟的人群，一定要及时去医院检查，以免延误病情。

痰中带血或咯血是指喉部以下的呼吸器官（呼吸道或肺）出血，咳嗽后从口腔排出，血色多鲜红、泡沫状，常混有痰液，时间久也可出现暗红色血痰。咯血常容易和呕血相混淆。呕血是呕出的，伴有上腹不适、恶心、呕吐等症状，血色多为暗红呈咖啡渣样，多混有食物残渣及胃液，易凝成块状，且呕血后数天内常排黑便。一般来说，这类患者常有消化性溃疡或肝硬化、急性糜烂性出血性胃炎等病史。另外，还要鉴别一些口腔或鼻咽部病变引起的咯血。

咯血临床上又分为痰中带血、小量咯血（≤100ml）、中量咯血

（100~500ml）和大咯血（≥500ml）。咯血不仅可由呼吸系统疾病引起，也与其他系统疾病有关。下面我们谈谈咯血的病因。

（一）痰中带血与哪些疾病或因素相关？

1. 咽喉部疾病　咽喉部发炎、剧烈咳嗽可引起痰中带血，但常常是偶发。喉癌常也出现痰中带血的情况，一般早期即有痰中带血，反复出现，时有时无；后期则痰中带血常较明显或痰有恶臭味。

2. 支气管疾病　支气管扩张是最常见的引起咯血的疾病，患者经常咳嗽或咳脓痰，或反复出现咯血。另外，慢性支气管炎、良性支气管瘤、支气管内结石、支气管结核等也会出现咯血；气管局部炎症，剧烈咳嗽时造成毛细血管破损，偶尔也会出现痰中带血。

3. 肺部疾病　咯血或痰中带血是呼吸系统疾病常见症状，如肺结核、肺炎、支气管肺癌、肺真菌感染、肺脓肿等。近年来，肺癌的发病率不断增高，常见症状为咯血，尤其年龄 >50 岁，出现痰中带血者，应尽快到医院检查。

4. 心血管疾病　如风湿性心脏病二尖瓣狭窄、心力衰竭、肺栓塞及肺动静脉瘘等也会出现咯血。

5. 血液病和某些急性传染病　如血小板减少性紫癜、白血病、血友病等，患者常出现皮肤黏膜出血点，也会出现痰中带血；一些急性传染病，如肺出血型钩端螺旋体病、流行性出血热等也会引起咯血，但会伴随高热等其他症状。

6. 肺部少见疾病　如肺含铁血黄素沉着症等，也会引起咯血，胸片可以见到典型的肺部粟粒状阴影。

7. 妇科疾病　如子宫内膜异位症，会表现为反复的月经期咯血。

8. 其他因素　口服某些抗凝血药物，如阿司匹林、华法林等，使用监测不当，也常会有咯血现象。

（二）哪些人群出现咯血要高度重视？

1. 年龄大于 50 周岁的人群。
2. 长期吸烟或接触有毒有害气体的人群。
3. 痰中带血反复出现或超过 2 周以上。
4. 有恶性肿瘤家族史的人群。

5. 伴有反复低热、消瘦或与肺结核患者有密切接触史的人。

6. 有支气管扩张、肺结核等疾病,突然咯血量较多的患者,要避免出现大咯血造成咯血窒息。

（三）中医如何诊治咯血？

咯血属中医"血证"范畴。中医认为多种原因导致脉络损伤或血液妄行,都会引起血液溢出脉外而形成血证。随其病因、病位的不同,而表现为鼻衄、齿衄、咯血、吐血、便血、尿血、紫斑等。随病情轻重及原有疾病的不同,则有出血量或少或多、病程或短或长,以及伴随症状等的不同,因此需要进行辨证治疗。临床上以火热亢盛、阴虚火旺及正气亏虚证候为多见,所以掌握这三种证候的特征,对于血证的辨证论治具有重要意义。咯血临床分为燥邪犯肺证、肝火犯肺证、阴虚火旺证、肺热炽盛证、气不摄血证等,根据不同辨证,常用清肝泻肺、滋阴降火、清肺止血、益气摄血、润肺生津止血等法,有良好的治疗效果。

总之,咯血是一些疾病的典型症状,一旦出现症状,不要过度紧张,但一定要引起高度重视,尤其对咯血量较多的人,要及时到医院诊治,以免延误治疗或造成生命危险。如果咯血量大,要保持镇定(如果恐慌会使出血加重),先卧床休息,保持侧卧头低位,让出血咳出来,千万不要憋住,否则会使气管或支气管被血凝块堵塞,引起窒息死亡。所以,当出现痰中带血或咯血症状时,请及时到医院进行检查、诊断和治疗。

 胸痛不可忽视

一提起胸痛,大家往往会想到心血管疾病,但是大家却不知道引起胸痛的疾病很多,除了心血管系统疾病,其他系统的一些疾病也可引起胸痛,如呼吸系统疾病、消化系统疾病、肿瘤、胸外疾病等等。患者往往不在意,造成疾病治疗延误,有些甚至出现生命危险。

（一）胸痛可能是心血管疾病的征兆

缺血性心脏病是心前区疼痛的重要原因,如冠心病、心绞痛、心肌梗死等等,均可能引起胸痛,也是心前区疼痛的重要原因。产生疼痛的原因与冠状动脉硬化造成的心肌缺血有关。心血管系统疾病引起的胸痛常位于心前区、胸骨后、剑突下,并向左肩部、后背放射,疼痛通常较为剧烈,伴有压迫感。这种胸痛需要引起高度重视。

肥厚型心肌病也时常引起胸痛、胸闷、心悸、头晕、呼吸困难等。病因与遗传因素有关。本病患者心肌细胞过度肥大,导致心肌相对供血不足,心排出量减少,室壁张力增加,氧耗量增加等,从而引起胸痛。要及时到医院诊治。

（二）哪些呼吸系统疾病会有胸痛呢?

1. 自发性气胸　自发性气胸是肺泡及支气管内的气体进入胸膜腔,造成肺萎陷所致,多见于青壮年男性或有肺气肿、肺大泡、肺结核等疾病的患者。自发性气胸的原因目前不甚明了。自发性气胸起病急骤,往往在咳嗽、提举重物、运动时发生,也有在安静状态下起病的;疼痛通常突然出现,呈刀割样,部位可局限于胸部,也可能表现为部位不固定,向肩、背、上腹部放射。常伴有不同程度的呼吸困难;年轻的自发性气胸患者呼吸困难的感觉不是很明显,可能仅仅在活动时稍感胸闷、气短;有肺气肿、肺大泡或其他呼吸系统慢性疾病的老年患者合并气胸后,则可出现明显的呼吸困难。

如果气胸程度较轻,患者应以静养为主,多卧床休息,适当进食粗纤维食物,避免大便干燥,避免劳累,不要用力呼气或呼喊。如果气胸程度较重,疼痛剧烈,呼吸困难明显,要及时进行胸腔闭式引流术。

所以对于有肺大泡、肺气肿和慢性呼吸道疾病的患者,要注意预防气胸的发生。尤其要注意预防感冒,避免剧烈咳嗽,必要时可使用镇咳药物。保持大便通畅,避免使劲屏气。锻炼应选取慢跑、太极拳、八段锦等较为柔和的运动,最好不要进行足球、篮球、排球等需要爆发力的剧烈运动。

2. 胸膜炎　胸膜炎是指由各种因素刺激胸膜所产生的炎症反应,常由细菌、结核杆菌感染以及肿瘤、创伤等因素导致。胸痛是胸膜炎最常见的症状,程度差异较大,一般为刺痛,或伴有咳嗽、呼吸困难。有些患者仅在深呼吸或咳嗽时出现,有些患者胸痛持续存在,深呼吸及咳嗽时胸痛加重。胸痛多位于呼吸运动幅度较大的腋前线以及腋后线下方。胸膜炎拍胸片或 CT 多可见胸水,也有干性的胸膜炎表现为胸膜增厚,听诊器可听到胸膜摩擦音。

患者有了症状,需要及时到医院治疗。首先需要明确诊断,针对病因进行治疗;对于胸水较多的患者,要进行性胸腔穿刺抽掉胸水。患者自身则需加强营养,进食高蛋白、高热量、富含维生素、易消化的食物。避免剧烈运动,可进行适量运动,比如扩胸运动,但时间不宜过长,另外也可以行适当的胸部按摩,如两手相互搓热之后,轻轻按摩两侧的胸部和腋下,可起到缓解胸痛的作用。

3. 肺栓塞　肺栓塞是由体内各种栓子脱落堵塞肺动脉,造成肺血管循环障碍而引发的疾病。一般小的血管栓塞,会出现胸痛、胸闷、咳嗽、痰中带血等症状。较大的肺血管栓塞,属于急症和重症,患者会突然出现胸痛、呼吸困难、咯血,严重者还会伴有面色苍白、出冷汗,甚至抽搐、晕厥。胸痛一般为急性胸痛,也可放射到肩部、颈部、心前区和上腹部。必须及时送急诊,避免出现生命危险。

所以,胸痛不是简单的疾病。如果有了不明原因的胸痛,一定要到医院看医生,及时明确诊断,以免贻误治疗。

哪些人容易得肺栓塞呢?

(1)长时间静坐、静卧而缺乏活动的人,容易诱发静脉血栓形成导致肺栓塞。

(2)手术的患者,需尽早开始下床活动,促进血液回流,增强血液循环,避免形成血栓。

(3)已经形成下肢静脉血栓的患者容易罹患肺栓塞。这部分患者需要减少活动,进行正规的溶栓、抗凝治疗,同时可提前放置下肢滤器。

4. 肺癌　肺癌早期多无症状,中晚期可以出现咳嗽、咯血、胸痛、乏力、消瘦等。转移性肺肿瘤,常有原发部位的症状。目前,随着 CT 检查的普及和医疗水平的提高,使肺癌早期诊断率明显提高。所以,现在把每年坚持体检作为发现早期肺癌的主要措施。

(三)消化系统疾病会引起胸痛吗?

消化系统常见疾病如反流性食管炎引起胸痛较为多见。反流性食管炎是由胃、十二指肠内容物反流入食管引起的食管炎症性病变，近 20 年全球发病率都有上升趋势。中老年人以及肥胖、吸烟、饮酒及精神压力大的人群，是反流性食管炎的高发人群；患者常表现为胃部不适、胃痛、反酸、胸痛或胸前烧灼感，常与进食相关。应该到医院做胃镜等检查，以便确诊。

（四）胸外部及其他疾病也可以引起胸痛

胸痛也可以由很多胸外部疾病引起，如肋间神经炎、肋软骨炎、带状疱疹、肋骨骨折等均可引起胸痛。肋间神经炎出现的胸痛多为烧灼痛，呈带状或针刺样；肋软骨炎引发的胸痛常位于左前胸第 2 肋软骨，常有局部压痛感；带状疱疹是由水痘 - 带状疱疹病毒引起的疾病，疼痛常呈刀割样或电击样，并可见到按神经走向分布的红色疱疹，常见于胸腰部，疼痛持续时间较长。

另外，一些有外伤史，或老年、肿瘤、骨质疏松患者，咳嗽、不适当用力、肿瘤转移等，也可引起肋骨骨折造成胸痛。所以，当有胸痛症状时，一定不可忽视，要及时到医院就诊。

 睡觉打呼噜是病吗？

很多人都认为睡觉打呼噜没什么，也许天生就会有，也许是累的，更有不少人认为打呼噜代表睡得香、睡得好等等。大家或许不知道，打呼噜在医学上又称鼾症，严重者可以造成睡眠时呼吸暂停，临床又称阻塞型睡眠呼吸暂停低通气综合征（OSAHS），是一种最常见的严重危害人类健康的睡眠疾病之一。

（一）打呼噜的常见原因有哪些？

打呼噜的原因很多，首先肥胖是引起打呼噜的最重要的原因之一。肥胖者的气道比正常人狭窄，在清醒时，咽喉部肌肉收缩，气道保持开放，因而不会使气道受到堵塞。但是，睡眠时神经兴奋性下降，肌肉松弛，咽部软组织堵塞上气道，当气流通过狭窄部位时，就会产生涡流，还引起震动，这样阵阵鼾声也就产生了。另外，有些是先天性会咽部软腭组织肥厚造成气道较窄，有些是鼻中隔弯曲、鼻甲肥大,还有的是下颌骨过短、发育不良等,都可造成睡眠时气道受阻,产生打呼噜或睡眠呼吸暂停。

（二）打呼噜会给人体健康带来哪些影响?

最大的影响就是在睡眠打呼噜的过程中,血氧饱和度明显下降,脑细胞代谢缺氧,第二天就会觉得睡不醒、体乏、无力、头晕、健忘等不适,性格也可能因此而改变。打呼噜的人多数偏胖,越胖咽喉部脂肪堆积,气道就越窄。另外,还会引起其他一些疾病,如原因不明的高血压、脂肪肝,还有不少患者夜尿增多。最严重的就是由于长期打呼噜,血氧饱和度低,导致一些重要器官损害,这样各种老年病的发生率就比正常人要高得多。据调查,打呼噜与冠心病、高血压等都有密切关系,尤其是睡眠呼吸暂停综合征可以成为高血压的独立致病因素。

（三）哪些情况下要引起注意?

睡眠时打呼噜且伴有以下症状时须警惕:睡眠时打呼噜、张口呼吸、频繁呼吸停止;睡眠反复憋醒、睡眠不宁;睡不解乏、白天困倦、嗜睡;睡醒后会血压升高、头痛;夜间心绞痛、心律失常;遗尿、夜尿增多;记忆力减退、反应迟钝、工作学习能力降低;儿童多动、学习成绩差,身体发育不良,均应及时到医院就诊,进行多导睡眠监测,及时诊断治疗疾病。

（四）睡眠呼吸暂停综合征怎么诊断呢?

多导睡眠监测检查是诊断本病的重要检查。检查结果显示,睡眠时呼吸停止或气流下降达到一定标准,且持续时间超过 10 秒,即被认为发生一次呼吸暂停或低通气,如果这种情况每小时出现 5 次以上或整夜睡眠时,呼吸暂停超过 30 次以上,并伴有白天嗜睡等症状,就可确诊为"睡眠呼吸暂停综合征"。有人呼吸暂停持续 20~30 秒,甚至长达 2 分钟左右。患者会突然憋醒,感觉心慌、胸闷。通俗点说,呼吸暂停就像被人掐住脖子无法呼吸一样,氧气不能进入肺部,造成体内缺氧和二氧化碳排不出去,发生时间越长,对身体的损害就越大。

人体存在着自我保护机制,发生呼吸暂停后会从睡眠状态挣扎醒过来从而恢复呼吸,避免更严重的状况发生。如果一个人睡眠时反复发生呼吸暂停,夜间反复憋醒、睡眠质量极差,会造成白天困倦甚至出现严重嗜睡。大脑在睡眠时反复长时间缺氧,造成脑功能失调,久而久之还会导致许多慢性病的发生,有的人可导致高血压、心脏病、脑血管意外、糖尿病、甲状腺功能减退等,甚至发生睡眠中猝死,使身体功能健康状况明显下降。

（五）如何预防打呼噜呢?

良好的睡眠是人体精神体力的重要保障。生活中常见的预防方法有:

1. 增强体育锻炼,保持良好的生活和睡眠习惯。

2. 远离烟酒。吸烟能引起睡眠时呼吸道阻塞加重;饮酒能加重打鼾、夜间呼吸紊乱及低氧血症,尤其是睡前饮酒。

3. 对于肥胖者,要积极减轻体重,加强运动。

4. 鼾症患者多有血氧含量下降,常伴有高血压、心律失常、血液黏稠增高,心脏负担加重,所以要重视血压的监测,按时服用降压药物。

5. 睡前禁止服用镇静、安眠药物,以免加重对呼吸中枢调节的抑制。

6. 采取侧卧位睡眠姿势,尤以右侧卧位为宜,避免睡眠时舌、软腭、悬雍垂松弛后坠,加重气道阻塞。可在睡眠时背部垫一个小东西,强制保持侧卧位睡眠。

7. 鼾症患者还应预防感冒,并及时治疗鼻腔堵塞性疾病。

8. 打呼噜严重或已有呼吸暂停的患者应及时到医院诊治,给予相应治疗。

打呼噜,引起呼吸道阻塞和呼吸睡眠暂停障碍,也是一种呼吸道疾病,需要积极预防,才能保持身体健康,否则也可引起严重后果。

 肺功能检查是诊断慢性呼吸系统疾病的"杀手锏"

肺功能检查是诊断和评估肺部疾病的重要方法之一。多年以来,我国常规的体检项目,一直把肺功能排斥在外,使很多慢性呼吸系统疾病得不到及时发现和治疗。《"十三五"卫生与健康规划》特别提出,实施慢性病综合防控,将"肺功能检测"纳入常规体检。将肺功能检查纳入常规体检,将有助于早期发现和干预更多慢性呼吸系统疾病患者,提高慢性呼吸系统疾病的知晓率、诊断率和早期治疗率,对最终促进国民呼吸健康具有重要意义。

肺功能检查的重要性就像诊断高血压要量血压一样,是诊断慢性肺部疾病的必检项目。但长期以来,高血压、心电图的检测普遍可及,而肺功能检查在我国检查率则极低,在基层医疗机构更是寥寥。我国基层医院肺功能检查及临床应用几乎处于空白状态,农村地区仅2.4%的患者接受过肺功能检查,可我国呼吸系统疾病的患病率占所有疾病的第三位,慢性阻塞性肺疾病40岁以上人群发病率已达13.7%,可见肺功能检查在我国的临床应用和推广亟待加强。

普及肺功能检查是及时发现大量慢性气道疾病患者的基本方法。坚持肺功能检查,能使一些肺部疾病早期发现,对疾病早期防治有着重要意义,在呼吸系统疾病的诊断和严重程度分级、治疗及预后评价等方面也起到关键作用。比如,用于诊断慢性阻塞性肺疾病、哮喘、肺纤维化、肺气肿等疾病,以及鉴别一些胸闷、呼吸困难的原因,评估病情的严重程度,评定药物和其他治疗方法的疗效,评估各种外科手术时肺的承受能力,评估劳动强度及运动耐受力,对危重患者的呼吸监护等,都起到至关重要的作用。肺功能检查会使很多慢性肺部疾病的漏诊大大减少。肺功能检查是慢性阻塞性肺疾病诊断的金标准,对早期诊断及预防有着重要意义。比如,我们临床常见到一些患者,开始活动后有点气喘,从不在意,也不到医院检查,直至行动困难、气喘严重才来就诊,这时已经到了重度慢性阻塞性肺疾病、呼吸衰竭阶段,给疾病的治疗带来很大难。所以,平时的肺功能检查十分必要。疾病早期发现就能得到有效治疗。那么,哪些人需要做肺功能检查呢?

1. 反复上呼吸道感染人群,观察肺功能是否有损伤。

2. 对有长期吸烟史及慢性咳嗽者,明确有无小气道功能改变及慢性阻塞性肺疾病。

3. 临床上有发作性咳嗽、胸闷、喘息者,明确有无哮喘。

4. 对不明原因的呼吸困难,可检查病因。

5. 对哮喘、慢性阻塞性肺疾病患者定期复查和治疗评估。

6. 对间质性肺炎、肺纤维化患者,明确肺弥散功能损伤程度及治疗评估。

7. 对需要麻醉、外科手术的患者进行危险评估以及术后恢复的预测。

8. 对慢性疾病的劳动能力判定以及职业病鉴定等。

肺功能检查是诊断慢性呼吸系统疾病的"杀手锏"。我们要重视其重要性,在临床上,积极开展肺功能检查,能使慢性肺部疾病早发现、早诊断、早治疗。

冬病夏治"穴位贴敷"防治呼吸道疾病

冬病夏治是中医学的重要特色之一。在中医整体观念以及"春夏养阳,秋冬养阴""子午流注适时开穴"等理论指导下,夏季在一些疾病的缓解期,利用中药、针灸、贴敷等内治外治相结合的方法,对于冬季易发疾病进行辨证施治,可以调节人体的阴阳平衡,提高人体免疫力,从而使一些宿疾得以恢复,达到预防冬季易发疾病发作和治疗的目的。

慢性呼吸道疾病以咳、痰、喘为主要临床表现,多由风寒之邪诱发,秋冬季节发病较多,又称"冬病"。冬季人体阳气不足,虚寒内生;夏季采用温阳的贴敷方法,是强健呼吸道、抵御外邪侵袭的有效方法,也是春夏养阳的基本方法之一。冬病夏治穴位贴敷治疗常用于慢性呼吸道疾病,如支气管哮喘、慢性支气管炎、肺气肿、慢性咳嗽、慢性咽炎、过敏性鼻炎等;也可用于风湿性关节炎、腰腿痛等其他慢性疾病。

(一)冬病夏治穴位贴敷治疗的中医理论基础是什么?

1. 天人合一的时间治疗学 《黄帝内经》记载:"智者之养生也,必顺四时而适寒暑。"天地四时(季节、昼夜、时辰、月令、地域)变化对人体生命活动、气血运行有直接影响。又曰"圣人春夏养阳,秋冬养阴",认为人与自然是一个密切联系的有机整体。自然界的一切生物受四时春温、夏热、秋凉、冬寒气候变化的影响,而机体五脏六腑也随四时存在出现相应变化,太过或不及,均会伤及人体,所以治疗要因时制宜。三伏天阳气盛极,阴气始生,腠理开泄,气血趋于体表,经络通畅,此时用温阳之药进行贴敷,可以辅助机体之阳驱散体内阴寒之气,调节体内阴阳平衡和脏腑功能,增加机体抗病能力,达到预防冬季发病的目的。补偏救弊,调摄阴阳,纠正体质上的不足是预防疾病的基本条件。三伏天穴位贴敷,即利用夏季三伏天,气温较高,阳气生发,人体肌肤疏松开泄,便于药物吸收的特点,针对人体不同疾病的相关穴位,用配制的中药进行外敷的一种传统外治方法。通过贴敷药物及腧穴、经络刺激,振奋人体阳气,祛除机体的内伏寒邪,并扶助正气,达到对疾病预防治疗的目的。

2. 整体观念　中医学认为,人体以五脏为中心,通过全身经络系统,将六腑、五体、五官九窍、四肢百骸等全身组织联系成有机的整体,并通过精、气、血、津液的作用,来完成机体的功能活动。人体是一个不可分割的整体,不仅体现在生理、病理上,也体现在疾病的治疗上。穴位贴敷疗法就是通过中药对体表腧穴的刺激,发挥经络系统整体调节作用,振奋人体阳气,扶正祛邪,调理气血,疏通经络,达到治疗疾病的目的。

3. 经络学说　经络是人体组织结构的重要组成部分,是人体气血运行的通路。经络内属于脏腑,外络于肢节,是沟通人体表里的一个独特的系统。人体脏腑各组织器官通过十二经络、奇经八脉密切相连,使人体成为一个完整的有机统一体,并借以行气血、营阴阳,使人体各部功能保持协调平衡。穴位贴敷正是通过对经穴的药物作用和刺激,达到调节阴阳平衡的目的。

4. 腧穴的特殊作用　腧穴作为脏腑经络输注于体表的部位,是气血汇聚之处,与脏腑器官有着密切的内在联系和独特的生理功能。

治疗慢性呼吸道疾病常在任督二脉上取穴。督脉为阳脉之海,总督诸阳,可调节阳经脉气,沟通阴阳,总摄各经。任脉为阴脉之海,可任受诸阴,沟通阴阳。膀胱经循行于人体阳位,有阳中之阳之说,主一身之表,具有藏津液、司气化、通水道、通行阳气的作用。每个腧穴都具有其特殊性,并有双向调节作用。

腧穴对药物的理化作用有相当的敏感性。药物较长时间地停留在腧穴,可产生经络刺激和药物叠加的作用,从而发挥整体调节作用。

5. 五行学说(木、火、土、金、水) 自然界的一切生物受四时春温、夏热、秋凉、冬寒气候变化的影响,于是形成春生、夏长、秋收、冬藏的物候演化规律。冬属阴、夏属阳,脾属土主于长夏,肺属金,土能生金,所以夏季贴敷可以预防冬病,培土生金,调理脾肺。

有研究表明,中药穴位贴敷可以调节 T 细胞亚群水平,降低一些炎症细胞因子的水平,抑制嗜酸性粒细胞浸润,抑制气道炎症和气道高反应,舒张支气管平滑肌,从而改善肺功能。

(二)贴敷药物是怎么进入机体的?

现代经皮给药系统的研究,以及针灸作用机制等研究,为科学阐释穴位贴敷作用机制提供了客观依据。

1. 直接作用 中药成分在一定条件下可被皮肤吸收进入体液直接发挥作用。其吸收途径主要如下:

(1)通过微循环通道:中药从介质中释放,穿过表面皮脂层,再透过角质层和活性表皮进入真皮,被毛细血管吸收,从而进入体循环。

(2)表面活性剂作用:膏药中有一种表面活性剂,可增强表皮活性,增加中药成分的透过率,促进药物吸收。

(3)水合作用:中药外贴后使局部皮肤形成相对密闭状态,使皮肤角质层含水量增加,膨胀成多孔状态,有利于中药成分穿透。

(4)辛香走窜药物的促进作用:穴位贴敷中药制剂中常加入麝香、冰片、胡椒粉、肉桂、白芥子等辛香走窜之品,刺激局部使皮肤充血,微循环血流加快,提高中药透皮能力。

(5)局部温热刺激的促进作用:在有些情况下,膏药常需烤热敷贴,而散剂、熨贴剂、饼剂等敷贴后也常以艾灸或其他热源给予温热刺激,从而促进局部血液循环,增强了药物透皮能力。

2. 间接作用 主要指穴位贴敷法中的中药成分对腧穴的刺激作用(包括物理刺激和化学刺激),从而激活了经络腧穴系统对机体的整体调节功能,使机体各系统处于病理状态下的功能活动向正常状态转变。其作用途径可能是刺激经络腧穴后,通过经穴 - 脏腑相关途径、神经反射途径、神经 - 体液途径等,作用于机体各系统起到整体调节作用。

(三)冬病夏治穴位贴敷治疗的适应证是什么?

穴位贴敷疗法治疗的病种广泛,涉及呼吸、循环、消化、泌尿、神经、内分泌等各系统,以及妇科、儿科的疾病。

多年来,临床主要用于呼吸系统疾病,如支气管哮喘、慢性支气管炎、慢性阻塞性肺疾病、肺气肿、反复上呼吸道感染、过敏性鼻炎、慢性咽炎等;亦应用于骨关节病、风湿性关节炎、强直性脊柱炎、坐骨神经痛、四肢关节疼痛等;也有人用于高血压、冠心病、小儿厌食、消化性溃疡、糖尿病等。

(四)如何选择贴敷的穴位?

根据不同的疾病,经中医辨证论治进行穴位的选择。呼吸系统疾病的选穴以背俞穴和任、督脉经穴为主。主要取穴:肺俞穴为多,其次是膏肓俞、膻中、天突、大椎、定喘、肾俞、风门、脾俞、膈俞等。背俞穴均位于背部胸椎旁交感神经链的附近,是呼吸系统疾病的病理反射区,是针灸治疗胸腔和肺部疾病的主要穴位。

(五)如何选择贴敷的药物?

1. 哮病、喘证和慢性咳嗽 皆选温阳祛风、化痰平喘、宣肺理气的药物,如白芥子、麻黄、甘遂、细辛、延胡索、肉桂等,且大多以生姜汁调和,并加少许麝香或人工麝香、冰片等具有活血、穴位刺激性作用的药物。亦有使用以斑蝥为主药的复方斑蝥膏防治慢性支气管炎、哮喘及变应性鼻炎的报道,其有效成分为斑蝥素,有抗肿瘤、抗病毒、抑制真菌及影响机体免疫功能等药理作用。

2. 骨关节病、腰腿疼痛 以行气活血、通络止痛的药物为主,如生马钱子、生川乌、生草乌、生乳香、细辛、麝香、蟾酥、延胡索、附子等,以生姜汁调和外敷。

3. 心血管疾病 以活血祛瘀、养血理气的药物为主,如丹参、当归、川芎、桃仁、红花等。

（六）穴位贴敷的时间与疗程

治疗呼吸道疾病主要选择在夏季的三伏天。所谓"冬病夏治"，是在每年夏季的初伏、中伏、末伏各连续贴敷 3 天，即 3 天为 1 个疗程，共 3 个疗程，连续贴敷 3 年效果更佳。每次的贴敷时间为 4~6 小时，或以局部发红起疱为度，并根据患者的皮肤敏感程度灵活调节。对某些心血管疾病、肝硬化门静脉高压患者或某些敷脐疗法，每次的贴敷时间可以在 24~72 小时。

（七）常见呼吸系统疾病贴敷时用哪些药物和穴位？

1. 慢性咳嗽

选穴：大椎、肺俞、定喘、风门、膏肓、丰隆等。

方药 1：白附子 16%，洋金花 48%，川椒 33%，樟脑 3%，制成粉剂。将药粉少许置穴位上，用胶布贴敷，每 3~4 日更换 1 次。

方药 2：白芥子、甘遂、细辛、丁香、苍术、川芎等量研成细粉，加入基质，调成糊状，制成直径 1cm 的圆饼，贴在穴位上，用胶布固定，每 3 天更换 1 次，5 次为 1 个疗程。

2. 喘证与哮病　对应的常见疾病有慢性支气管炎、肺气肿、慢性阻塞性肺疾病、支气管哮喘等。

选穴：膻中、天突、大椎、肺俞、定喘、膏肓、风门、丰隆、关元等；久喘有脏虚者，分别选加肾俞、脾俞、肝俞、气海等。

方药 1：白芥子 30g、甘遂 15g、细辛 15g，共为细末，用生姜汁调药粉成糊状，制成药饼如蚕豆大，上放少许丁桂散，敷于穴位上，用胶布固定。贴 2~4 小时后取下，局部以有红晕、微痛为度。

方药 2：白芥子、甘遂、细辛、麻黄各 20g，檀香 6g，共为细末，用生姜汁调药粉成糊状，制成药饼如蚕豆大，上放少许丁桂散，敷于穴位上，用胶布固定。贴 30~60 分钟后取下，局部以有红晕、微痛为度。

方药 3：白芥子、延胡索各 20g，甘遂、细辛各 10g，共为末，加麝香 0.6g，和匀，在夏季三伏中分 3 次用生姜汁调敷于穴位上，1~2 小时去之，每 10 日敷 1 次。发作期、缓解期均可应用，在夏季三伏时使用最佳。

方药4:生黄芪、麻黄、细辛、白芥子、川芎等,共为细末,麝香少许,以鲜生姜汁调成糊状,贴于穴位上,以胶布固定,适用于缓解期肺肾两虚者,宜于夏季三伏天使用。

3. 喉痹 临床主要指急、慢性咽喉炎。

选穴:天突、大椎、肺俞、大杼、风门、人迎、扶突、天窗、廉泉等。

方药1:六神丸(组成:牛黄、珍珠粉、蟾酥、雄黄、麝香、冰片),捣碎调匀,敷于穴位上,每天1次。

方药2:将白芥子、射干、肉桂、甘遂、延胡索,按2:2:1:1:1的比例,研为细末,以生姜汁调匀,分别制成蚕豆大小的药饼,敷于穴位上,每10天1次,连续5次。

4. 鼻窒、鼻渊、鼻鼽 鼻窒指以鼻塞、流涕反复发作为主要表现者,常指急慢性鼻炎(单纯性鼻炎、肥厚性鼻炎);鼻渊常指鼻窦炎,表现为鼻塞、流脓涕、头痛等;鼻鼽指过敏性鼻炎,常有鼻塞、流清涕、打喷嚏,与过敏因素有关。

选穴:肺俞、迎香、大椎、大杼、印堂、风门、风池、脾俞、胃俞、足三里等。

方药1:将鹅不食草(95%)、樟脑(5%)研末和匀,用生姜汁调药粉成糊状制成药饼如蚕豆大,敷于穴位上,用胶布固定,贴敷12小时。

方药2:龙骨粉、白芷粉各20g,辛夷花粉30g,冰片3~5g,共研为细末,用生姜汁调药粉成糊状制成药饼,敷于穴位上,用胶布固定,贴敷1~2小时。

5. 反复感冒 多属体虚感冒,因素体虚弱,气虚阴亏,肺卫不固,以致反复感邪或感冒后缠绵不愈。宜补肾健脾益气,方选玉屏风散、补中益气汤等。

选穴:迎香、肺俞、大椎、风门、大杼、身柱、脾俞、足三里等。

方药:将黄芪、白芥子、细辛、甘遂、荆芥共研为细末,以生姜汁调匀,分别制成蚕豆大小药饼,敷于穴位上,每10天1次,连续5次。

(八)哪些人不适宜穴位贴敷?

1. 发热患者或肺部感染急性期。

2. 咳吐黄脓痰、咯血等属热证者。

3. 阴虚火旺体质。

4. 皮肤过敏或易过敏者。

5. 孕妇、哺乳期妇女慎用。

（九）穴位贴敷的注意事项有哪些？

1. 慎用辛燥之品　辛燥之品易导致燥热内盛、暗耗阴津,故应慎食辣椒、花椒、肉桂、小茴香、羊肉、新鲜桂圆或荔枝等。

2. 慎食大量肥甘滋腻之品　如猪肉、牛肉、羊肉、煎炸食物等。夏季易生暑湿,湿热之邪易袭人体,若服用大量肥甘之品,则易导致内外湿热合击人体。

3. 忌大量服用寒凉之品　如冷饮、冰镇食品、海鲜等。夏季炎热,易贪凉饮冷,若大量进食寒凉之品,易致中阳受损、脾胃虚弱,甚至损及一身阳气,造成泄泻、腹痛、恶心、呕吐,或成慢性宿疾。

4. 忌过度运动,以免汗出过多,导致气血两虚。

5. 避免低温空调、电扇直吹,造成风邪闭肺。

6. 治疗期间局部皮肤灼热感为正常反应,取下药膏后局部潮红,有微热感,说明药物已起效,一般无须处理。若局部有粟粒状丘疹局部起水疱,应用 75% 酒精棉球轻擦,保持干燥,一般 3~4 天可愈合。

总之,冬病夏治穴位贴敷疗法是中医外治法的特色疗法,也是中国传统医学的重要组成部分,可以起到减少和预防寒冷季节疾病发作的目的,有效提高患者的生活质量,减少医疗开支。

需要强调的是,与内治法一样,穴位贴敷疗法必须坚持以中医理论为指导,遵循辨证论治原则,才能达到预期的目的。正如古人所云:"外治之理即内治之理,外治之药即内治之药,所异者法耳！医理药理无二,而法则神奇变幻。"

所以,我们要克服目前一些不分体质、病种、病情,盲目贴敷的不正确做法,才能使中医传统疗法发扬光大。

养生篇

健康就在呼吸间

我们无时无刻不在呼吸,每天呼吸的次数更是达到了 2 万多次。重视日常生活中的每一呼和每一吸,对我们的健康十分重要。然而,大部分人都忽视了呼吸的重要性,在生活中存在着一些不良习惯,影响着自己的呼吸,以致健康。

传说释迦牟尼曾问众僧人:"生命能持续多长时间?"有人答数日,有人答一顿饭工夫。佛都认为他们还不能够修道。最后一位僧人答:"生命只在呼吸之间。"听毕,佛微笑着点点头。

我们从这个故事中明白了呼吸对于生命、健康的重要意义。健康就在呼吸间。这看似简单的一呼一吸是我们赖以生存的能量源泉。因此,我们应该树立健康的呼吸观念,把握好日常的每一呼和每一吸,摒弃生活中存在的不良习惯,提高自己的生命质量。

(一) 吸烟

人人皆知,吸烟有害健康,但又不了解它真正对人体的危害。其实,烟雾中的烟尘微粒比空气中的微粒多数万倍,而且烟尘微粒中含有很多有害物质。吸烟时,烟雾首先接触呼吸道黏膜。干热的烟雾可使这些黏膜变得十分干燥,引起刺激性咳嗽,更重要的是烟草中的有害物质使黏膜中毒受损,使气管内分泌的黏液增多或黏稠不易排出,特别是导致纤毛功能减退,使其失去抵抗和保护的功能。于是,大量的毒物以及细菌均可乘虚而入,进入并停滞在支气管内。因此,长期大量吸烟,久而久之就会引起呼吸道黏膜慢性充血、炎症,甚至小气道结构改变,导致慢性支气管炎、肺气肿、慢性阻塞性肺疾病、肺源性心脏病,并可使肺癌的发生率大大增高。吸烟还与心脑血管疾病的发生密切相关。

(二) 久坐不动

当前工作压力大,很多人工作起来持续几小时,久坐不动,然而由于坐姿的限制,只能采用胸式呼吸,呼吸幅度相对减小,这样的呼吸使肺部不能完全扩张,容易造成通气不足,使体内的二氧化碳累积;加上长时间用脑工作,机体的耗氧量很大,更容易导致脑部缺氧,出现头晕、乏力、嗜睡等症状。因此,对于久坐工作的人,要注意适当活动,如做工间操等,改善呼吸功能。

（三）室内通风不良

新鲜空气含氧量高,在这种环境中,人会感到精神焕发。如果生活中不注重室内通风,再加上人员密度大,室内空气污浊,长时间处于这样的环境,呼吸效率会大大降低,导致缺氧,从而造成头晕、注意力不集中,或记忆力减退,甚至造成全身组织器官改变。特别是有基础疾病的人,如哮喘、慢性阻塞性肺疾病、动脉硬化、高血压、冠心病、充血性心力衰竭、脑血管病等患者,氧气供应不足,或空气的污浊,对健康及疾病本身都是很不利的。

（四）睡眠时张嘴呼吸

有些人因为感冒、鼻炎等造成鼻塞,有时不得不用嘴来呼吸,特别是睡眠过程中会无意识或习惯于张嘴呼吸。不管是哪种情况,张嘴呼吸都是最坏的呼吸方法。唐代医家孙思邈在《备急千金要方·养性·道林养性》中说:"暮卧常习闭口,口开即失气,且邪恶从口入,久而成消渴及失血色。"要求人们在暮色降临时,卧于床笫之后,要闭起口用鼻来呼吸,不可张口呼吸,不然的话会引发一些疾病的发生。这话讲得非常合乎科学道理。人用鼻呼吸,是因为鼻腔中的鼻毛和分泌液有过滤灰尘和加湿加热空气的作用。鼻腔能令吸入的空气变得清洁、湿润和温暖,避免肺部组织受到伤害。如果只用口部呼吸,会令冰冷、干燥的空气和尘埃,甚至微生物进入呼吸道,不仅对咽喉部产生刺激,更是对肺部极大的损害。

（五）蒙头睡觉

蒙头睡觉害处有很多,因为蒙头后被窝里二氧化碳增多、新鲜空气减少,会使大脑、心脏及身体各器官缺氧,致使身体各部分器官失去良好的调节,新陈代谢速度降低。再加上被窝里有很多织物碎屑、皮肤碎屑和多种致病菌,还可能诱发呼吸道炎症。有这种习惯的人,早晨醒来后会感到头痛、眩晕、精神不振。

（六）呼吸过快

正常人,平静呼吸频率应该是每分钟 16~18 次,如果呼吸过快过浅,会造成有效通气的减少,通气功能不足。最典型的表现就是呼吸过于短促,吸入的新鲜空气尚未深入肺泡时,便匆匆呼气了。浅呼吸使肺部未能完全扩张,造成肺部有效通气减少,换气不足,机体缺氧。另外,过于浅而快的呼吸使呼吸肌做功过多,耗氧量增大,会进一步造成机体缺氧,甚至二氧化碳排出过多,造成头晕或手足抽搐。如癔症患者。

（七）睡觉打呼噜

睡觉打呼噜的人常伴有睡眠呼吸暂停综合征,是指每晚睡眠 7 小时的过程中,口或鼻腔气流持续停止 10 秒以上,呼吸暂停反复发作 30 次以上,或睡眠呼吸暂停低通气指数≥5 次 /h,由于呼吸暂停,使患者出现反复发作的低血氧、高碳酸血症,并伴有白天嗜睡、头晕等临床症状,可致神经功能、内分泌功能紊乱及血流动力学改变,造成全身多器官多系统损害,严重影响人体健康。所以,如果有打呼噜的毛病,白天又感到头晕嗜睡,应该到医院进行检测,早期采取治疗措施。

（八）运动时不协调呼吸

正常人,平静呼吸频率应该是每分钟 16~18 次,如果呼吸过快过浅,会造成有效通气减少,通气功能不足。最典型的表现就是呼吸过于短促。有人错误地认为运动量越大,对肺就越好,结果有时运动过量,累得气喘吁吁,上气不接下气,如此过于浅而快的呼吸使呼吸肌做功过多,耗氧量增大,会进一步造成机体缺氧,甚至还会出现咽部过度充血的症状。急促的呼吸还容易引发其他疾病。其实在运动中,一定要把握一个度,采取正确的运动呼吸方式,才有益于健康,才能真正达到肺部的锻炼。例如在跑步时,就要注意呼吸节奏均匀,要有意识地把双脚步伐节奏与呼吸节奏协调起来,根据自己体力状况和跑步速度变化,可以采取二步一吸、二步一呼或三步一吸、三步一呼的方法。在吸气和呼气时要做到慢、深、长,嘴微张呼气,这样才能使肺部获得充足的氧气。

健康就在呼吸间。保持良好的呼吸习惯也是保证身体健康的关键。

下面给您一些建议：

1. 保持室内空气新鲜流通，经常给房间通风换气。

2. 不要经常到人员过多，空气污浊、有特殊异味的环境中久留。

3. 加强适合自己的体育锻炼，包括全身锻炼和呼吸肌锻炼。尤其有慢性呼吸道疾病的人更要注意通过锻炼提高自己的肺功能。

4. 生活、运动、睡眠时，保持正确的良好的呼吸习惯。

5. 不要吸烟。避免呼吸道黏膜损伤造成气道慢性炎症，注意预防感冒和呼吸道感染，保持肺健康。

6. 注意防止有害气体、颗粒的吸入，遇到雾霾要注意防护，戴好防护口罩。

 我国古代的养生之道

我国是一个历史悠久的文明古国，古代的养生理论与实践汇集了历代劳动人民几千年防病健身的众多方法，糅合了儒、道、佛及诸子百家的思想精华，蕴藏着古代哲学和中医基本理论，博大精深。对中国古代养生文化进行归类，大体上可以分为儒家养生文化、释家养生文化、道家养生文化、医家养生文化、杂家养生文化，以及武术家、民间养生文化等。

养生之道的起源要追溯到公元前 21 世纪的夏代，当时的人们为了生存和发展，在不断地与大自然的斗争过程中，逐步认识了自然界，并通过自己的劳动，努力创造条件，在适应自然界、维持生存和种族发展过程中，开始自觉地、有目的地改进和改善生活条件，进行自我保健，奠定了中医养生的理论基础。

春秋战国时期，学术界产生的著名学派就有"九流十家"。九流即指 9 种学术流派。我国习惯上将先秦的学术流派分为儒家、道家、法家、名家、墨家、阴阳家、纵横家、兵家和农家，合称"九流"。后世小说家合入"九流"，共称"十家"。先秦的这些学术流派，分别提出了许多养生的理论、原则和方法。其中的道家养生文化，是中国古代养生文化的主流和主体,不仅理论全面系统,而且功法众多,是形成了体系的一种养生学说。道家以老子、庄子为代表。老子、庄子是先秦时代的思想家,他们的哲学思想对中医养生产生了重要影响。

老子养生观,倡导"无欲""无求""无知""无为"的思想。其意是指要淡泊无为,无忧无虑,返璞归真,处于自然状态,保其精神,全其性命。庄子学说重在养生,他所倡导的静神养生观的精髓可用八个字来概括——"少私寡欲""无为处世"。人生的活动也应在烦劳中求静逸,在繁忙中静下心来,故宜"致虚极,守静笃"。

儒家的代表为孔子、孟子。二人的书中都论述了养生重在崇尚心性修养。其学术思想被后世封建社会统治阶级封为正统思想,对中华民族精神生活影响很大,自然也影响到养生学。其养生理念包括了高尚的道德,修身养性,仁德、孝道。孔子提出"仁者寿""智者寿",讲求中庸平和,和为贵,欲而不贪。"和"的同时强调"天人调谐",包括和谐、和睦、和平、和善、祥和、中和等含义,是人类文明的重要组成部分。懂得约束自己,不放纵自己的欲望,只有这样才能知足常乐。将中庸思想和养生相结合,强调养气中和是养生健身的重要原则之一。

养生之道在汉唐时期形成了完整的体系,对先秦的学术思想又有所创新发展,各取其长,更为全面。

从两千多年前的《黄帝内经》开始,历代有众多医家、佛家、道家对养生之道作过详细而深刻的发掘和论述,逐步形成了一套系统的中医养生理论。传统养生学的特点是,与中国古代哲学、传统医药学密切相关,具有完整系统的理论体系,拥有丰富的养生方法,出现了许多著名的养生学家。如唐代药王及养生学家孙思邈,享寿100多岁。

古代记录养生之道的重要书籍:

《老子》:又名《道德经》,系哲学著作,也包含了不少养生思想。老子主张顺乎自然,清静无为,致虚极,守静笃;知足常乐;认为静胜躁,反对生生之厚,即奉养太过度;认为益生曰祥,即纵欲贪生乃不祥之事。

《庄子》:书中主要养生思想包括"清静无为",要求"忘我、无欲",认为"万物无足以挠心者,故静也"。清静养神以保形体,即"抱神以静,形将自正",初步揭示了动静结合以养神,更有利于健康长寿。

《管子》:作者管仲。书中养生思想主要有:①主张以"平正"养生,即乐观端正,节五欲去二凶,去好过等;②主张虚静、恬愉以养心神,认为"去欲则宣,宣则静矣;静则精,精则独立矣;独则明,明则神矣";③认为"静胜躁","静则得之,躁则失之";④提倡"老则长虑",即老人如不经常动脑思考问题的话,就会很快变得呆顿,促使衰老。

《子华子》:作者子华子,为战国时期哲学家,魏国人。书中养生主张:①六欲皆得其宜;②认识到正常生理"营卫之行,无失厥常,六腑化谷,津液布扬,故能久长而不弊",所以主张以"动"养生、以疏通气血为养的观点,并举"流水之不腐,以其逝故也;户枢之不蠹,以其运故也",强调保持气血流畅的重要性。

《黄帝内经》:成书于西汉时期,非一人之作,是现存最古老、最完整的一部医学著作。书中养生思想极其丰富,基本原则是"顺自然,保正气"。主要观点有:①顺应天时、顺应四季气候养生,提倡"春夏养阳,秋冬养阴";②主张动以养形,如导引、气功、按摩等,运用呼吸俯仰、肢体屈伸、意念活动或局部按摩等使体内血气畅通;③"食饮有节",包括饮食和五味不能偏嗜;④"起居有常,不妄作劳",指作息劳逸的适度;⑤"恬惔虚无",指注意精神调摄。

《养生论》:作者嵇康,为曹魏著名文学家、思想家、音乐家,是当时"竹林七贤"之一,同时又是一位有名的养生学家。他的养生观点主要有:①重视调摄,认为"树养不同,则功收相悬";②主张形神共养,即主张清虚静泰以宁神,提倡音乐怡神以悦志;③防止过用病生和积劳成损。

《抱朴子》:作者葛洪,自号抱朴子,东晋道教理论家、医药学家、练丹术家。其养生思想有:①主张恬愉淡泊,涤除嗜欲;②宝精行气,创胎息功法;③房事不可过,不可绝阴阳,唯得节宣之和;④养生以不伤为本,主张"爱之于微,必成之于著";⑤主张动以养形,吐纳炼气。

《养性延命录》:作者陶弘景,梁代著名医家。其养生观点主要有:①认为形神相依,主张闲心寡欲以养神,动以养形;②认为寿夭与先天因素有关,但后天调摄将养更重要;③防止过用病生,主张和之、节护之,以减少不必要的消耗。

《千金翼方》:作者孙思邈,唐代著名的医药学家、养生学家。其养生思想主要有:①主清心寡欲以宁神,怡情悦志以养神。②主张动以养形,秘固保精。③防止各种过用病生。④认识到早婚早育致先天不足,若后天调摄又不当,如此重重相生,病病相孕,是体弱早夭的原因。同时提醒人们,大醉大劳而行房事,不利于优生。⑤男女房事,主节宣其适,抑扬其通塞,并规定了不同年龄段的房事次数。

《景岳全书》:作者张介宾,明代著名医学家,十分注重养生。认为:①寿夭与先天、后天有关;②治形必以精血为先;③中年应开始抗衰老;④虚静以养心神;⑤防止过用病生,示人勿困于色、酒、财、气、功名、庸医之中。

🫁 春季养生应注意的问题

俗话说"一年之计在于春"。《素问·宝命全形论》言:"人以天地之气生,四时之法成。"人和万物一样,都应与自然环境相适应。养生须顺应自然界的阴阳消长、生长收藏变化规律。

《黄帝内经》记载:"智者之养生也,必顺四时而适寒暑。"又曰:"圣人春夏养阳,秋冬养阴。"认为人与自然是一个密切联系的有机整体,自然界的一切生物受四时春温、夏热、秋凉、冬寒气候变化的影响,而机体五脏六腑也随四时存在而出现相应的变化,太过或不及,均会伤及人体。

中医认为,春天人体阳气升发,如果能利用春季阳气生发、人体新陈代谢旺盛之机,采用科学的养生方法,有利于全年的健康,会取得事半功倍的效果。而春季又是呼吸道疾病、皮肤病、心脑血管病等多种疾病的高发期,所以,春季养生对于中老年人来说显得尤为重要。医学专家认为,春季养生一定要适应气候和生理变化规律,主要应注意以下几个方面:

1. 注意保暖 俗话说"春捂秋冻"。春季气候忽冷忽热,容易诱发感冒,尤其是老年人代谢功能和调节体温能力较弱,受凉后易感染疾病。尤其有慢性呼吸道疾病的患者,更应遵循"春捂"这个原则,特别是患有慢性支气管炎、肺气肿的老年人,初春时要尽量使身体保暖,这样可以防止受凉感冒,从而免除诱发肺炎、肺气肿、肺源性心脏病的危险。因此,体质弱的人不宜马上脱去棉衣,换装时应遵循"下厚上薄”的原则,先把上衣减掉一些,裤子可晚一些减,下身宁热勿冷,这样有助于保养阳气。

2. 饮食有节　春季阳气升发,易燥,人们常发生口腔炎、口角炎、舌炎、口腔溃疡、便秘等,因此要多喝水,注意饮食清淡一些,选择食物要荤素搭配。春季冷暖频繁交替,可吃些温补的荤食如鸡肉、牛肉、鱼肉,多吃蔬菜水果如雪梨、萝卜、黄瓜、苦瓜、百合、银耳、小白菜、油菜、西红柿等。新鲜蔬菜富含维生素 C,具有抗病毒作用;胡萝卜、苋菜等黄绿色蔬菜,富含维生素 A,能保护和加强呼吸器官上皮细胞的功能。另外,应多吃些温补阳气的食物,如葱、姜、蒜、韭菜,有利于阳气升发。还可适量饮茶,以提神解困。如春季饮香气浓郁的花茶,有助于散发冬天积在体内的寒邪,促进人体阳气升发,疏散瘀滞。酸入肝,春季要少食辛辣和酸味的食物,以免肝气太旺而上火,使本来就偏亢的肝气更旺。肝火旺可灼伤肺络,造成咯血;肝火还能伤害脾胃之气,造成胃部不适,饮食不佳。

3. 注意运动　春天人易犯困,有些老年人有睡懒觉的习惯。中医认为,“久卧伤气”,会造成气血运行不畅,经脉僵硬不舒,身体亏损虚弱。中医讲究养生要顺应时令,春夏“养阳”,“动则升阳”。天气好、阳光足的时候,老年朋友不妨多出门活动,但运动不要过于剧烈,应以步行为主。走路能让周身气血通畅,有舒筋活血的作用,能加快身体的血液循环和新陈代谢。步行锻炼不必给自己规定步数或时间,感觉稍累时就应当休息一会儿。

4. 舒畅情志　《素问·五运行大论》云:“怒伤肝”“喜伤心”“思伤脾”“忧伤肺”“恐伤肾”。可见,《黄帝内经》在发病观方面非常重视精神情志因素对身体的影响。中医认为,肝主春,心主夏,肺主秋,肾主冬。春季肝气最旺,如肝气不舒,则易抑郁,胸胁满闷;肝阳上亢则会头晕,心烦易怒,口干眼涩。春季阳气升发,是肝阳亢盛之时,情绪易急躁,故要注意调节情志,做到心胸开阔,身心和谐。心情舒畅有助于肝之疏泄,心情抑郁会导致肝气郁滞,影响肝的疏泄功能,也使神经内分泌系统功能紊乱,引发消化系统疾病、心脑血管疾病等。

5. 预防传染病　春天是呼吸道传染病的多发季节,可发生各种传染性、流行性疾病,如流行性感冒、猩红热、麻疹、流行性脑脊髓膜炎、水痘等,所以春季要谨防流行病。比如,近些年的严重急性呼吸综合征（SARS）、禽流感等都是春季流行的，尤其现在又有 H7N9 流感散发，而老年人免疫力差，所以容易感染。尤其是中老年人，不要频繁出入商场、影剧院等人多的公共场所。也可以每天吃几瓣生大蒜，均有预防呼吸道传染病的良效。还可每天用淡盐水漱口，不仅帮助清洁口腔，还能在一定程度上抑制细菌。特别是家里有感冒的人，更要注意开窗通风或在室内熏蒸食醋等，预防传染。

6. 调整起居 《黄帝内经》说："春三月，此谓发陈，天地俱生，万物以荣，夜卧早起，广步于庭。"也就是说，在春季，作息安排最好能适当地晚睡早起。春天易困，可适当增加午睡，以保持体力。春季的早晨是一天中阳气升发之时，是一年中生机最旺盛的时候，因此，春季早起后进行适当的户外运动，可以顺应春季的升发之机，促进体内外的气体交换和吐浊纳清，有助于人体的新陈代谢，促进身体健康。

 ## 春季养肺，预防呼吸道疾病

《黄帝内经》说："春三月，此谓发陈，天地俱生，万物以荣。"春归大地，冰雪消融，自然界阳气开始升发，万物复苏，出现一片生气勃勃、欣欣向荣的景象。

民间还有句说法："春天是百草回芽、百病易发的季节。"春季气温变化大，花粉浓度高，柳絮飘逸，是哮喘、过敏性鼻炎复发的季节，也是呼吸道感染、温病的高发季节。所以春季注意养肺，防止呼吸系统疾病的发生十分重要。那么，如何养肺和预防呼吸道疾病呢？

（一）避免吸入性过敏原

支气管哮喘于春季多见，其主要原因为春季春暖花开，各种花粉在空气中的浓度很高，加之柳絮纷飞，极易造成呼吸道过敏；春季天气转暖，各种病原微生物大量繁殖（如螨虫等），随呼吸道吸入体内。此外，其他过敏原如屋尘、动物毛屑等也可进入呼吸道，诱发支气管哮喘。所以，支气管哮喘患者在春季应尽量避免到郊外、花园游览，以免接触花粉；外出时戴口罩，要经常打扫室内卫生，加强通风换气以提高室内空气质量。经常更换和换洗晾晒被褥、枕头、衣物，避免螨虫滋生，从而避免过敏性鼻炎、哮喘的发作。

（二）调理饮食结构

1. 多喝水，多食水果蔬菜　春季阳气升发，易燥，所以要多饮水，多吃水果蔬菜，避免上火。如雪梨、苹果、梨、香蕉、樱桃、橘子、木瓜、菠萝、草莓、萝卜、黄瓜、苦瓜、百合、银耳、蜂蜜等。还可适量饮茶，以提神解困。如春季饮香气浓郁的花茶，有助于散发冬天积在体内的寒邪，促进人体阳气升发，疏散瘀滞。

2. 少食辛辣之品　春季阳气旺盛，很易上火。阴阳五行学说中有"辣入肺"的说法，也就是说多吃辛辣之品容易上肺火，严重者可出现咽炎、口腔溃疡和便秘。大量食用辣味食物，还会促使痔疮出血，可见辛辣之品对肠胃的刺激也不容小觑。所以，春季不宜吃辛温大热的刺激性食物，以免助火伤身。要适当增加饮水量，以及蔬果的摄入。

3. 少吃油腻刺激性食物　冬季进补的膏粱厚味到春天应转变为清温平淡。应少吃肥肉等高脂肪食物，因为油腻的食物食后容易产生饱腹感，使人体不但产生疲劳现象，同时也易出现湿热。体内有湿热也易引起呼吸道感染。

4. 少吃寒凉食物　春夏养阳，寒凉的食物不宜在春季食用，特别是生冷的东西如冰淇淋、冷饮等，否则会将寒气聚集在体内，导致夏季脾虚，出现腹泻等一系列不适。

5. 少吃酸味食物　春为肝气当令，此时肝气较旺。根据中医五行理论，肝属木，脾属土，木土相克，即肝旺可伤脾，影响脾的消化吸收功能。中医又认为，五味入五脏，如酸味入肝、甘味入脾、咸味入肾等，因此若多吃酸味食物，会使本来就偏亢的肝气更旺，而肝火旺可灼伤肺络造成咯血，也能伤害脾胃之气，造成胃部不适，饮食不佳。

6. 避免食入性过敏原　除吸入性过敏原外，支气管哮喘还与食入性过敏原有关。日常食物中的鱼、虾、蟹、蛋、奶、牛肉、蘑菇、冬菇、干果等，以及一些药物青霉素、阿司匹林等，均为异性蛋白或半抗原，可能会引起哮喘发作。故支气管哮喘患者应避免或少食上述食物和药物。

7. 春季养生茶　玫瑰花 5g，菊花 5g，枸杞 10g，麦冬 10g。泡茶饮。菊花有清肝明目作用，对眼睛劳损、头痛、高血压等均有一定作用。玫瑰花可理气解郁,和血散瘀、养颜。枸杞能滋肾、养肝、明目、强壮筋骨、改善疲劳。麦冬能滋阴、生津止渴、润肺。气虚的人可加黄芪 6g,一同泡茶饮。另外,春季易鼻出血的人,可以用荷叶 10g、白茅根 15g 泡茶,两者均有清热、凉血止血的作用,可预防鼻出血或支气管扩张咯血。

(三)注意防寒保暖、预防感冒

春季昼夜温差大,风大。"虚邪贼风,避之有时","风是百病之始"。春天是风气主令,虽然风邪一年四季皆有,但主要以春季为主,所以平时要注意保暖,防止呼吸道感染。感冒不但可以导致咳嗽、咳痰和呼吸困难等症状,还可诱发支气管哮喘发作,导致哮喘持续状态。因此,支气管哮喘患者一旦出现早期感冒症状(如流清涕、咽痒等),应立即到医院进行综合治疗。

(四)避免上火

春季干燥易上火,常发生口腔炎、口角炎、舌炎、口腔溃疡,还容易出现鼻衄。既往有慢性鼻炎、黏膜干燥,血管脆性增加,特别是有动脉硬化的人,容易鼻出血。另外,有慢性咽炎的人易出现咽干、咽痒、干咳。有人还会出现便秘等症状。所以,要少食辛辣、多饮水、多吃水果蔬菜,以避免上火。

(五)加强体育运动

一年之计在于春。春天加强体育运动,对人体健康有很大好处,可以起到增强体质、提高机体免疫力、预防感冒的作用,如散步、慢跑、爬山、游泳。年纪大、体质差的人,可以打太极拳、呼吸六字诀,不但可以有效地增强体力,还能增强机体中枢神经系统功能、改善中枢神经对剧烈运动的耐受力,从而避免发生运动性哮喘。

春天如何与过敏性疾病"过招"

春季万物复苏,赏心悦目,也是过敏性疾病易发的季节。除了较常见的皮肤过敏外,过敏性鼻炎、支气管哮喘是在春季草木花粉播散时期最易发作的疾病了。到了这个季节,很多人开始鼻塞、打喷嚏、胸闷,甚至喘息发作。为了让有过敏史的患者能轻松享受明媚的春光,愉快度过春季,现将预防春季过敏的方法介绍如下:

(一)出门戴口罩

过敏体质的人,户外游玩后很容易过敏,造成过敏性皮疹、鼻痒、鼻塞、咽痒、耳痒,甚至咳嗽、喘息发作。主要由户外的花粉、柳絮、尘螨和病毒等微生物诱发,所以应尽量少到郊外活动,即使去公园,也建议戴口罩。要尽量远离花草密集的地方,不要随便接触花卉,尤其在大风天气时应避免出游。

(二)户外活动做好防护

春季户外踏青时,要做好防护措施。中午阳光强烈时分,花粉的释放量最多,对花粉过敏者此时最好不要外出。平时应穿长袖衣物,尽量避免与花粉直接接触,外出回家后应换上干净衣服,并避免在室外晾衣服以防沾染花粉。

(三)注意居室卫生

春季微生物滋生,尘螨是导致过敏性哮喘、鼻炎等呼吸系统过敏性疾病最主要的过敏原。日常睡觉使用的被褥是尘螨最喜爱的藏身之地,所以预防过敏的措施之一就是勤换洗被褥。还要保持室内通风干燥,经常清洁除尘,有条件的地方可应用吸尘器或空气净化器,也有较好的效果。

(四)注意合理饮食

在常用食物中,有些食物的成分具有一定提高免疫力的作用,应适当多摄取,包括红枣、洋葱、蜂蜜、金针菇、草莓、青葱、大蒜、花菜、黑木耳等。这些食物能够增强抵抗力,强化抗过敏能力。饮食要注意补充高热量、高维生素食品,多食用花生、芝麻、黄豆、核桃、牛奶、鸡蛋、肉类以及蔬菜水果等,以保证人体能量需求,保持良好的免疫力。

另外,还有一些中药,如薏苡仁、枳实、钩藤、防己、银柴胡、防风、五味子、乌梅等,有祛湿、祛风、抗过敏等作用,有些可以药食同用。

(五)注意预防感冒

春季的气温虽然逐渐上升,但有时仍然春寒料峭。如果不注意会引起感冒,而且病毒感冒还可以使哮喘发作。所以,不要过早穿得太单薄,春天还是要注意保暖。俗话说"春捂秋冻"是有一定道理的。

(六)药物预防

如果有季节性哮喘,每年春季发作,可以到医院在医师指导下,提前用药预防,根据病情,应用中药或白三烯受体拮抗剂等,可避免哮喘发作。

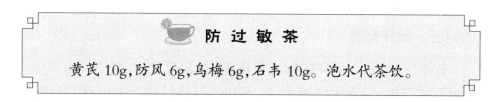

防 过 敏 茶

黄芪 10g,防风 6g,乌梅 6g,石韦 10g。泡水代茶饮。

炎热的夏季,要注意些什么

夏季气温高,暑热邪盛,人体心火也较旺,心情也变得烦躁,身体容易出现各种病症,因此要遵循四季变化规律来调整自己的情志、起居、饮食等,以达到养生防病的目的。夏季是天之阳气与地之阴气交会之时,天之阳气最旺,酷暑炎热,因此中暑是夏季最常见的疾病之一。同时,湿热交蒸,痢疾等肠道疾病也多发。所以,一定要多了解一些中医有关夏季养生防病的知识。

(一)养心神

《黄帝内经》说:"春夏养阳,秋冬养阴。"中医学认为,心与夏气相通应,在五行中属火,夏季心火旺盛,所以夏季养生应重养心,调节心气。夏季自然界一派繁荣景象,人们要保持情志调畅,应该多到室外活动,享受大自然美景。如果心情抑郁、急躁,违背了夏天的自然之道,"逆之则伤心",损伤心气。所以要注意,一忌肝火,尽量避免生气、焦虑、抑郁;二忌心火,减少心烦、懊恼、躁动不安;三要有一个良好的睡眠,静心宁神,避免不良精神刺激,才能养好心,保持一个健康状态。

(二) 调整起居

在起居上,夏季昼长夜短,应顺应自然,晚睡早起。同时,白天天气炎热,体力消耗较大,增加午睡格外重要,从而让身体和心理都得到充分的休息。午睡时间以半小时左右为宜。同时,要注意锻炼身体,选择一些适宜自己的运动,如慢跑、爬山、骑自行车、游泳、跳舞、打太极拳等,以增强体质。

在夏季,还应注意合理使用空调。室内外温差不能过大,最好在5~8℃,否则容易"感冒"。使用空调时间过长,腠理闭合,汗液排出不畅,亦影响正常代谢。

(三) 出汗有度

夏季天气炎热,出汗能够调节体温,调和营卫,有利于气血调畅。但如不顾养护,经常大汗淋漓,则不利于身体健康。中医有"汗血同源"之说。汗由津液所化生,津液与血均源自水谷精微。汗为心之液,"阳加于阴谓之汗"。出汗过多,不仅容易耗津伤血,而且也能伤及阳气,导致气血两伤、心失所养,出现心慌、气短、失眠、神疲乏力、烦渴、尿少等症状。

(四) 调节饮食

夏季饮食以清淡、苦寒、富有营养、易消化、清火祛湿食物为佳,避免过多食用黏腻、难以消化的食物,应重视健脾养胃。根据《黄帝内经》"春夏养阳,秋冬养阴"的原则,夏季饮食既不能过于辛热而耗损津气,也不能过于寒凉而困脾伤阳、助湿生痰。苦味入心,吃一点清苦的东西有清解暑热降心火的作用。清淡饮食还有利于消化。《素问·脏气法时论》还提出:"心主夏……心苦缓,急食酸以收之……心欲耎,急食咸以耎之。"这句话告诉我们,夏季也可多食酸味或咸味之品来养心。我们可以选择性地食用一些酸味之品,如乌梅、五味子煎汤代茶等,它们不但可补气,还能生津止渴。另外,夏季天气炎热,蚊蝇滋生,要特别注意饮食卫生,以免发生胃肠道疾病。夏季饮食要注意补充丰富的维生素和蛋白质,多食一些清热利暑祛湿的食品,如绿豆、莲子、白扁豆、苦瓜、黄瓜、莲藕、西瓜、杨梅、甜瓜、桃子、荔枝、甘蔗、梨、荞麦、大枣、豆浆等。夏季饮食宜干稀搭配，荤食与蔬菜合理配置，适当补充肉类，如鸡肉、鸭肉、鱼类、海虾、猪肉等。

（五）预防中暑

高温天气要注意防暑，避免气温高时外出或室外作业，多补充水分，特别是淡盐水。家中应备一些藿香正气水、十滴水等。如果遇到轻症中暑患者，应将患者移至阴凉位置，解开衣扣散热，并尽可能找来冷毛巾、冰袋、冰饮料等放于患者颈部、腋窝等处以帮助散热，还可口服十滴水，在患者太阳穴、额部擦风油精。另外，发现高温中暑出现神志障碍，有昏迷、痉挛等症状时，应及时送医院。

夏季清热养心茶

参冬养心茶： 西洋参 6g，麦冬 10g，莲子心 3g。开水泡，代茶饮，有益气养阴清热之功效。

三花饮： 菊花 5g，玫瑰花 5g，槐花 5g。开水泡，代茶饮，有清肝解郁、清热祛暑之功效。

荷菊茶： 荷叶 6g，菊花 6g。开水泡，代茶饮，有清热祛暑之功效。

百合二子茶： 柏子仁 10g，百合 10g，五味子 6g。开水泡，代茶饮，有养心安神之功效。

 ## 长夏养脾正当时，赶走湿气少得病

进入炎炎夏日，很多人出现饮食无味、没有胃口、常犯困、没精神、烦躁，以及头发油腻、皮肤暗黄、大便黏腻等表现。你知道这是为什么吗？

中医认为，一年可分为春、夏、长夏、秋、冬五季。长夏是在阳历的七八月，涵盖了小暑、大暑、立秋、处暑 4 个节气。长夏属湿，天气多阴雨绵绵，潮湿，因湿气通于脾，故易出现脾虚。这段时间气候特征为湿热蒸腾。当体内湿气太重时,脾就会处于超负荷工作的状态,运化水谷的功能就会受到相应的影响,而脾运化不好会产生痰湿,痰湿内阻后,人体内的湿气聚集,使人出现头昏脑重、四肢酸懒、大便溏泻,容易觉得困倦。再加上天气炎热,容易出汗,气随汗出,如出汗过多,阳气就会损伤,人就会更感到疲惫。故中医有"长夏最宜养脾"这一说法。再者,脾和肺的关系最为密切。中医五行学说认为脾属土,肺属金,金水相生。脾是气血生化之源,脾功能不好,会造成肺气虚,加之痰湿内生,从而出现气短、易感冒、口黏、有痰等。《脾胃论》说:"内伤脾胃,百病由生。"因此,养脾对身体健康尤为重要。那么,哪些方法可以养脾,除去湿气呢?

(一)从饮食入手,祛除湿气

夏季湿气重,首先建议从饮食方面入手,以健脾、清热、利湿为主,首选清淡、富有营养、易消化的食物为最好,避免吃黏腻、难以消化的食物,不过食冰镇食品及寒凉食物。可选择的食物有山药、薏苡仁、茯苓、红小豆、绿豆,煮水或熬粥食用,还可以加入具有消食化积作用的山楂、神曲、麦芽。平素脾胃虚寒者,还可以加入生姜食用。俗话说"冬吃萝卜夏吃姜",热辣的姜汁发汗,还适合在淋雨之后驱散身体湿气,预防感冒。山药有"气死小人参"之称,是补脾胃的圣品,而且能强肾固精、润肺益气。大枣有健脾、和胃、益气、养血、安神的功效,对脾虚的人来说非常合适。此外,橘皮(陈皮)为化痰理气的好药,夏季在饮食中加一些新鲜的橘皮,或用干燥的橘皮泡水喝也有一定作用。一些"瓜"类的蔬菜水果如冬瓜、西瓜、苦瓜等,还有白扁豆等,都具有一定的利水除湿功能,可以在夏季多食用这些食品,有利于祛暑除湿。

荷叶茯苓粥

用料:荷叶1张(鲜或干叶20g),茯苓50g,粳米或小米100g,白糖适量。

功效:清热解暑,宁心安神。

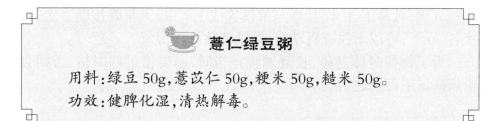

薏仁绿豆粥

用料:绿豆 50g,薏苡仁 50g,粳米 50g,糙米 50g。
功效:健脾化湿,清热解毒。

(二)注意环境,避免湿气侵入机体

人体要顺应节气变化,避免雨天外出淋湿,不要直接睡地板。地板湿气重,湿邪容易入侵体内,造成四肢酸痛。特别是不要穿潮湿未干的衣服,不要盖潮湿的被子,洗完澡后要充分擦干身体,吹干头发,以免湿气入侵。

(三)夏季养成经常运动的习惯

运动可以缓解压力,促进新陈代谢,加速湿气排出体外。如跑步、健步走、游泳、瑜伽、太极等运动,有助于气血循环,加快水分代谢。体内湿气重或缺乏运动的人,常常会感觉身体沉重、四肢无力,但越是不爱运动,体内瘀积的湿气就越多。因此,适当运动对于排出体内湿气是很有好处的。

(四)坚持温水泡脚

夏季是人体阳气最旺盛的季节。脚是人体中离心脏最远的部位,最接地气,容易受寒。脚上分布着大量毛细血管,还是人体穴位最密集的部位之一。此时用温水泡脚能更好地刺激经络,振奋人体脏腑功能,促进体内毒素排出,从而达到祛湿、保健的功效。特别是脾胃不好的人,更适合夏季泡脚。但水不宜过热,避免出汗太多。可加入中药煮水泡脚,有助于活血利湿。艾叶、花椒各 15g,冬瓜皮、鸡血藤各 30g。

(五)穴位按摩

脾胃不好的人,可每日坚持按摩中脘穴(位于人体上腹部,前正中线上,当脐中上 4 寸),并可轻揉脐周。另外,也可按压足三里(在

小腿外侧,犊鼻下3寸,犊鼻与解溪连线上)。每天早晚按摩2次,每次各30下,可以增强脾胃功能,帮助清除体内湿气。

为了保持身体健康,长夏养脾正当时,不要错过好时机,否则会给疾病留下可乘之机。

盛夏如何防中暑

盛夏天气闷热,如果不注意很容易中暑。现在就把如何防暑的小知识告诉大家,为您提供一份清凉和舒适。

(一)人为什么会中暑呢?

人体的热是通过皮肤辐射、出汗以及呼吸发散的。夏季炎热,空气潮湿,不利于体内热的发散,尤其在炎热环境中时间过长,环境的温度高,不利于人体热的散出,会造成中枢体温调节功能失调,体内热量过度积蓄,从而引发中暑。

中医认为,夏季暑气当令,气候炎热,人若长时间在烈日下或高温中劳作,劳则伤气,暑热之邪乘机侵入而发病。《温病条辨》说:"暑温者,正夏之时,暑病之偏于热者也。湿温者,长夏初秋,湿中生热,即暑病之偏于湿者也。"也就是说,由于暑湿造成身体内伤,体内热毒聚集,津液耗损,阴阳失衡而致病。

(二)中暑都有哪些症状?

中暑分为轻症中暑和重症中暑。轻者主要表现为头痛、头晕眼花、恶心、呕吐、胸闷、胃肠不适等。重症者可出现发热(体温一般在40℃以上),烦躁不安,血压下降,继而可出现昏迷及抽搐,如治疗不及时会导致死亡。

(三)什么人容易中暑?

1. 首先是在高温下作业的人,由于环境温度高、劳动强度大,工作时间过长,房间闷热不通风,又不注意喝水降温,很容易中暑。

2. 一些身体素质较差或有慢性疾病的人,如心血管病患者体内热量不能及时散发而积蓄,糖尿病患者的机体对内外环境温度变化反应迟钝,有慢性肺部疾病的人呼吸、循环功能不畅而不利于体热散发,均易中暑。

3. 老年人由于皮肤汗腺萎缩和循环系统功能衰退,肌体散热不畅,容易中暑。

4. 孕产妇因怀孕或产后体力消耗大,身体虚弱,如在通风不良、温度较高的室内,容易中暑。

5. 婴幼儿各系统发育不够完善,体温调节功能差,皮下脂肪又比较多,对散热不利,容易中暑。

6. 一些急慢性感染性疾病患者,因细菌或病毒性感染可以使人体产生内源性致热原,让机体产热加速,使血管痉挛收缩,更不利于散热,容易中暑。

(四)如何防止中暑?

1. 尽量避免在日照强烈时外出或长时间作业,要采取必要的防护措施,如高温下工作时间不宜过久,尤其老年人、有慢性疾病的人、孕妇,避免长时间外出。

2. 保持室内通风,降低室温,室内起码要有电扇通风、降温。

3. 多补充淡盐水或含盐饮料。多食水果蔬菜如西瓜、苦瓜、黄瓜、甜瓜、西红柿等。

4. 盛夏酷暑适合穿透气、散热的棉质衣服。

(五)夏季用何种饮料能防中暑?

1. 夏季出汗较多,含淡盐的饮料可使体内的钠离子及时得到补充。
2. 绿豆汤、豆浆,解暑又降火,还有一定补充营养的作用。
3. 凉茶、绿茶、酸梅汤、菊花茶等清凉生津饮料,有益于解暑降温。
4. 中药茶,祛暑利湿降温。

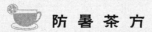 **防 暑 茶 方**

绿茶适量、藿香 5g、荷叶 10g、竹叶 6g、菊花 6g,以沸水冲泡 15 分钟。每日 1 剂,不拘时饮服。

（六）防中暑必备中药

藿香正气液（水、丸、胶囊）：有降暑解毒、化湿和中之效。有外感风热、内伤湿滞，表现为感冒、呕吐、腹泻的患者，均可使用。

十滴水：用于中暑引起的头痛、头晕、恶心、呕吐、胃肠不适等。在长途旅行、高温环境下工作时，可用此药预防中暑。

仁丹：能清暑祛湿。主治中暑受热引起的头昏脑涨、胸中郁闷、腹痛腹泻。

清凉油：能清暑解毒。可治疗暑热引起的头昏、头痛。

无极丹：能清热祛暑、镇静止吐。

（七）中暑的急救方法

1. 一旦中暑，马上将患者抬到阴凉通风的地方休息。

2. 解开患者衣领、裤带，让其呼吸顺畅、尽量散热，用酒精、冰水为患者擦身，扇风帮助降温、散热。

3. 及时给患者补充水分，最好喝凉的淡盐水，服用十滴水等应急药物。

4. 如患者中暑症状严重，要及时送往医院进行医治。

如何应对夏季空调对人体的影响

炎热的夏季，天气闷热，在有空调的房间里工作、学习、聊天，是十分惬意的事情，但如果不注意，也能惹病上身。空调房间与室外的温差较大，如果呆在低温空调房间时间过长，衣着单薄就会引起肩颈发僵、肢体沉重麻木、关节僵痛、周身乏力、皮肤干燥，有的出现头晕目眩、心悸，严重者可能会出现头痛、鼻塞流涕、咽喉痛、咳嗽、发热等感冒症状。这些症状可以称为"空调综合征"，如果不得到妥善治疗，也会成为很多疾病发生的基础，尤其一些有慢性疾病的人还可能引起急性发作。因此，在夏季应该特别注意正确使用空调。

（一）空调对人体有哪些影响

长时间处于低温环境会使血管收缩，血流不畅，肢体关节受冷受损，导致关节痛。由于室内与室外温差大，经常进出会感到忽冷忽热，造成人体的平衡调节系统失调，同时在封闭房间久呆，氧气不足也可引起头昏、头痛，而且"冷"感觉还可使交感神经兴奋，导致腹腔内血管收缩、胃肠运动减弱，出现消化道不适症状。如果身上有汗，马上进入低温空调房间，可能会汗闭，造成内热外感，肺气不宣，出现感冒症状，甚至发热。特别是平时有慢性呼吸道疾病如慢性支气管炎、慢性阻塞性肺疾病、支气管哮喘的患者，很容易因感冒引起疾病的急性发作。另外，有关节疾病和阳虚体质的人，也很容易引起身体不适。

另外，空调的过滤器可过多吸附空气中的阴离子，使室内的阳离子增多，阴阳离子正常比例失调，从而影响中枢神经系统的功能状态，出现临床症状。有空调的房间一般都较密封，通风差，室内负离子减少降低了其杀菌除尘作用，使室内细菌含量、二氧化碳等有害气体浓度增高，氧含量减少，如果室内还有人吸烟，将进一步加剧空气的恶化，在这样的环境中久呆往往会使人头晕目眩。

对于女性，寒冷刺激可影响卵巢功能，使排卵发生障碍，表现为月经失调等。现在妇科疾病中，寒凝血瘀的病例偏多，与女性不注意保暖，特别与夏季过分贪凉有很大关系，尤其是下肢长期暴露在低温下，会引起生殖系统的功能改变，对女性的肤色乃至养生都有很大影响。贪凉受寒引起的血瘀会在皮肤、面色上体现出来，包括面色黄暗、色斑等，多是因内分泌功能失调引起的。如果内因不改变，即便使用了再昂贵的化妆品，也无法使皮肤具有健康的光泽。

（二）出汗是人体正常的新陈代谢方式

中医认为，外邪致病主要为风、寒、暑、湿、燥、火六淫所致。六淫之邪均从肌表而入。空调引起的疾病正是在暑湿内热基础上，风寒之邪束表，闭郁体内，气血瘀滞，使毒素不能排出所致。古代著名中医张从正首创了"汗、吐、下"三法，通过让患者出汗、呕吐、泻下驱除体内的毒素，调遣自身正气，其中的汗法一直被现代中医临床使用。出汗是人体适应环境的一种自我调节现象，发挥着调节体温的功能，如果不出汗，就会把皮肤的排毒负担都转到了肾和肝上，无疑加重了这两个关键脏器的负担。《黄帝内经》讲："冬伤于寒，春必温病；春伤于风，夏生飧泄；夏伤于暑，秋必痎疟。"如果夏天不能正常出汗，病邪毒素就会潜藏体内,经过一定时期就会出现病状。特别是在办公室工作的人,上班是空调房间,出门是空调车,回家是空调房子,一个夏天几乎没有出汗的机会,这种过度的舒适剥夺了人体自然的调节排毒功能,是违背自然规律的,很容易造成疾病。中医理论认为:"春夏养阳,秋冬养阴。"夏至后是阳气最旺的时节,养生要顺应夏日阳盛于外的特点,避免过度消耗。这种长期暴露在空调下的生活方式,会导致阳气的耗散。

(三)如何正确应用空调?

应用空调时的室温究竟多少为宜呢? 一般认为,既舒适又不影响健康的室温应该是 26~27℃,室内外温差以不超过 5℃为宜。睡眠时还应再高 1~2℃。即使天气再热,室温也不宜调到 24℃以下。

特别需要提醒的是,不要在大汗淋漓时立即进入温度很低的空调房间,或直接让风扇劲吹,否则会造成汗闭,内热外感,寒邪闭郁体内,暑热外加湿气,促使邪气入里,从而导致暑湿感冒,出现发热、头痛、鼻塞恶心、身重如裹、周身不适等。空调引起的不适,在性质上属于寒、热、湿夹杂,不是简单的食疗就能解决,应该到正规的医院进行治疗。一般用中药效果较佳,以宣肺解表、清热健脾化湿为主,如银翘解毒颗粒、藿香正气胶囊等。

 ## 入秋时节话养肺之起居篇

中医素有秋冬养阴之说。秋天气燥,燥易伤肺。肺是喜润恶燥的。在干燥的气候环境中,人体可产生诸多津液亏虚的症状。比如,秋天肺脏受伤,多有咳嗽,常表现为干咳无痰或胶痰难咯,谓之"燥咳"。鼻乃肺之窍,喉、咽也分别是肺之门户和肺气之通道,秋燥所袭,往往会导致咽干、口燥、声哑等不适。鼻干燥或鼻衄于立秋之后尤为常见,故秋季养生之道在于养阴防燥。除了合理膳食外,良好的起居原则也是必不可缺的。

(一)积极锻炼,强身健体

秋季天高气爽,是户外活动的黄金季节。常言道:"动则不衰,用则不退。"晨起后要积极健身锻炼,提高人体的防御功能,使机体逐渐适应寒冷的环境,有利于避免诸多疾病的发生。但此时,因人体阴精阳气正处在收敛内养阶段,故运动也应顺应这一原则,即运动量不宜过大,以防出汗过多,阳气耗损;运动宜选择轻松平缓、活动量不大的项目。根据自身体质状况,可选择一些适合自己的锻炼项目,如太极拳、五禽戏、八段锦、登山、游泳、慢跑、散步、短程旅游等。长期坚持可达到通血脉、利关节、丰肌肉、增强心肺功能,延缓各脏器组织衰老的目的。如太极拳等传统健身运动对于增加肺活量,改善慢性呼吸系统疾病患者的肺功能,练习深沉而缓慢的呼吸具有很明显的作用,是老年人、体质虚弱者、慢性病患者最佳的锻炼方法。

(二)早睡早起,注意养生

秋季渐凉,日照减少,气温渐降,自然界的阳气由疏泄趋向收敛、闭藏,起居作息要相应调整,顺应节气变化,注意养生。《素问·四气调神大论》说:"秋三月……早卧早起,与鸡俱兴。"早卧,以顺应阴精的收藏,以养"收"气。早起,以顺应阳气的舒长,使肺气得以舒展。俗话说:"春乏、秋困、夏打盹。"入秋也应适当午睡,能使心血管系统舒缓,并使人体紧张度降低。

(三)适度保暖,提高御寒能力

民间常说"春捂秋冻"。在此季节,"秋冻"是有一定道理的,既要防寒保暖,又要尽量保持凉爽状态,让身体得以锻炼,增加机体抗御风寒的能力。避免穿衣服过多,否则汗液蒸发过多,会发生阴津伤耗、阴气外泄等情况,而应遵循秋天阴精内蓄、阴气内守的养生需要。此外,微寒的刺激,可提高大脑兴奋性,增加皮肤的血流量,使皮肤代谢加快,机体耐寒能力增强,如坚持冷水洗脸。当然"秋冻"还要因人、因天而异。若是老人、儿童抵抗力弱,进入深秋时就要注意保暖;若气温骤然下降,出现雨雪,就不要再"秋冻"了,应根据天气变化及时加减衣服,以稍做活动而不出汗为宜。秋季气候干燥,早晚温差较大,是一些细菌、病毒繁殖与传播的有利条件。对于老年人,特别是有慢性疾病的人,则要顺应气候变化,根据天气情况,及时增减衣服,适当防寒保暖,以防止感冒和引发呼吸道等各种疾病。

（四）修身养性，陶冶情操

秋季万物成熟，是收获的美好时节，但也是草叶枯落、花木凋零的季节，故有"秋风秋雨愁煞人"之言。在此时节，人们最易产生凄凉、忧郁等伤感情绪。因此，精神调养上要顺应季节特点，使肺气清降，以适应秋天容平之气，避免肃杀之气。保持内心宁静，情绪乐观，舒畅胸怀，抛开一切烦恼，避免悲伤情绪，减缓秋季肃杀之气对人体的影响。可外出旅游、适当娱乐、经常和人谈心，多进行一些户外活动，保持良好乐观的心态，有益于修身养性，陶冶情操。

总之，在金秋季节，我们除了享受凉爽的气候、丰收的果实以外，还要预防一些呼吸道疾患，防止秋燥伤肺，同时适当进行科学的调养，不仅可以强身健体，减少自身患病的机会，还可以减少慢性病的复发或加重，达到益寿延年的目的。

 # 入秋时节话养肺之膳食篇

《管子》记载："秋者阴气始下，故万物收。"《素问·四气调神大论》指出："夫四时阴阳者，万物之根本也。……逆其根，则伐其本，坏其真矣。"此乃古人调摄四时的宗旨。肺属金，与秋气相应，从季节养生角度看，金秋养肺最为适宜。中医养生素有"秋冬养阴"的原则，故秋季养生之道在于养阴防燥。

（一）秋季为什么养肺

秋季气清风寒，万物变色，早晚凉风时至，阳气渐收，阴气生长，也是人体阳消阴长的过渡时期。人体经过漫长的炎夏酷暑，机体各组织器官处于津液耗损的状态，易虚火上炎，出现"秋燥"。"肺为娇脏，喜润恶燥"，鼻乃肺之窍，同时肺主皮毛，与皮肤黏膜关系密切，所以立秋之后，鼻腔干燥尤为常见。如果再受风着凉，极易引发咳嗽、口干、鼻塞等症状，甚至旧病复发或诱发新的疾病。此外，"肺与大肠相表里"。肺与大肠有着密切的联系，肺燥下移大肠，肠燥则容易出现便秘。尤其是儿童、老年体弱患者，慢性呼吸道疾病、糖尿病、心脏病患者，以及长期疲劳、生活不规律等所致的亚健康状态者，由于对这种变化适应性和耐受力较差,因此容易被燥邪所伤。如果秋燥伤肺,则冬季来临时易出现肺系疾病,所以秋季养生要防燥。通过这个阶段对饮食起居、精神情志、运动等方面进行调摄,可增强体质,抗病益寿,提高自身免疫力,起到事半功倍的效果,为安然过冬做好准备。

(二)合理膳食,养阴防燥

肺是人体真气之源,肺气的盛衰关系到寿命的长短。秋季气候干燥,很容易伤及肺阴,使人患鼻干喉痛、咳嗽胸痛等病症,此时可以通过食疗达到生津润肺、补益肺气之功。秋季是补肺的最佳时机。中医一向讲究药食同源,很重视通过调节饮食提高人体的抗病能力,因此,通过养肺气以提高免疫功能的食疗的效果是值得肯定的。

秋季天高气爽、气候干燥,秋燥之气易伤肺。因此,防秋燥,重在饮食调理,其中适度饮水是秋天润燥、防燥不可少的保养措施。饮水以少量频饮为佳,"润物细无声"才能对口、鼻、咽、喉、食管,乃至气管产生更大的滋润作用。饮食宜选养阴清淡、滋润多汁之品,少食煎炒之物,多食新鲜蔬菜水果。蔬菜宜选用大白菜、菠菜、冬瓜、黄瓜、白木耳;肉类可选兔肉、鸭肉、青鱼等。多吃一些酸味食品以收敛肺气,如苹果、橘子、山楂、石榴、葡萄、芒果、樱桃、柚子、柠檬、猕猴桃等。多吃些滋阴润燥的食物,如莲藕、银耳、甘蔗、燕窝、梨、鳖肉、芝麻、核桃、糯米、蜂蜜等,以滋阴润肺,健身祛病,延年益寿。

银耳有补肺润燥之功,梨肉香甜可口,肥嫩多汁,有清热解毒、润肺生津、止咳化痰等功效,二者生食、榨汁、炖煮或熬膏,对肺热、阴虚咳嗽、支气管炎以及慢性肺部疾病都有较好的治疗效果。若与荸荠、蜂蜜、甘蔗等榨汁同服,效果更佳。百合银耳雪梨汤润肺清热,适用于肺阴虚者;枇杷梨皮川贝饮润肺止咳,适用于肺热;白萝卜,咳嗽、痰多者较为适宜;百合,以熬粥、煮水饮效果较佳;绿豆,适宜于内火旺盛的人;荸荠能清热生津,生吃、煮水均可。同时,由于人的个体素质差异较大,口干咳嗽者,尽量少食或不食辣椒、烈性酒等辛辣燥热之品及油炸、肥腻之物。辛味食物会使肺气更加旺盛,加重肺燥,还会伤及肝气。

初秋时节,天气仍较热,空气潮湿,闷热蒸人,且秋季瓜果成熟,难保不贪食过度,均会伤损脾胃,尤其是体质、脾胃虚弱的老年人和慢性病患者。

（三）中药调补,润燥养肺

秋季还可适当应用一些养阴生津润肺为主的中药,将其搭配在食物中食用,或煮粥烫汤饮用。这些药物如沙参、麦冬、石斛、玉竹、百合、杏仁、天花粉、芦根、龟甲、鳖甲、地黄等,都适合在秋季使用。黄芪大枣山药粥补肺气,适用于肺气虚,气短容易感冒者。服用时要根据自身的情况对症选食。当然,在使用这些药物时也要有所选择,"凡药能治病,一定要对症"。因此,强调必须在医师指导下,对症下药,忌滥用补药。

（四）饮食有节,避免寒凉过度

此外,秋天是收获的季节,瓜果很多,但要特别注意饮食卫生,保护脾胃。古书提到形寒饮冷则伤肺。秋季天凉了,气温下降,脾胃阳气不足,再多吃阴寒性质的水果、蔬菜,自然会伤到脾,使阳虚体质雪上加霜,导致阳气不振而腹泻、腹痛。因此,秋季不要吃太寒凉的食物,不宜吃太多瓜果,应节制冷食、冷饮,以保护胃肠。另外,也不能吃肥腻食物过多,以免伤及肠胃。

从中医五行生克来讲,肺属金,肝属木,金旺能克木,使肝木受损。因此,应适当吃点酸味食物,因为"酸入肝",可以强盛肝木,防止肺气太过对肝造成损伤。酸味食物可以收敛肝气,有保肝护肝的作用,但也不可过量。因为许多酸味食物,如醋、乌梅等,其酸味能刺激胃,对身体不利。

 ## 冬季呼吸系统疾病患者,应注意这些细节

每到冬季,呼吸系统疾病患者不免有些担心,怕自己会感冒,或由于其他原因发病住院,不但一次急性发作的住院消费远远超过了自己一年稳定期的医疗费用,更为严重的是,每次急性发作都会加重和导致肺功能恶化,增加死亡风险。

其实,冬季呼吸道感染是可以避免的。那么,需要注意什么才能

避免急性发作呢？下面就和大家分享冬季呼吸系统疾病患者应注意哪些细节，希望大家能保养好自己，健康度过冬天。

（一）对室内温度的把控

肺病患者对空气的温度是很敏感的，这就导致秋冬季节成为肺病患者发病的高峰时期。气温下降10℃则正常人鼻黏膜温度下降5℃，而慢性阻塞性肺疾病患者可能下降更多。环境气温下降时，人的鼻咽部温度一旦低至32℃以下就为病毒提供了合适的生存与繁殖条件，而且低温使鼻腔对病毒的灭活能力减弱，容易造成病毒感染。

因此，冬季室温以调节在18~22℃为宜，昼夜温差在4~6℃最好。所以，保持合适的室温很重要。如果家里用的是火炉采暖，也要注意保证室温的恒定，不要忽冷忽热，忽高忽低。

（二）室内避免刺激性气体

寒冷的冬天，一般居室都是比较密闭的，开窗通气次数远远少于温暖的季节，如果还要在室内吸烟的话，简直是给自己制造雾霾。有一项研究表明，在一间17m²、高2.6m的房间内吸一支烟后，空气中立即测得的污染数的数值，如一氧化碳、可吸入颗粒、甲醛、总挥发性有机物，在开窗30分钟后重复检测减少不多。而门窗紧闭的话，室内污染物长达3小时都没有减少。可见，室内污染的严重性。

避免刺激性气体，一定不能忽视对厨房的把关。我们提倡用蒸、煮、炖、焖、熬等烹饪方式，这些方法不仅不会产生刺激性烟雾，而且还会湿化空气。如果避免不了在厨房煎、炸、炒，应该在厨房配备较好的排气扇或抽油烟机，避免油烟对呼吸道的刺激。

（三）尽量避免漂浮的灰尘

户外空间大，空气中的风沙、泥尘对人体刺激小一些，而大量室内的灰尘常含一些蛋白质，具有某种抗原性，容易引起呼吸道疾病患者过敏。

室内通常可见的灰尘（又称屋尘）包括头皮屑、毛发，家蝇、蟑螂及其他小昆虫的尸体碎片，各种丝、棉、毛织品纤维及合成纤维等。

如果室内饲养宠物,那么屋尘还会有动物的毛屑、唾液和排泄物。屋尘中还含有数量不等的尘螨,每 1g 尘可含数百到 2 000 只螨。在室内居住,屋尘极易被吸入呼吸道而引起气道过敏,导致呼吸系统疾病发作。

因此,冬季要将屋尘降低到最低限度,首先要移走卧室内所有容易沉积灰尘的杂物,如地毯、沙发、多余的家具等。如果有条件,可以购置除尘螨仪。患者单独住一个房间,里面的陈设要尽量简单,墙壁、地板、天花板和床具、桌椅等要经常擦洗,随时保持清洁。在清扫时,坚持湿式扫地,以防尘土飞扬;床上用品,最好用吸尘器清扫。

(四)适当开窗通风

开窗通风对有取暖设备的北方家庭来说意义重大,一方面可以调节室内持续上升的温度,另一方面还可以净化空气,减少室内污染。开窗通风不但可以改善采光,而且阳光照射进来,紫外线还可以杀灭空气中的细菌和病毒。

(五)净化室内空气

如果能在室内养些花草,既能赏心悦目、陶冶情操,又能净化空气,一举两得。吊兰能吸收空气中的一氧化碳;天南星吸收乙烯;玉兰、蕙兰吸收二氧化碳、氯气、氟和二氧化硫;芦荟增加负离子,吸收二氧化碳释放氧气;片叶硕大的花草如滴水观音等,能吸收多种有害气体。但是过敏体质的人,不要在屋里养植或摆放有香味的花卉,以免引起呼吸道过敏,造成哮喘发作。

(六)外出注意保暖

中医认为肺为华盖,肺主皮毛,呼吸道最容易因受凉而得病,所以呼吸道疾病患者冬季外出要注意保暖,特别是头部和背部。中医认为,“头是诸阳之会”。体内阳气最容易从头部走散掉,如同热水瓶不盖塞子一样。因此,冬季要重视头部保暖。中医学称“背为阳”。冬季如背部保暖不好,则风寒极易从背部经络上的诸多穴位侵入人体,损伤阳气,所以这些部位保暖更为重要。冬季外出戴帽子,加一件羽绒背心,都是不错的选择。

（七）少到人员集中的地方

冬季感冒流行，尤其是流感，人员聚集的地方容易传染，如公共汽车、电影院、剧院、会场、超市等。呼吸道免疫力低下者，要尽量避免到人员集中的公共场合，以防止感染。

（八）适当屋外锻炼

人的生命在于运动，适当的体育锻炼可以提高免疫力，有呼吸道慢性疾病的人不宜太早出去锻炼，可以在八九点阳光充足的时间外出活动，做一些适合自己的运动，如漫步、快走、慢跑、太极拳、八段锦、呼吸六字诀等。不但可以增强耐寒能力，还可以增强机体耐力和呼吸道抵抗力。

 ## 冬季咳喘患者巧用药膳

慢性支气管炎是老年人最常见的疾患，秋冬寒冷季节常常反复发作。在秋冬之交，是预防本病发作的好时节，若此时调治可预防冬季发作，起到事半功倍的作用，这也是中医"治未病"思想的体现。西医学研究证明，肺的防御系统与饮食中的蛋白质、含硫氨基酸、核酸、维生素 A、维生素 C、维生素 E 及微量元素铜、铁、硒等关系密切。中医认为，老年慢性支气管炎长期不愈与肺脾两虚、肺肾不足有关。因此，对慢性阻塞性肺疾病和慢性支气管炎患者来说，在疾病缓解期，不仅要注意防寒保暖以预防感冒，还要注意饮食营养，如经常服用健脾养肺、补肾的药膳，可以大大提高免疫力。

（一）黄芪乌鸡汤

取黄芪 60g，乌鸡 1 只。将乌鸡去毛和内脏，切块，放砂锅中与黄芪共炖，鸡肉熟烂后，加调味品，饮汤食肉，可分 3~4 次食用。每周服用 2~3 次，坚持 1 个月。

乌鸡含 18 种氨基酸和 18 种微量元素，其中烟酸、维生素 E、磷、铁、钾、钠的含量均高于普通鸡肉，胆固醇和脂肪含量却很低，是营养价值极高的滋补品。黄芪"入肺补气，入表实卫"，为补气诸药之最，与具有滋肾养血的乌鸡同炖,共起益气养肺、固表防感、滋肾养血作用,服用后能显著增强机体防御能力。

(二)虫草老鸭汤

取冬虫夏草 15g、老鸭 1 只,将虫草放于老鸭腹内,加水炖熟。

冬虫夏草是一味名贵的滋补药品,既补肾精又益肺,与滋阴补虚的老鸭同用,可起到补虚损、益肺肾、止喘的作用。

(三)四仁鸡子羹

白果仁、甜杏仁各 1 份,胡桃仁、花生仁各 2 份,共研末。每日清晨取 20g,鸡蛋 1 个,煮羹 1 小碗服用,连服半年。一般从初秋开始,经常服用,到次年春暖花开时。此方有扶正固本、补肾润肺、纳气平喘之功效,对咳喘日久的患者较为适用。

(四)山药莲子百合粥

大米 100g,干百合 30g,干山药 20g,莲子 15g,枸杞 10g,冰糖适量。山药、百合、莲子用冷水浸泡半小时,与大米同煮,常服用有健脾补肺益肾之功效。

(五)人参蛤蚧糯米粥

蛤蚧粉 20g,人参粉 10g,糯米 100g。先将糯米煮成稀粥,待粥热时加入蛤蚧粉、人参粉搅匀,趁热服。有补肺肾、益元气、平虚喘之功效。适用于肺肾两虚的慢性阻塞性肺疾病、老年慢性支气管炎患者服用。

(六)三子猪肺汤

苏子 10g,莱菔子 15g,葶苈子 30g,猪肺半具洗净,调料桂皮、生姜、食盐适量,清水煮。适用于慢性支气管炎、慢性阻塞性肺疾病、气喘、痰多的患者。此方有补肺、止咳平喘化痰功效。猪肺味甘,微寒,有止咳、止虚嗽、补肺、治肺痿、治咯血之功效;苏子、葶苈子止咳、降气平喘。

(七)胡桃山萸肉粥

怀山药 50g,山萸肉 40g,胡桃肉 50g,粳米 100g。先将怀山药、山萸肉煎取浓汁,然后将药汁与粳米同煮,再将胡桃肉直接放入锅内同煮,日服 1~2 次,有补肾益精之功效,适合肾虚型老年慢性支气管炎、慢性阻塞性肺疾病患者食用。

 ## 冬季补肾你做到了吗?

不知不觉,冬天来了,这是养护肾的好时机。《灵枢·本神》说:"智者之养生也,必顺四时而适寒暑。"《黄帝内经》还有"春生""夏长""秋收""冬藏"的说法。从阴阳五行来说,肾主水属冬,冬季主藏,天地间阴气愈盛,阳气潜藏。养生则宜顺应自然界闭藏之规律,以敛阴护阳为根本。肾是先天之本,生命之源,肾的健康直接决定了人的健康。许多衰老和疾病都与肾脏息息相关。因此,对于各种类型的肾虚都不可以掉以轻心。若不及时进行调治,造成脏腑功能失调,会引起多种慢性疾病的发生,并加快人的衰老。

虽说"肾是先天之本,生命之源",但"年龄和时间"不是衰老的绝对原因,比如我们常见到一些 50 岁的人甚至比 40 岁的还显得年轻有活力。重要原因是他们肾气强,所以养肾是抗衰防老的关键!

肾的主要生理功能是藏精生髓,主水,主骨,主纳气,开窍于耳,其华在发。中医有"肾虚乃百病之根"以及"久病及肾"的说法。可见,由于肾劳伤引起的肾虚是很多疾病的根源。人体是一个相互联系和制约的整体,肾虚不但会使自身功能减退,还可影响到全身其他脏腑的功能,从而影响健康。

大家都知道,为了确保出行安全,汽车行驶一段时间就需要保养一次。那么同样,对于生命之源的肾脏,对于人的健康起到很重要的作用,所以也要经常调理,才能使我们保持旺盛的生命力。那么,当你肾虚时有什么症状呢?

下面这些症状说明你可能肾虚了。

※ 头发枯黄,过早白发,易脱发。

※ 常有腰酸背痛,全身无力,易疲劳困倦,休息后不能缓解。

※ 经常失眠或经常做梦,晨起仍觉很累。

※ 畏寒、四肢怕冷,冬季更明显。

※ 常感双腿无力,足跟痛。

※ 潮热、盗汗,自汗,虚汗,头晕、耳鸣、牙齿松动。

※ 记忆力下降,注意力不集中。

※ 夜尿增多,小便无力,总有排不尽的感觉。

※ 月经不调,不育等。

※ 性欲差,夫妻生活不和谐。

如果有以上 1~2 种症状,就说明肾脏已经发出了警报,这时候就要开始调养了。

常用药物有六味地黄丸、金匮肾气丸、杞菊地黄丸、左归丸、右归丸等。需要根据医师辨证的是阳虚还是阴虚,才能对证使用。俗话说:药补不如食补。五谷养五脏,中医所说黑色食物多入肾,可补益肾精,使头发乌黑光泽。如黑芝麻、黑豆、黑米、紫米、黑木耳等。其中,黑芝麻是许多中医师喜爱的养生食物。另外,一些坚果可以补肾,如核桃每天吃两个,对肾是很有益处的。如果时间紧张,每天早上吃一碗黑芝麻糊、核桃粉也不错。一些蔬菜水果,也可补肾,如山药、韭菜、桑椹。羊肉、牛肉、狗肉、猪肉、鸡肉、海虾、海参等也可补肾。

 食疗养肾方

1. 芝麻核桃黑豆粥　芝麻核桃黑豆粥出自宋代《太平圣惠方》,由黑芝麻、核桃、黑豆、红枣、血糯米、葛根、莲子、茯苓、芡实、小麦、枸杞等 11 味配伍组成。

2. 补肾壮腰方　用于肾虚引起的腰膝酸软、下肢无力、遗精早泄、头晕健忘等。

做法:羊肉 500g 煲汤至肉烂,加入山药 250g(切成块),肉苁蓉 30g、杜仲 30g 文火炖半小时,酌加调料即可。

用于肾气虚损、肾阳不足引起的尿频、腰痛、乏力倦怠、阳痿早泄、遗精、头晕、耳鸣等。

防肾虚的妙招

预防肾虚首先要注意休息,劳逸结合,通过锻炼减轻压力,可强身健体。

1. 生命在于运动,每天坚持运动,常走步、慢跑、打太极拳、练八段锦、练六字诀,有利于增强肾的功能,强壮身体。

2. 每天自我按摩腰部　两手掌对搓,至手心热后,虎口相对沿带脉向后滑动,手放至腰眼部,手掌向皮肤,上下按摩腰部,至有热感为止。早晚各 1 次,每次约 30 下。

3. 每天搓脚心　两手对掌搓热后,以左手擦右脚心,以右手擦左脚心,早晚各 1 次,每次搓 100 下。

4. 每天做提足跟和缩肛运动　全身放松,自然呼吸;吸气时,提足跟缩肛,呼气时足跟放下、肛门放松,反复进行 30 次左右。

冬季是养护肾脏的最佳时期,不仅能增强人体抵御寒冷的能力,而且还可提高人体免疫力和抗病能力,延缓衰老。

 雾霾与呼吸道疾病

近年来,大气污染对人体健康的影响越来越受到关注,尤其是雾霾,已成为人类健康的劲敌。

雾霾是雾和霾的结合体。雾是由大量悬浮在近地面空气中的微小水滴或冰晶组成的气溶胶系统。空气中的灰尘、硫酸、硝酸等颗粒物组成的气溶胶系统造成视觉障碍的称灰霾,成分包括数百种大气化学颗粒物质。其中,细颗粒物(PM2.5)指环境空气中空气动力学直径小于等于 2.5μm、大于 0.1μm 的颗粒物,是构成雾霾天气的主要原因,同时也与人体健康的关系最为密切。雾霾对身体有很大的影响,尤其是呼吸系统。每次呼吸,大约会吸进肺中 50 万个微粒。雾霾天气比较严重的地区,呼吸道疾病发病率呈现明显上升趋势。具体来说,空气中的 PM2.5 可随呼吸进入支气管、细支气管,最后沉降于肺泡,对呼吸系统造成刺激,影响肺功能,引起支气管炎、肺炎,促发哮喘,加重老年慢性支气管炎、肺气肿和慢性阻塞性肺疾病等疾病,也是造成肺癌的重要原因。

研究表明,空气动力学直径在 2.5μm 以下的颗粒物,75% 在肺泡内沉积,其中有些甚至可以穿过肺泡间质进入循环系统,对心血管、脑血管、神经系统都有影响。第65届美国老年医学协会年会报道,空气中PM2.5每增加10μg/m³,人的脑功能就会衰老3年。哈佛大学研究证明,阴霾天中的颗粒污染物不仅会引发心肌梗死,还会造成心肌缺血或损伤。

那么,如何预防雾霾天气对人造成的伤害呢?

1. 中医认为"虚邪贼风,避之有时",所以雾霾天气时尽量减少外出,是自我保护最有效的办法,可减少感受邪气的机会。尤其是老人、儿童及患有慢性呼吸道疾病的易感人群,应尽量待在室内,关好门窗。

2. 必须出门则要做好自我保护,应佩戴防霾口罩。

3. 外出后,回到室内要做三件事:洗脸、漱口、清理鼻腔。

4. 多食清肺润肺食品。首选百合,具有润肺止咳、养阴、清心安神之效。清肺的食物如胡萝卜、梨、黑木耳、豆浆、蜂蜜、葡萄、大枣、石榴、柑橘、甘蔗、柿子、百合、萝卜、荸荠、银耳等,可润肺降气化痰。另外,多吃一些保护黏膜组织的食物,如深绿色蔬菜和水果,这些食物富含β胡萝卜素,可在人体内转化成维生素A,能有效增加呼吸道黏膜的防御能力。

5. 雾霾天气时宜选择较为合适的室内活动。比如游泳、打乒乓球、打羽毛球,以及借助健身器材的运动,可谓是雾霾之下的锻炼首选。另外,室内练习太极拳、八段锦、六字诀等,均适合肺功能损伤人群参与。

 吸烟对健康的危害有多大

吸烟是一种全世界流行的不良生活习惯,是呼吸系统和多种心、脑血管疾病的主要危险因素。吸烟时,烟雾中的烟焦油、尼古丁、一氧化碳、一氧化氮等进入人体,对呼吸道、心血管、胃肠道、神经系统和肝、肾等器官造成不同程度的损害。长期吸烟不仅可以导致慢性阻塞性肺疾病、肺癌,还可导致舌癌、喉癌、食管癌、胰腺癌、肾癌、膀胱癌等多种癌症。

那么,吸烟究竟能造成多大危害呢?

（一）呼吸系统

烟草燃烧的烟雾通过呼吸道吸收入肺，许多有毒物质通过全身循环到达各器官，因此吸烟与呼吸系统疾病关系密切。

1. 吸烟与慢性支气管炎、慢性阻塞性肺疾病、肺气肿　吸烟是慢性支气管炎、慢性阻塞性肺疾病（COPD）、肺气肿的主要患病原因之一。烟雾中的氢氰酸和丙烯醛可破坏支气管黏膜上的纤毛，削弱纤毛排痰和排出异物的功能，降低呼吸道防御能力，增加上述疾病的发病率。

实验研究发现，长期吸烟可使支气管黏膜纤毛受损、变短，黏膜下腺体增生、肥大，黏液分泌增多，一方面影响纤毛的清除功能，另一方面黏膜的慢性炎症增生以及分泌物容易阻塞肺的细支气管，影响肺功能。肺功能检查显示，长期吸烟者，容易形成小气道阻塞，肺的顺应性、通气功能和弥散功能均降低，即使年轻的无症状吸烟者也有轻度肺功能减退。

肺健康研究发现，停止吸烟是最好的、也是唯一的维持和改善早期 COPD 患者肺功能的方法。吸烟对女性肺功能的影响较男性更为明显。所以，避免二手烟的吸入也是十分重要的。

2. 吸烟与哮喘　吸烟诱发哮喘，主要取决于烟中所含的焦油、尼古丁和氢氰酸等多种有害成分。尼古丁作用于自主神经，可刺激迷走神经而引起支气管痉挛；焦油可引起支气管黏膜上皮的增生和变异；氢氰酸损害支气管黏膜上皮细胞及其纤毛，使支气管黏膜分泌黏液增多，气道阻力增加，减弱肺的净化功能和纤毛活动能力，反射性引起支气管痉挛。

所以，吸烟可直接或间接引起支气管痉挛，从而诱发哮喘。研究认为，烟草烟雾是导致哮喘的一个重要触发因素。有研究认为，被动吸烟能加重哮喘儿童临床症状，导致儿童肺功能下降和气道高反应性，可使哮喘患儿最大呼气流速（PEFR）下降、哮喘症状增多及支气管扩张剂使用量增加，且与每天被动吸烟的时间有关。因此，防止被动吸烟，对哮喘患者的健康也非常重要。

3. 吸烟与肺癌　研究表明，吸烟是肺癌的重要致病因素。烟雾中的尼古丁、苯并芘、亚硝胺和少量放射性元素钋等，均是具有毒性和致癌作用的物质,特别易诱发鳞状上皮细胞癌、腺癌、小细胞未分化癌。所以,停止吸烟可减小肺癌患病的风险。吸烟可降低免疫细胞的活性,削弱机体对肿瘤细胞生长的监视、杀伤和清除功能,同时可引起肺细胞中的 DNA 变异。吸烟量与肺癌之间存在着明显量-效关系,而且吸烟的年龄越小、时间越长,吸烟量越大,肺癌的发病率和死亡率越高。

4. 吸烟与肺结核　吸烟刺激咽喉、气管和肺,诱发咳嗽,破坏支气管内皮细胞表面的纤毛,降低呼吸系统防卫能力,易致呼吸道感染。吸烟使局部抵抗力降低,致使结核菌感染概率增高,更有可能使病灶进展扩散,促进结核病的发生和病变活动。

患了肺结核后仍继续吸烟,其咳嗽、咳痰症状就会在原来病变基础上加重,而且咳嗽引起的肺内压增加,使血管容易发生破裂而出现咯血,甚至大咯血,从而危及生命。吸烟者伴有咳嗽、咳痰,常常容易掩盖肺结核初期的临床症状,延误结核病的发现和诊断。

(二)消化系统

1. 胃肠道疾病　吸烟引起血管收缩,抑制胰液、胆汁的分泌,同时引起胆汁反流,破坏胃黏膜屏障,造成消化吸收障碍。烟草中的烟碱可降低幽门括约肌的肌张力,使胆汁易于反流,从而削弱胃、十二指肠黏膜的防御因子,容易引发慢性炎症和溃疡,并延迟原有溃疡面的愈合。吸烟还抑制胰腺分泌碳酸氢钠,致使十二指肠酸负荷增加,诱发溃疡和食管炎等多种消化道疾病,增加长期吸烟者患胰腺癌的概率。

此外,吸烟降低食管下括约肌的张力,易造成反流性食管炎。吸烟者在夜间分泌的胃酸、胃蛋白酶等物质比不吸烟者要多 59%~92%,这会增加胃病的发病率。一个每天吸 15~20 支香烟的人,易患食管癌致死的概率比不吸烟者高 4 倍。

2. 肝脏疾病　烟草中含有许多对人体有害的物质,需经肝脏解毒,因此吸烟会加重肝脏的负担,影响肝功能。

研究发现,吸烟能加快原发胆汁性肝硬化患者的肝纤维化进程。目前认为,烟草中含有大量可能有肝毒性的物质,包括尼古丁,这些物质激活细胞因子,包括白介素-1(IL-1)、白介素-6(IL-6)、白介素-13

（IL-13）、肿瘤坏死因子 -α（TNF-α）及纤维形成的中间产物,诱发一连串潜在的组织纤维化病理改变,尤其是对肺和肝的影响较大。

吸烟不仅可以增加慢性肝病患者肝组织的炎症程度,加快肝纤维化进程,影响治疗效果,而且还加重酒精对肝的致病影响,促进肝硬化患者失代偿的发生,诱发肝癌。尤其是乙肝表面抗原阳性者吸烟,患肝癌的可能性会大大增加。

3. 胰腺癌　吸烟是目前确定的胰腺癌发生的危险因素。烟草中的致癌物被吸入后可通过血液循环到达胰腺,使非活动性的致癌物前体变为活动性的致癌物,分泌后进入胆汁,然后从胆管到达胰腺导管造成癌变。

另外,吸烟可使血液脂质水平升高,同时抑制胰液、胆汁的分泌,增加患胰腺癌的危险性。有报道表明,随着吸烟量的增加,胰腺癌的发生风险逐渐上升。每天吸烟大于 20 支的人群,胰腺癌的发病风险是不吸烟者的 2.6 倍。

（三）心脑血管

吸烟是许多心脑血管疾病的主要危险因素。吸烟者冠心病、高血压、脑血管病及周围血管病的发病率均明显升高。

吸烟对心血管系统有慢性损伤作用。烟雾中的焦油、尼古丁、一氧化碳被吸入肺后,迅速弥散到血液中进入体内循环。尼古丁直接作用于血管运动中枢,并刺激肾上腺素、去甲肾上腺素的释放,引起末梢血管收缩,血压升高,加速血小板聚集与血栓形成、升高血中低密度脂蛋白和胆固醇水平,诱发冠状动脉痉挛,导致心脏缺血、缺氧,而产生一系列心血管疾病。

一氧化碳直接损伤血管内皮系统,损害血管内皮的完整性,增加血管壁通透性,促进动脉壁粥样斑块的形成并使之加剧;还与血红蛋白竞争性结合,降低血红蛋白的携氧能力,导致或加重组织器官缺氧,从而诱发冠状动脉痉挛。由于组织缺氧,造成代偿性红细胞增多症,使血黏滞度增高。

此外,吸烟可使血浆纤维蛋白原水平增高,导致凝血系统功能紊乱;还可影响花生四烯酸的代谢,使前列环素（PGI_2）生成减少,血栓素 A_2 相对增加,从而使血管收缩,血小板聚集性增加,促进冠心病的发生和发展。由于心肌缺氧,使心肌应激性增强,有冠心病的吸烟者更易发生心律失常,发生猝死的危险性增高。

(四)口腔及咽喉部

烟草的烟雾通过口腔吸食。烟雾中的致癌物质刺激所接触到的组织,使其容易发生癌变。在中国,吸烟可显著增加口腔癌的发病风险,同时口腔癌的发病风险随着吸烟年份或每天吸烟量的增加显著增加。

(五)眼睛

烟草燃烧的烟雾对眼睛有刺激性,可使眼结膜充血、泪液分泌增多。科学研究发现,吸烟正成为危害眼睛健康的大敌;老年性白内障、年龄相关性黄斑变性和视网膜缺血性疾病、前部缺血性视神经病变和眼病等均与吸烟有关。这可能是由于烟草中的尼古丁和一氧化碳改变血液黏度,使血小板聚集性升高,容易形成血栓,从而引起眼部血管病变、视网膜血管病变。烟草中的脂质过氧化物、重金属物质在晶状体内的富集都造成了对晶状体的损害。

(六)男性生殖系统

已经证明,烟草中的尼古丁有降低性激素分泌和杀伤精子的作用,可使精子数量减少、形态异常和活力下降,减少受孕机会。吸烟还可造成睾丸功能损伤、男子性功能减退和性功能障碍,导致男性不育。

烟草成瘾是一种病

进入 21 世纪,关于吸烟危害健康的新的科学证据不断被揭示。我国是世界上烟草生产和消费最大的国家,吸烟率在 37% 以上。有资料统计,我国现有烟民 3.2 亿,另有约 10 亿不吸烟人群遭受二手烟的危害;吸烟已成为影响人民健康与社会发展的重要问题。

长期以来,人们一直将吸烟,包括吸烟成瘾看作一种习惯,并没有将其视为一种疾病。香烟烟雾中的尼古丁是一种可以使人成瘾的物质,使得吸烟者产生烟草依赖。1998 年,世界卫生组织正式提出烟草依赖是一种慢性病,并列入国际疾病分类。

烟草依赖又称尼古丁依赖,特点为无法克制的尼古丁觅求冲动,以及强迫性、连续使用尼古丁,以体验其带来的欣快感和愉悦感,并避免可能产生的戒断症状。对于大多数吸烟者来说,使用烟草都有可能产生依赖,这种依赖与使用苯丙胺(安非他明)和可卡因引起的药物依赖雷同。

烟草依赖为有害于无形,致害于长远,可导致多系统损害。尼古丁对人体最显著的作用是对交感神经的影响,它可以刺激肾上腺分泌肾上腺素,从而导致呼吸兴奋、血压升高,短期内会使吸烟者感觉喜悦、头脑敏捷、脑力增强、焦虑减轻和食欲抑制等。但大剂量的尼古丁会对自主神经、骨骼肌运动终极胆碱能受体及中枢神经系统产生抑制作用,导致呼吸肌麻痹、意识障碍等。长期吸入可导致机体活力下降、记忆力减退、工作效率低下,甚至造成多种器官受累的综合病变。吸烟可以造成人体多种疾病,比如慢性支气管炎、慢性阻塞性肺疾病、冠心病、糖尿病、恶性肿瘤等等。烟草烟雾中含有几十种已知的致癌物,这些致癌物会引发机体内关键基因突变,使正常生长控制机制失调,导致细胞癌变和恶性肿瘤的发生。世界卫生组织(WHO)公布的资料显示,肺癌无论是发病率还是死亡率,均居全球癌症首位,其中吸烟是患肺癌的重要因素。另外,吸烟使慢性阻塞性肺疾病的患病概率大大增加。

目前已有许多有效的方法帮助吸烟者摆脱烟草依赖,如关于戒烟的简短建议、药物治疗、戒烟咨询、尼古丁替代疗法,以及1个月以上的住院干预等等。目前,已有多种戒烟药物可供使用。在WHO建议使用的戒烟辅助药物中,一线药物包括尼古丁替代疗法(NRT)类产品(包括尼古丁贴片、尼古丁咀嚼胶、尼古丁鼻喷剂、尼古丁吸入剂和尼古丁舌下含片)、盐酸安非他酮和伐尼克兰;二线药物是指在一线药物无效时,临床医师可考虑选用的药物,如可乐定、去甲替林。如果你想戒烟,可以到医院戒烟门诊寻求帮助。

 痰为百病之源

说到"痰",人们往往会想到从口中吐出的"痰"。实际上,中医学中"痰"的概念非常广泛,包括"有形之痰"和"无形之痰"。有形之痰指咳吐而出的看得见的痰液。另外,还有一种看不到的痰,它与很多疾病有关,如头晕目眩、神昏或癫狂、中风等。这种看不见的痰,就是无形之痰。

(一)痰为百病之源

痰是体内脏腑功能障碍时的病理产物;主要由肺、脾、肾三脏功能失调,影响津液的正常输布与排泄,以致水湿停聚而成。

湿气凝聚在体内,成痰成饮,导致经络不畅,气血阻滞,痰瘀互结而积聚在身体各处。痰可上达头面,下至脚足,内置脏腑,外渗肌肤,从而诱生百病,如肿瘤、乳腺增生、中风、高血压、肥胖、动脉硬化、肺结节病、支气管炎等。人们常说"百病皆由痰作祟""顽痰生怪症",就是这个道理。

(二)脾为生痰之源

脾主运化,将食物和水化成水谷精微,然后再把这些营养物质运送至全身。如果经常劳倦、饮食不节,过贪肥腻寒凉、思虑过度,都能伤脾,使脾失健运,运化功能减退,造成水湿内停,凝结成痰。临床上常见面色萎黄、神疲乏力、四肢困重、食欲减退、腹胀便溏、咳喘痰多等,多是由脾虚导致的。

建议脾虚的人用健脾利湿的药品及食品来调理。药物如参苓白术丸、二陈丸。食补可常吃薏苡仁、茯苓、白扁豆、山药、莲子、芡实、干姜、大枣等。

(三)肺为储痰之器

肺主呼吸,调节气的出入和升降,负责将脾运化的水液从肌肤皮毛散发出去,即通调水道。当邪气侵袭肺时,肺的宣发功能失调,津液便停留在肺内,凝聚成痰,引起肺气上逆,造成咳嗽、吐痰。所以说,脾为生痰之源,肺为储痰之器。当脾虚运化失调,肺宣发功能失常时,痰就会多,造成咳喘。中医认为土能生金,脾为土,肺为金。所以,临床治疗时,对于痰多的人,除了化痰止咳平喘之外,还应该补益脾气,增强脾的运化功能,则治疗效果会更好。

中医认为肺为娇脏、主皮毛,而防肺生痰的最好办法是防止外邪伤肺或久病损伤肺气,因此,平时要注意防寒保暖,免得外邪侵袭肺部,造成肺宣发和通调水道的功能失常,使痰液聚集。

补肺食品可选用白色为主的食物,如银耳、百合、梨、荸荠、山药、西洋参、冬虫夏草等。肺喜润恶燥,平时要少吃油炸、辣椒等温燥上火之品,以防伤津化燥。

(四)肾为生痰之本

中医有"肾为生痰之本"之说,因为脾阳根于肾阳,肾阳充足是脾阳健旺的根本,也是正气内存的根本。肾主水,有气化水湿的功能。当肾阳虚衰时,气化水液功能失调,也会出现水湿积聚,甚至出现水肿。所以痰湿也追根于肾,而在临床治疗上,健旺脾阳的同时,也应适当配入温补肾阳之品,如附子、肉桂、细辛、淫羊藿、吴茱萸等。

补肾食品可用枸杞子、核桃、桑椹、黑芝麻、甲鱼、肉桂、狗肉、牛肉等。

(五)血瘀化痰

中医认为,津血同源。津液病变可以导致血液的病变如血瘀的形成,同时血液的病变也会导致津液的病变,如血瘀导致脉中津液运行不畅从而产生无形之痰。张景岳在《景岳全书·杂证谟》中言:"而痰涎本皆血气,若化失其正,则脏腑病、津液败,而血气即成痰涎。"而且,此种无形之痰往往与瘀血共同为患,表现之一就是痰瘀阻络,如很多肺系病,就是因为肺中有血瘀造成无形之痰所致。因此,临床上常用活血化瘀、化痰通络法治疗。

(六)有形之痰

一般多指能咳出、看得见的痰液。

1. 寒痰 痰呈白色、较稀;患者舌苔薄白,怕冷,喜欢喝热的。这种情况多是受了风寒之邪引起。

2. 湿痰 痰为白色黏稠或白色泡沫;患者有身体沉重、易疲乏或大便稀溏等症状,舌苔薄白或白腻。

3. 热痰 痰黄黏稠,由热邪侵肺或受风寒后入里化热而来;患者怕热,喜欢喝凉的,舌红苔黄。

4. 燥痰　痰黏少、不易咳出;患者感觉口干、咽燥,舌苔薄黄或薄白。

（七）无形之痰

无形之痰是由于机体气滞血瘀或阳气衰微,脾肺肾功能失调、不能正常运化津液,使体液停留积聚,逐步蕴结而成,往往不被人们所察觉。

全身很多疾病,如头晕目眩、恶心呕吐、食欲不振、神昏癫狂、中风以及体内各脏器和器官的结节、肿瘤等,都可能由无形之痰引起。痰在体内,是百病之源,无形之痰比有形之痰更可怕,因此要保持健康,就要在日常生活中注意健脾护肺养肾,以杜绝生痰之源。

 食物中也有止咳化痰药

咳嗽、咳痰是呼吸系统疾病的常见症状,也是生活中常困扰大家的问题。其实,我们生活中所吃的食物就有很多化痰的好药,有助于疾病恢复。下面让我们一起了解一下。

（一）陈皮

陈皮为芸香科植物橘及其栽培变种的干燥成熟果皮。橘属常绿小乔木或灌木,分布于长江以南各地区。10—12月果实成熟时,剥取果皮,阴干或通风干燥。橘皮入药以陈久者为良,故名陈皮,因为陈久之后,没有燥烈的性质,长于理气化痰。陈皮常用于痰多咳嗽等症。另外,陈皮辛散温通,气味芳香,健脾开胃理气,也常用于胸腹胀满、湿阻中焦、脾胃虚弱、消化不良、食少便溏等。通常单独用陈皮作为饮料,也可以与其他食物或药物同煲为茶剂,对化痰有益。

另外,我们平时吃的橙、柑、橘、柚的新鲜果皮,都能理气化痰,并且所含的丰富维生素C还有养生价值。将橘皮制成橘皮酱或橘皮啫喱,也是有益的食品。除了皮之外,还有一层白色内膜,叫橘白或柚白,也有轻微化痰的作用。在橙橘之内,还有一种网络状的细丝叫橘络,其性味苦、平,功能化痰理气通络,适用于痰滞经络,咳嗽、胸胁作痛等症。

（二）橘红

橘红为芸香科植物橘及其栽培变种的干燥外层果皮,最早记载于《本草纲目》。广东省化州生产的,称"化橘红",最早记载于《本草纲目拾遗》。在秋末冬初果实成熟后采摘,然后用刀削下外果皮,将橘皮剪成八瓣,晒干之后好像爪甲一般,又名"八爪橘红"。橘红散寒燥湿,理气化痰,宽中健胃;其成分柚皮苷有一定抗炎作用。化橘红的有效成分有显著祛痰止咳作用。

（三）萝卜

萝卜在医书上称莱菔。《本草从新》说莱菔"能破气除痰",李时珍说它能"停喘除痰"。白萝卜是我国古老的蔬菜之一,古时候称"仙人骨",意思是像仙人的骨骼一样有灵气。医药学家李时珍这样赞赏萝卜:"可生可熟,可菹可酱,可豉可醋,可饭,是蔬中之最有利者。"民间也有"十月萝卜赛人参"的说法。白萝卜具有化痰止咳、消炎理气、促进肠胃消化以及抗氧化作用。通常家庭可用萝卜与海蜇一同伴食,或做成白萝卜汤食用。它的种子,名为莱菔子,专门作化痰消食之用。中医祛痰的经典方剂三子养亲汤中就有莱菔子,用于慢性支气管炎,驱除腻痰和黏液。

（四）雪梨

雪梨是常见的水果,味甘性寒。医学研究证明,梨确有润肺清燥、清热止咳化痰、养血生津的作用。梨又有降低血压和养阴清热的效果,所以高血压、肝炎、肝硬化患者常吃梨有好处。中国民间有"生者清六腑之热,熟者滋五脏之阴"的说法。所以,生吃梨能缓解上呼吸道感染患者的咽喉干、痒、痛、音哑,以及便秘、尿赤等症状。冰糖蒸梨能够滋阴润肺,止咳祛痰。雪梨可与川贝母粉同炖,是化痰止咳的有名食疗品。

（五）竹叶

竹是中国的名产,其中有一种名为淡竹,它的叶子有清热化痰的力量。在淡竹的茎枝上，薄薄地刨出一层表皮，名为"竹茹"。将淡竹烧沥，也有一种液体流出，名为"竹沥水"，也是化痰的名剂。竹沥得来不易，通常用竹蔗水，作为清热饮料，用意相仿。

（六）猴枣

猴枣是猴科动物猕猴等的肠胃结石，如鸽蛋大小，色如黑枣、晶莹光滑。这是一种胆质结石，作为化痰物质应用，古代称之为治热痰圣药。可以用猴枣 0.3~1.5g，与杏仁粉和匀，酌取少许调水吞服，作为小儿化痰剂。本品能清热化痰，安神消积，常用于小儿痰多咳喘、发热不退、惊悸不眠等症。比如临床上儿科常用的猴枣散，就是典型代表。

（七）马宝

马宝为马科动物马胃肠中的结石，能治癫狂。它的主要作用在于化痰，所以可作为化痰剂。对于痰多壅塞，凝结不化，可用马宝做辅助治疗。应用时，先将马宝研成粉末，然后用开水与杏仁霜一同调服。马宝的用量，每日 0.9~1.5g。其性平和，多用亦无流弊，不但能化痰，还能镇静神经。

（八）猪胆汁

猪胆汁作为中药，味苦、咸，性寒，入肝、胆、肺、心、大肠经，有消炎平喘化痰的功效，能益肺、补脾、润燥，可治疗消渴、便秘、黄疸、百日咳、哮喘、泄泻、痢疾、目赤、喉痹、痈肿等。主要成分为胆汁酸类、胆色素、黏蛋白、脂类及无机物等。胆汁酸中有鹅脱氧胆酸、猪胆酸、猪去氧胆酸和多种氨基酸。

我们可以把猪胆汁干燥后压成猪胆粉，能直接用猪胆粉进行治疗。当发生气管炎和哮喘，有咳嗽痰多等症状时，也可以把猪胆粉与白花蛇舌草、贝母等其他清热解毒药一起煎制后服用，能消炎、平喘、化痰，消退呼吸道炎症。中药胆南星就是中药材制天南星的细粉与牛、猪胆汁拌匀后，经发酵而制成的加工品，是清火化痰、息风定惊不可缺少的良药。

另外，猪胆粉还能治疗目赤肿痛、黄疸，以及痢疾、便秘等常见疾病。对痈疮肿毒也有明显的治疗作用,平时发病以后,可以直接取适量的猪胆粉加食醋调匀以后外敷在患处,如此每天换药,能让肿痛的症状很快减轻或消失。

(九) 海蜇

海蜇是海产水母,可分为海蜇皮、海蜇头两种。《本草纲目》说:"其性咸温,能消痰治积。"海蜇对咳嗽痰多患者来说,不但能陆续消化每天产生的新痰,而且能消散积聚已久的宿痰。进食时,可用海蜇作为佐餐,或将海蜇与萝卜汁同煮。海蜇遇热即化为水液状,能消化胶痰,而且对肌肤腠理间所产生之痰核、痰瘤、块痰、痰毒,亦有消散之效。

(十) 马蹄

马蹄,称作荸荠,又叫地栗,能消积食、化痰涎。肺病患者,可用马蹄煲水,作为饮料。荸荠入药,历史悠久。中医认为,荸荠性味甘、寒,具有清热化痰、开胃消食、生津润燥、明目醒酒的功效,临床适用于阴虚肺燥、咳嗽多痰、烦渴便秘、酒醉昏睡等的治疗。在呼吸道疾病流行季节,吃荸荠有利于咳嗽及急性咽喉炎的防治。中医临床常用马蹄配成"雪羹汤"清热去痰、降血压和治疗便秘。荸荠汁加鲜藕汁、梨汁、鲜芦根汁、麦冬汁一起,称"五汁饮",用于生津清热。

(十一) 豆瓣菜

豆瓣菜又叫西洋菜、水田芥等,原产欧洲,印度和东南亚很多地区都有。中国以广州、汕头一带和广西栽培较多。本品味甘、淡,性凉,入肺经,具有清肺化痰、凉血、利尿、解毒的作用,临床上可以用来治疗肺热咳嗽、肺结核等疾病,还可用于治疗泌尿系炎症、疔毒痈肿、皮肤瘙痒等。平时可将豆瓣菜与胡萝卜煲汤作为佐餐之用;或与罗汉果煲猪蹄汤,有清肺化痰之效。豆瓣菜与紫菜、干贝、海带同煲,属养阴之品,对化痰有益。

(十二) 橄榄

橄榄,俗名山榄,味甘、酸,性凉,为橄榄科乔木植物橄榄的成熟果实,我国广东、广西、福建、四川、台湾等地均有分布。秋季采收,洗净鲜用,或以盐水浸渍后晒干用。有清热解毒、利咽喉、化痰、止渴功效。用于咽喉肿痛、咳嗽、口干舌燥,可以清热化痰,消除口腔炎症等。口咽干燥,痰多热聚,可将橄榄打烂,加冬瓜子9g、胖大海9g煮茶,以润泽喉头,消化痰涎。

（十三）杏仁

杏仁可分为苦杏仁和甜杏仁两种,它们的功效有所不同。平常作为零食的杏仁一般是甜杏仁,苦杏仁才用作药材。苦杏仁是降气止咳的要药,有化痰、润肠通便的功能,并有一定抗炎、镇痛作用。可将杏仁制成极细粉末,即所谓杏仁霜,用滚水调成糊状,加冰糖少许,食之可以化痰。也可将其他药品加入杏仁中,如川贝母粉、海蛤粉、青礞石粉、猴枣粉等随症加减,作为化痰食品,合用可以加强化痰之功能。

（十四）百合

百合味甘、微苦,性平,入心、肺经,有润肺止咳、养阴清热、清心安神之效。中医用百合治疗肺燥或肺热咳嗽等常能奏效。百合还能健脾开胃,用于脾胃虚弱、消化不良、食少便溏等症。雪梨百合汤是以雪梨、百合、冰糖为主材的汤类菜肴,具有清热止咳润肺的功效。百合、雪梨祛燥润肺,化痰利水,适合肺热咳嗽多痰者,特别适用于秋冬季调理。另外,百合也常用于失眠多梦、心情抑郁等。百合含秋水仙碱等多种生物碱,对多种癌症均有一定的防治效果,对免疫抑制剂环磷酰胺等引起的白细胞减少症有预防作用。

服药期间这些东西不要吃

人的一生总会生病,吃药是难免的事情,但是你了解吃药的时候,有哪些禁忌吗?这对健康十分重要。国家市场监督管理总局发布的信息表明,在服药期间,如果食用了需要忌口的食物,可能会降低药物疗效,甚至还可能加重病情。

（一）服用药物要忌酒

酒是亲朋好友团聚，家庭聚餐，饭桌上少不了的主角。酒能助兴，也能增进感情的交流。可是如果有病在服药，则需要了解酒和药在一起的危害，因为这两者相遇，如果不适当，会给人体造成很大伤害，严重者还会夺去生命。

1. 你知道什么是双硫仑样反应吗？　双硫仑是一种戒酒药。1948 年，哥本哈根的雅各布森等发现，作为橡胶的硫化催化剂的双硫仑被人体微量吸收后，就能引起面部潮红、头痛、腹痛、出汗、心悸、呼吸困难等不适症状，尤其是在饮酒后，上述症状会更加明显，从而作为戒酒药用于临床。服用该药后，即使喝少量的酒，身体也会产生明显甚至严重的不适，使饮酒者对酒产生一种厌恶和恐惧心理，从而达到戒酒的目的。

那什么是双硫仑样反应呢？服用的某些药物，其化学结构中含有"甲硫四氮唑侧链"，能抑制肝细胞线粒体内乙醛脱氢酶的活性，在饮酒或用含有酒精的制品时，会导致体内"乙醛蓄积"，从而引起乙醛中毒反应，导致一系列症状，这就是双硫仑样反应。

2. 可能会引起哪些临床症状呢？　主要表现为颜面及全身皮肤潮红、眼结膜充血、视觉模糊、头颈部血管剧烈搏动、头痛、头晕、恶心、呕吐、出汗、口干、胸痛、神志混乱、意识障碍等症状，甚至发生急性心衰、呼吸衰竭、急性肝损伤、休克或死亡。

有的人在用药后饮酒，5 分钟即可出现症状，一般多在 15~30 分钟，少数为 1 小时左右出现。这种反应也存在个体差异性，有的即使是少量饮酒也可致命，有的量多也无不适。一般与药物的剂量、停药后的间隔时间和饮酒量成正比。

3. 用哪些药后不能饮酒呢？

（1）头孢菌素类：如头孢哌酮、头孢氨苄、头孢唑林、头孢拉定、头孢克洛、头孢美唑、拉氧头孢、头孢米诺、头孢曲松等，其中以头孢哌酮发生双硫仑样反应的报告最多，甚至患者用药后，吃酒心巧克力、服用含酒精的藿香正气水和其他含有酒精的药水，甚至仅用酒精处理皮肤也会发生双硫仑样反应。但不是所有头孢菌素类都会导致双硫仑样反应，一般看它是否有能够抑制肝内乙醛脱氢酶的化学结构。一般来说,头孢噻肟、头孢他啶、头孢唑肟、头孢克肟,不含甲硫四氮唑基团,饮酒后不会引起双硫仑样反应,但也有个别头孢他啶、头孢呋辛致双硫仑样反应的个案报道。

(2)其他抗菌药:还有一些药物也会引起这种反应,如甲硝唑、奥硝唑、呋喃唑酮、氯霉素、酮康唑、灰黄霉素、磺胺类等。就呋喃唑酮来说,是一种单胺氧化酶抑制剂,服用后在肠道内会生成羟乙胺的代谢产物,使机体对酒精的敏感性增强,即便只饮少量的酒,也容易导致醉酒现象。因此,服此类药后应禁止喝酒,而且应在停药2周后才能饮酒,否则仍有可能出现醉酒症状。

另外,还有一些发生"类双硫仑样反应"个案报道的抗生素,如喹诺酮类、红霉素等。这些类似双硫仑样反应的发生机制未明,还有待于临床进一步证实和进行深入的实验研究。

(3)降血糖药:格列本脲(优降糖)、苯乙双胍(降糖灵)、甲苯磺丁脲均可抑制酒精的代谢,服药后饮酒可能出现腹痛、呕吐、头痛等症状,均可引起双硫仑样反应。同时,因为酒精具有增强药效的作用,服用降糖药期间喝酒,有的人可能引发低血糖性休克。

(4)解热镇痛药:常见的是对乙酰氨基酚、布洛芬、阿司匹林、双氯芬酸等。绝大多数感冒药都含有对乙酰氨基酚。对乙酰氨基酚在体内生物转化过程中会产生一种有毒的代谢物质,需要与体内的谷胱甘肽等保护因子结合才能降低毒性。过量饮酒时会消耗大量谷胱甘肽,增加肝衰竭的风险;还能阻断维生素K在肝脏的作用,阻止凝血酶原在肝内的形成,使血液不易凝固。另外,酒精可使血清胃泌素大量分泌,如阿司匹林、对乙酰氨基酚等也可使血清中胃泌素分泌增加。二者联用可能导致胃泌素分泌浓度剧增,胃酸大量分泌,以致破坏胃黏膜屏障,增加消化道溃疡和出血的风险。

(5)降压药、抗心绞痛药:因为酒精具有扩张血管、抑制交感神经和心肌收缩力的作用,可增强降压药的效果,所以服用利血平、卡托普利、硝苯地平片等降压药期间,如果喝酒,则可能出现头痛、低血压性休克,严重时可危及生命。另外,部分降压药如复方降压片、复方双肼屈嗪与酒精合用,有可能会使血压急剧升高。

抗心绞痛药如硝酸异山梨酯、硝酸甘油及硝苯地平等药物,作用机制和上述降血压药相似,如果在服用期间大量饮酒,可引起血管过度扩张,导致剧烈头痛、血压骤降,甚至休克出现生命危险。

（6）镇静催眠药、抗过敏药:镇静催眠药本身就有一定的抑制呼吸、心跳的作用,而酒精也有相同的抑制作用,可产生叠加作用。如果饮酒后,又服用苯巴比妥、氯氮䓬、水合氯醛、地西泮等药,可使中枢神经系统产生较深的抑制,轻者致人昏睡,重者导致昏迷不醒、呼吸变慢、血压下降、休克,甚至出现生命危险。所以,经常大量使用安眠药,或有较严重的呼吸道疾病或心血管疾病,又常服用安眠药的患者,要尽量少饮酒。

（7）抗癫痫药:如果在服用抗癫痫药(如苯妥英钠)的同时或不久就喝酒,会使药物的血药浓度下降,药效迅速丢失,从而大大降低治疗作用,导致对癫痫发作不易控制。

（8）抗过敏药:苯海拉明、氯苯那敏(扑尔敏)、赛庚啶等与酒同服,可明显增加不良反应的风险,引起嗜睡、精神恍惚、昏迷等。

（9）其他药物:能与酒相遇发生不良反应的药物不只上述几大类,还有抗凝药、止血药、利尿药、抗结核药、抗抑郁药等。所以,药物服用后是否可以饮酒,应该详细咨询医师或药师。

那么,喝酒后需要多久再用药才安全呢? 一般来说,酒精在人体内的清除半衰期为 6 小时左右。饮酒后 5 个清除半衰期(即 30 小时)后应用是安全的。

以头孢哌酮为例:该药半衰期约为 2 小时,5 个半衰期即停药 10 小时后,可以认为体内的药物被清除。但是,有些药物半衰期比较长,可长达几十小时,而老年人的药物清除半衰期较成年人延长 2~3 倍。需要注意的是,应用含有酒精的药物或进食含有酒精的食物,结果是一样的,这一点往往被很多人忽视而中招。

所以,如果你在服用有关药品而又想喝酒,建议根据所用药品,停药 5~7 天后比较安全,特殊用药则要咨询医师。

（二）服药慎饮茶

1. 茶与含金属离子的药物不能同服 茶水中含有大量的鞣酸、咖啡因、儿茶酚、茶碱。鞣酸能与药物中的多种金属离子如钙、铁、钴、铋、铝结合而发生沉淀,从而影响到药物的吸收。故补铁、补钙类药物,以及维生素 B_{12}、硫糖铝等药物不宜与茶同服。

2. 茶与含生物酶类及抗生素不能同服　茶叶中的鞣酸,能与胃蛋白酶、胰酶、淀粉酶、乳酶生中的蛋白质结合,使酶或益生菌失去活性,减弱助消化的药效。鞣酸与四环素类、大环内酯类抗生素相结合而影响抗菌活性;反之,四环素类、大环内酯类抗生素也同时抑制茶碱的代谢,增加茶碱的毒性,常致恶心、呕吐等不良反应,因此服用上述两类抗生素时不宜饮茶。

3. 茶与含生物碱类药不能同服　鞣酸也可与生物碱(麻黄素、阿托品、可待因、奎宁等)及苷类(强心苷类药、人参、黄芩)相互结合而形成沉淀。

另外,茶会降低安眠类药物的疗效,故这类药物也不宜与茶同饮。

此外,在服用一些特殊药品时,对相应的食物也要忌口。

阿司匹林:忌饮酒和果汁。

服用阿司匹林时忌饮酒和果汁,因为饮酒可引起肝脏受损或使患者病情加重,而果汁会加剧阿司匹林对胃黏膜的刺激,引发胃出血。

黄连素:忌喝茶水。

服用黄连素时忌喝茶水,因为茶水中的鞣质进入体内后会分解成鞣酸,使生物碱沉淀,降低药效。

布洛芬:忌饮咖啡和可乐。

服用布洛芬时忌饮咖啡和可乐,因为咖啡和可乐会加剧布洛芬对胃黏膜的刺激,易使患者发生胃出血或胃穿孔。

抗生素:忌饮牛奶与果汁。

服用抗生素时忌饮牛奶与果汁,因为牛奶可降低抗生素的活性,而果汁可加速抗生素的分解。

钙片:忌食菠菜。

服用钙片时忌食菠菜,因为菠菜中含有草酸钾,可使钙离子沉淀,不仅妨碍人体对钙的吸收,还容易生成草酸钙结石。

抗过敏药:忌食奶酪和肉制品。

服用抗过敏药时忌食奶酪和肉制品,因为奶酪和肉制品会造成组胺在人体内的蓄积,使患者出现头晕、头痛、心慌等不适症状。

止泻药:忌喝牛奶。

服用止泻药时忌喝牛奶,因为牛奶不仅会降低药效,而且其所含的乳糖成分还可能使腹泻症状加重。

苦味健胃药:忌吃甜食。

服用苦味健胃药时忌吃甜食,因为苦味健胃药是依靠其苦味刺激人的味觉和胃黏膜来发挥药效,若在此期间食用甜食,会掩盖药物的苦味,降低药效。

保钾利尿药:忌食香蕉和橘子。

服用保钾利尿药时忌食香蕉和橘子,因为香蕉和橘子含有丰富的钾,使血钾浓度会变得很高,易出现乏力、呼吸困难,甚至心脏骤停等症状。

降压药:忌饮西柚汁。

服用降压药时忌饮西柚汁,因为西柚汁中的柚皮素成分会影响肝脏中的代谢酶,从而加大药物的毒副作用。

以上是大家应该掌握的一些药物和食物同用所致不良反应的医学常识,需引起高度警惕,但是这些相互作用都是存在个体差异的,不是每个人都会出现,也不要过分紧张,但要谨慎小心为上。

服用药物要忌吸烟

烟中的烟碱会加快肝脏降解药物的速度,因此服药时吸烟会导致血液中的药物浓度下降,使药效难以充分发挥。在服用任何药物后的30分钟内都不要吸烟,否则会影响药物疗效。

中医饮食禁忌中的"发物"包括什么

中医治病很讲究饮食忌宜。在治病过程中,许多患者也常问:"我这个病要不要忌口?吃哪些东西好?"医师往往告诉患者不要吃发物。那么,中医所说的发物,到底都包括什么呢?今天我们就来解读一下。

(一)什么是"发物"

发物是指富于营养或有刺激性,容易使疮疖或某些病状发生变化的食物。

中医对发物的记载很多。如《本草纲目》说："鹅，气味俱厚，动风，发疮。"其他如油菜苔，魏晋时《名医别录》说："春月食之能发膝瘤疾。"对于蕺菜（鱼腥草），魏晋时《名医别录》说："多食，令人气喘。"对于茄子，宋代《开宝本草》说："凡久冷人不可多食，损人动气，发疮及瘤疾。"于对海腥品鳢鱼，宋代《本草衍义》说："能发瘤疾。"草鱼，元代《三元参赞延寿书》说："能发诸疮。"虾，明代《食鉴本草》说："动风热，有病人勿食。"

从字面上讲，发包含发作、诱发、激发、复发之意。例如，一些正常人食用无毒的某些辛热食品、海鲜、肉类，如羊肉、狗肉、驴肉、鱼、虾、蟹等，以及蔬菜水果能使某些体质或患某种疾病的人，出现发热、发疮、发毒、动火、动风、助湿、生痰、动气、积冷和瘤疾发作等，都属发物。各种发物引起疾病发作的特点也因人而异，常受家庭遗传、个体差异、季节气候、膳食搭配等外部因素的影响。"发物"多能引起某些疾病的发作与加重，大多数与变态反应性疾病有关，如哮喘、过敏性皮疹。另外，也多与一些热病、湿热证、外伤、脓毒疮、出血性疾病、癌症等有关。

机制归纳起来有 4 种可能：一是上述这些动物性食品中含有某些激素，会促使人体内的某些功能亢进或代谢紊乱。如糖皮质类固醇超过生理剂量时可以诱发感染扩散、溃疡出血、癫痫发作等。二是某些食物所含的异性蛋白成为过敏原，引起变态反应性疾病复发。如海鱼、虾蟹往往引起支气管哮喘、荨麻疹、湿疹、神经性皮炎、牛皮癣等的发作。三是一些热性、刺激性较强的食物，如酒类、葱蒜等辛辣食品，造成血管扩张、炎症细胞聚集，对炎性感染病灶、疖肿、癌肿不利，易引起病灶扩散。四是一些食品的自身特性和相关体质或疾病病理特点相叠加，造成疾病加重或发作。如寒凉食物遇虚寒体质之人、滞气之品遇气滞腹胀之人、辛热燥烈食物遇患热病之人，都会导致病情加重。

（二）常见发物的特点、分类及品种

发物致发疾病的特点各有所别。清代王士雄在《随息居饮食谱》中载述的饮食，涉及的发物种类提法趋于集中，且说明了在辨治疾

病、养生调摄时,须忌食避害之理。以下将传统认识归纳如下:

1. 动火发物　多具辛热燥烈之性,能助热动火、伤津劫液。如烟、酒、葱、姜、椒、蒜、韭、芥、羊肉、狗肉等食品,以及煎炒、油炸之物。素体热盛,阴虚火旺,面目红赤,发热口渴,失眠心烦,痔疮下血,诸热所致病症,不宜食用。

2. 动风发物　多具升发、散气、火热之性,能使人阳气升散发越,内风亢逆,邪毒走窜。如海鲜鱼、虾、蟹、贝,以及猪头肉、鸡肉、鹅肉、牛乳、鸡蛋、蘑菇、木耳、茄子等。有支气管哮喘、荨麻疹、丹毒、湿疹、疮痈疔疖、中风、头晕目眩、惊风、痹证等疾病者,不宜食用。

3. 助湿发物　多具胶着黏滞、肥甘涩腻之性,能阻脾、助湿、恋邪。如饴糖、糯米、猪肉、大枣、面食、肥肉及甘甜滋腻诸物。湿热病、湿疹、黄疸、淋证、痢疾、带下、疟疾等患者,不宜食用。

4. 积冷发物　多具寒凉润利之性,能伤阳生寒,影响脏腑运化。如冬瓜、四季豆、冬寒菜、苋菜、莴笋、西瓜、雪梨、柿子等,以及各种生冷之品等。素体阳虚、阴寒内盛,大便溏薄、四肢发冷、小腹冷痛、阳虚水肿等,不宜食用。

5. 动血发物　多具活血散血、作用峻烈之性,能动血伤络,迫血外溢。如山慈菇、辣椒、胡椒、羊肉、狗肉、菠菜、烧酒等。各种出血性疾病,如崩中漏下、痔疮、月经过多、吐血、咯血、鼻衄、皮下出血、尿血等患者,忌食。

6. 滞气发物　如羊肉、黄豆、莲子、芡实等。肚腹胀气的患者应忌各种豆类、山芋、土豆、芡实等。

以上虽为古代人的认识,但对当今疾病防治有一定指导意义。所以,我们了解了这些知识,就要注意有了疾病,尽量不要吃一些相关的"发物"。如有疮疡伤口、哮喘、肿瘤、皮疹等疾病,则尽量不吃动火动风发物;一些湿热病、寒湿病患者,则应避免吃助湿、积冷发物;出血性疾病患者,应避免吃动血发物,以免引起疾病发作或病情加重。

 如何煎煮中药

很多人在喝中药,但对如何煎煮中药却了解不多。其实,煎煮中药是技术活,绝不是"3碗水煎成1碗"这么简单。中药煎煮的好坏直接关系疗效的发挥,对治疗疾病起着重要的作用。要想真正煎好中药也要学习和掌握相关知识。那么,如何正确煎煮中药呢?下面给大家聊一聊相关问题。

(一)煎药器具如何选择?

中药汤剂的质量与选用的煎药器具有密切的关系。现在仍认为以砂锅为好,因为砂锅的材质稳定,不会与药物成分发生化学反应,且其传热均匀缓和,这也是自古沿用至今的原因之一。此外,也可选用搪瓷锅、不锈钢锅和玻璃煎器。《本草纲目》提及:"凡煎药,忌铜铁器。"所以,煎药是不能使用铁锅、铜锅的,主要是因为铁锅或铜锅的化学性质不稳定,易氧化,在煎药时能与中药所含的化学成分发生反应。如与鞣质类的成分结合可生成鞣酸铁,使药液颜色加深;与黄酮类成分结合可生成难容性聚合物;与有机酸类成分结合可生成盐类。这些都会影响中药汤剂的质量,直接关系到临床疗效。

(二)中药的浸泡时间需要多长?

有人会像洗菜一样清洗中药,其实中药煎煮前尽量不要清洗,如果必须清洗,也要快速,但不能浸泡,以防丢失有效成分。一般加冷水浸泡,则有效成分易于煎出,又可缩短煎煮时间。一般浸泡40~60分钟即可。甲壳类坚硬者需适当延长浸泡时间。

中药煎煮几遍:一般需要煎煮2次。一般以水漫过药物2~3cm为宜。煎药的用水量应一次加足,不要中间数次加水,更不要把药煎干了再加水重煎。

(三)中药煎煮多长时间?

大多数人都以为中药煎煮越浓效果越好,煎煮时间越长有效成分越多,其实不然。一般来说,第1次煎煮时间为煮沸后煎30~40分钟为宜,二煎时间则为15~20分钟。最后将前后两次煎煮的中药液相混合后分两次服用。治疗感冒类药物,第一煎15~20分钟,第二煎10~15分钟。滋补类药物,第一煎40~50分钟,第二煎30~40分钟。

（四）火候如何选择？

煎煮中药有"武火""文火"之分,其中急火煎之为"武火",慢火煎之为"文火"。一般先武后文,即开始用武火,煎沸后改用文火慢慢煎煮。治疗外感表证的发汗解表药煎煮时间宜短,治疗虚证的滋补药煎煮时间宜长。

（五）煎药量多少为宜？

每剂药煎出量为成人每次 250~300ml,儿童每次 100~200ml,早晚各服用 1 次。

（六）中药的特殊煎煮法

医师在处方中会开出带脚注的药物,如先煎、后下、包煎、兑服、另煎、烊化等。这些到底怎么煎呢?

1. 先煎　一般是一些贝壳、动物角甲类、矿物类药物,因其质地坚硬,有效成分不易煎出,一般要先煎 30 分钟,再与其他药物混合后煎煮。如生石膏、珍珠母、煅磁石、鳖甲、生牡蛎等。另外,有毒药物先煎、久煎可达到减毒或去毒的目的。如川乌、草乌、附子久煎,可使其毒性大大减低。附子久煎不仅能降低毒性,还能增加强心作用。

2. 后下　一般是气味芳香含挥发油或不易长时间煎煮的药物,要在药物煎好前 5~10 分钟投入锅内。常见的有薄荷、藿香、钩藤、大黄等。如钩藤煎煮时间超过 20 分钟,则其降压成分易被破坏。大黄中的大黄苷具有清热泻下作用,但其对热不稳定,长时间加热会分解,故不易久煎,多采用后下方法。

3. 包煎　一般是种子和个别的花类药物,用纱布袋装好,放入群药内共煎煮。常见的如车前子、含黏液质较多的饮片,要在煎煮时采用包煎法,以免黏糊锅底;旋覆花包煎可避免绒毛脱落混入药液中,以免喝药时刺激咽喉。

4. 烊化　主要是一些胶类药物。烊化阿胶可以用"隔水炖"或蒸的办法,即把阿胶放在一个小碗内,然后再将碗放入锅中,用慢火炖,并搅拌,烊化后兑入中药服用。其他如鹿角胶、龟甲胶,均需要烊化后,再兑入煎好的中药一起服用。

5. 冲服　通常一些贵重的药物细粉不能与群药一起煎煮,以免造成药剂浪费和作用的降低。要采用冲服的方法服用,如羚羊角粉、人工牛黄粉、沉香粉等。另外,玄明粉,芒硝等要用热水溶化后,再兑入中药服用。

6. 另煎　一些贵重药物需要单独煎煮,常见的有人参、西洋参、鹿茸等。需要另取器具单独煎煮取汁,再将药液兑入,一起服用。

这些生活习惯可能带你走近癌症

当前,癌症正成为威胁健康的一大杀手,而且更可怕的是,癌症越来越趋向年轻化。全国肿瘤登记年报的最新数据显示,平均每分钟就有 6 人被诊断为癌症,5 人死于癌症。其实造成癌症的不是别人,很大程度上与自己的生活习惯有关。比如:生活工作压力大,情绪不稳定,或者是你无意识的生活习惯,长时间累积,久而久之就很可能诱发疾病。那么,哪些不良生活习惯与癌症有关呢?

(一)吃过烫食物

这是一种不科学的饮食习惯,对口腔、食管和胃都有害无益。研究表明,在食管癌高发区,多数患者有爱吃烫食的习惯。人的口腔、食管和胃黏膜的耐受温度为 50~60℃。温度过高会灼伤食管黏膜并使之坏死变性,长期下去,可使该部位癌变。

(二)久坐不动

久坐则运动减少,代谢减弱,体内毒素蓄积,引发酸性体质,加之肠蠕动减弱,促发生癌的环境。美国研究表明,久坐的人比常运动的人患结肠癌的可能性高 40%~50%。另外,缺乏运动的人的免疫力会明显下降。

(三)经常吸烟

世界卫生组织公布的致癌因素中,吸烟排第一位。研究发现,吸烟是产生自由基最快最多的方式,每吸一口烟至少会产生 10 万个自由基,从而导致癌症和许多慢性病。尤其肺癌与吸烟有直接的关系。据统计,吸烟者肺癌发病率明显增高。肺癌是目前我国发病率和死亡率最高的恶性肿瘤,据《2015 年中国癌症统计》公布的数据,2015 年中国约有 429.2 万癌症新发病例,肺癌占 17.1%,死亡率高达 21.1%。由此可见,肺癌已成为威胁中国人生命健康的"头号杀手"。

（四）嗜酒如命

常言道,"喝酒伤肝",饮酒与肝癌的关系极为密切。食管癌、胃癌、肝癌在长期饮酒的人中间发病率比较高。尤其饮酒过多会导致酒精性肝硬化,可以说这就是肝癌的前期病变。

（五）常吃剩饭

经常吃剩饭对身体很不好。隔夜菜和霉变腐烂的食物中亚硝酸盐含量较高,若长期食用,亚硝酸盐就会在体内积累,达到一定程度后,可能会诱发胃癌等消化道癌症。

（六）经常熬夜

中医子午流注学说认为,人体各脏器代谢与时辰有着密切的关系,如果经常熬夜会使脏腑功能减弱,造成免疫力低下,导致各种癌症。尤其对现代女性来说,熬夜、压力大等都可能使内分泌紊乱,从而增加乳腺癌的患病风险。

（七）常食油腻厚味食物

肿瘤属于积证范畴。《黄帝内经》认为,积证就是痰湿血瘀的凝滞,而肥厚饮食,容易助湿生痰,会加重这些病理产物的凝聚。从现代研究看,经常吃高脂肪饮食可促使肝脏分泌更多的胆汁,进入肠道后,胆汁中的初级胆汁酸在肠道厌氧细菌的作用下转变成脱氧胆酸及石胆酸,而这两种物质均是促癌剂,可以使肠道黏膜癌变。同时脂肪太多还能破坏肠道环境。所以摄入过量肥甘厚腻食物,而又吃蔬菜纤维类食物过少,能促发胃癌、结肠癌、直肠癌和胰腺癌的发生。

（八）经常郁闷、生气、发火

平时动不动就发火或经常郁闷,是发生癌症的又一诱因。中医认为,肝喜条达,经常生气、心情不舒畅,会造成气滞血瘀,不但会影响到五脏六腑的功能,同时气滞血瘀、痰瘀互结,易在体内形成结节或肿瘤。现代研究表明,经常生气郁闷,可以使人的免疫力下降。所以人们常说,"肿瘤是气出来的",是有一定道理的。

总之,这些不良的生活习惯,是诱发癌症的重要原因。我们必须从生活上一点一滴做起,才能远离癌症,保持健康。

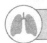 **这些食物有助于预防肺癌**

目前,肺癌已成为我国癌症的第一杀手。大家都知道,吸烟是导致肺癌的最重要因素。一项针对中国妇女的初步研究表明,长时间暴露在烹饪油烟中可能是导致肺癌的一个重要原因。美国国家癌症研究所的研究人员表示,该发现有助于解释为什么不吸烟的中国女性肺癌发病率比较高。研究人员在接受记者采访时说,为什么中国女性肺癌的发病率较高,原因之一可能与炒菜油烟有关。但是有研究表明,有些饮食可以降低癌症发病率。那么,你知道吃什么可能降低患肺癌的风险吗?

(一) 生蒜

大蒜具有较强的抗菌消炎作用,对多种球菌、杆菌、真菌、病毒等均有抑制或杀灭作用。有人在大蒜素对小鼠免疫功能影响的实验中发现,服药组的脾、胸腺的重量均有增加,T淋巴细胞激活增加,单核细胞分泌水平提高,因此大蒜素可提高细胞免疫、体液免疫和非特异性免疫功能。许多研究表明,大蒜素具有增强巨噬细胞抗肿瘤活性的作用,能诱导肿瘤细胞凋亡。

英国科学家做了一个实验,对比了1 424个肺癌患者与4 500名健康成年人的情况。每位参与测试者都需要回答有关饮食和生活方式的问题,包括食用蒜头的频率、是否吸烟等。结果显示,每周至少吃两次生蒜头的人,患肺癌的可能性得到显著降低,即使他们吸烟或暴露在高温油烟的肺癌患病高危环境下,患病概率仍可明显降低。科研人员在研究报告中写道:"大蒜有可能成为一种肺癌的预防剂。"

不少科研文献显示,生蒜中的大蒜素的确有协同抗癌的功效。但是,因为大蒜素不耐高热,在加热过程中,有效成分含量会逐渐下降,所以大蒜生吃较好。

（二）香菇

香菇为真菌植物门真菌香蕈的子实体,属担子菌纲伞菌科,是世界上著名的食用菌之一。相传,明代金陵大旱,明太祖朱元璋下谕吃素求雨,雨未求到,民不聊生,于是朱元璋也觉得茶饭无味。适逢宰相刘伯温自家乡浙江龙泉回宁,带来土产香菇,命御厨浸发后烧好呈朱元璋品尝。朱元璋从此胃口大开,体质见好,于是此菜也被列为宫廷美食。据现代研究,香菇对人体有极好的保健作用。

1. 提高机体免疫功能 香菇多糖可提高小鼠腹腔巨噬细胞的吞噬功能,还可促进 T 淋巴细胞产生,并提高 T 淋巴细胞的杀伤活性,有提高机体免疫功能作用。

2. 延缓衰老 有研究表明,细胞衰老率和活性氧产生水平也都随着过氧化氢的浓度升高而增高,呈现量效关系。香菇的水提取物对体内的过氧化氢有一定的消除作用,从而具有延缓衰老的作用。

3. 防癌抗癌 香菇多糖可以促进抗体形成,抑制肿瘤细胞生长。美国研究发现,蘑菇不仅味道鲜美、营养丰富,还是防治癌症的高手。美国科学家发现香菇中含有一种 β- 葡萄糖苷酶,有明显增强机体抗癌的作用,因而,有人把香菇称为"抗癌新兵"。

4. 降血压、降血脂、降胆固醇 香菇中含有嘌呤、胆碱、酪氨酸、氧化酶以及某些核酸物质,能起到降血压、降胆固醇、降血脂的作用,又可预防动脉硬化、肝硬化等疾病。香菇嘌呤可以降低胆固醇水平。香菇含有的抗氧化剂是麦芽的 12 倍,是鸡肝的 4 倍。与松茸蘑菇和灰树花相比,它的降血压和抵御癌症的功效更强。

（三）芦笋

芦笋含有丰富的蛋白质、维生素、矿物质和微量元素硒、钼、铬、锰等营养物质,不但全面、搭配得当,且含量比较高,是其他一些蔬菜和水果无法比拟的。

1. 抗癌之王 芦笋中含有丰富的硒,能阻止癌细胞分裂与生长,抑制致癌物的活力并加速解毒,甚至使癌细胞发生逆转,刺激机体免疫功能,促进抗体的形成,提高对癌的抵抗力;加之所含叶酸、核酸的强化作用,能有效控制癌细胞的生长,有"抗癌之王"之称。

2. 清热利尿　芦笋能清热利尿,对于易上火、患有高血压的人群来说,多食好处极多。

3. 促进胎儿大脑发育　芦笋叶酸含量较多,尤其对于孕妇来说,经常食用芦笋有助于胎儿大脑发育。

4. 改善机体代谢,提高免疫力　芦笋可消除疲劳,降低血压,改善心血管功能,增进食欲,提高机体代谢能力,提高免疫力,是一种高营养保健蔬菜。《临床肺科杂志》刊登的论文《芦笋颗粒在肿瘤治疗中的作用(附 42 例报告)》中显示,42 例确诊肺癌的患者在放疗及化疗治疗中加服芦笋颗粒,免疫指标及血常规改变明显较对照治疗组好,说明芦笋颗粒能够增强肺癌患者体质,对抗放化疗的毒副反应,调整免疫功能。

（四）洋葱

洋葱为百合科草本植物,是一种很普通的廉价家常菜,在国外被誉为"菜中皇后",营养价值丰富。洋葱含有钙、磷、铁、胡萝卜素、维生素 C、维生素 B_1、烟酸、大蒜素等。大家这么熟悉的蔬菜到底有什么作用呢?洋葱含有一种名"栎皮黄素"的物质,是目前所知最有效的天然抗癌物质之一,能阻止体内生物化学机制出现变异,控制癌细胞的生长,从而具有防癌抗癌作用。洋葱所含的微量元素硒是一种很强的抗氧化剂,能消除体内的自由基,增强细胞的活力和代谢能力,具有防癌抗衰老的功效。另外,洋葱对高血压、高血脂和心脑血管病患者都有一定的保健作用。

（五）苹果

苹果不仅含有大量维生素,还有明显的抗癌作用。芬兰的研究工作者发表的赫尔辛基国立公共卫生研究所的一项研究报告表明,常吃苹果可以减少患肺癌的危险性。他们指出,苹果中所含的黄酮类化合物通过新陈代谢产生的重要的抗氧化物质,是减少肺癌发病率的主要原因。研究结果发现,预防癌症的主要原因并不是水果、蔬菜中含量很多的维生素 C 和 β-胡萝卜素,而是苹果和蔬菜及其他水果中含有的黄酮类化合物。苹果中含有大量的名叫"槲皮苷"的黄酮类抗氧化物,这种抗氧化物能保护肺部免受污染与吸烟的有害影响。此外,国外还有研究发现,苹果皮中富含自然抗氧化剂槲皮素,该物质可保护肺不受污染物侵害。人最好每天连皮吃 1 个苹果,可以改善身体和肺的免疫功能。

(六)橙色水果

柚子、橘子、橙子、柠檬等水果富含维生素 C,可以防止亚硝胺的生成,不仅可以预防乳腺癌,同时也能预防肺部的肿瘤。新加坡国立大学医院曾经发布的一份专门针对"日常饮食与华人健康关系"的调查结果显示,多吃一点橙色水果,如木瓜、柑橘和樱桃、猕猴桃等富含维生素 C 的水果,可减少患肺癌的概率。其富含的维生素 C 和 β-胡萝卜素还能避免腹部脂肪堆积。橙色类水果不少都有清肺养肺的功效。比如中医认为,橙子善清肺化痰,橘红和陈皮就是有名的清肺化痰的中药,对于咳嗽、咳痰等症都有较好的效果。

(七)芹菜

研究发现,芹菜所含的肉豆蔻醚能中和香烟烟雾散发的致癌物苯并芘,可以有效抑制癌症形成(尤其是肺部)。芹菜富含包括木犀草素在内的多重抗氧化成分,还含有大量的膳食纤维。2 匙量的芹菜就含有 16% 的每日建议摄取量的维生素 C。食用水芹对烟草中的有毒物质有一定作用,可在一定程度上预防肺癌。

(八)茄子

茄子性凉、味甘,有清热解毒、利尿消肿、活血散瘀、祛风通络、止痛止血、宽肠利气的功效。茄子含有抗癌物质龙葵碱,还含有胡芦巴碱、水苏碱、胆碱、紫苏苷等,也有抗癌保健的作用。

(九)绿豆芽

绿豆芽性寒、味甘,有清热解毒、利水消肿功效。绿豆芽含有干扰素的诱生剂,能刺激机体产生干扰素,而干扰素有抗感染和抑制肿瘤的作用;还含有丰富的维生素 E,能保护上皮细胞,还是维生素 B_{17} 的重要来源,可预防癌症。长期吸烟,经常接触有毒有害物质者,常吃绿豆芽有较好的解毒作用。绿豆芽也有消除暑热烦渴、热毒泻痢,解农药中毒的作用。

(十) 胡萝卜

胡萝卜有一定的防癌抗癌作用,因为胡萝卜中含有木质素,这是一种可以提高巨噬细胞活力、吞噬癌细胞的物质。此外,胡萝卜还含有多种酶,可以分解致癌的亚硝酸胺,具有良好的防癌作用。美国芝加哥大学医学院的科研小组,经过多年的研究证实,每天吃胡萝卜有利于防癌。研究证实,维生素 A 对预防肺癌有一定作用。维生素 A 是通过胡萝卜素在人体内转变的,这种胡萝卜素大量存在于各种蔬菜和水果中,如胡萝卜、南瓜、西红柿、甘薯和苹果等。所以经常吃胡萝卜,或每天饮用胡萝卜汁,对肺有很好的保护作用。

(十一) 绿茶

绿茶含有无机抗癌元素,主要是硒、钼、锰、锗等。茶中的茶多酚具有许多生物活性和药理效应,如抗突变、抗肿瘤、抗炎、抗病毒等,对肺癌也有一定预防作用。中国台湾地区科研人员的一项研究结果表明,每天饮用 1 杯以上绿茶,可以减少患肺癌的危险,尤其是吸烟者。研究人员称,绿茶富含茶多酚、咖啡碱等物质,有很强的抗氧化作用,能抑制癌细胞的生长。

(十二) 鸡肝、鸭肝、猪肝

肝中铁质丰富,是补血食品中最常用的食物,有健脾养脾、养胃健胃、养肝护肝、补血养血功效。肝中维生素 A 的含量远远超过奶、蛋、肉、鱼等食品,具有维持正常生长和生殖功能的作用,能保护眼睛,维持正常视力,防止眼睛干涩、疲劳;还能补充维生素 B_2,补充机体重要的辅酶,有助于机体对一些有毒成分的去毒作用。肝中还具有一般肉类食品不含的维生素 C 和微量元素硒,能增强人体的免疫反应,抗氧化,防衰老,并能抑制肿瘤细胞的产生。

巧练气功六字诀，呼吸吐纳调脏腑

气功六字诀是我国古代流传下来的一种养生方法。它通过呼吸导引，充分调动脏腑的潜在能力和组织功能，利用呼吸吐纳方式，通过应用嘘、呵、呼、呬、吹、嘻六个字的不同发音口型，唇齿喉舌的用力不同，再配合一些简单动作，调节人体气息，以牵动脏腑经络气血的运行，从而调理脏腑功能，排出脏腑浊气，防止疾病发生和过早衰老。

现存文献中的最早记载见于南北朝梁代陶弘景所著《养性延命录》，后来各朝代医家对其理论方法应用都有一定补充与发展。最有代表性的是，唐代医药学家孙思邈在《备急千金要方》中对陶氏六字诀呼吸吐纳方法进行了整合，按五行相生的顺序，配合四时季节，并编写了一首卫生歌，为六字诀的养生防病应用奠定了良好的基础，流传至今。

歌云：

孙思邈《四季行功养生歌》

春嘘明目木扶肝，夏至呵心火自闲。

秋呬定收金肺润，冬吹肾水得平安。

三焦嘻却除烦热，四季长呼脾化餐。

切忌出声闻口耳，其功尤胜保身丹。

气功六字诀有多种版本，在动作、读音上也有一些差异，比如呬字诀一直有争议，目前有 si、xi、hei、xia 等读法。2003 年，国家体育总局召集相关专家编排了健身气功六字诀，并向全国推广。

健身气功六字诀动作要领：

起势

动作一：屈肘，两掌十指相对，掌心向上，缓缓上托至胸前，约与两乳同。目视前方。

动作二：两掌内翻，掌心向下，缓缓下按，至肚脐前；目视前下方。

动作三：微屈膝下蹲，身体后坐；同时，两掌内旋外翻，缓缓向前拨出，至两臂成圆。

动作四：两掌外旋内翻，掌心向内。起身，两掌缓缓收拢至肚脐前,虎口交叉相握轻覆肚脐;静息片刻,自然呼吸;目视前下方。

第一式　嘘(xū)字诀

动作一:接上式。两手松开,掌心向上,小指轻贴腰际,向后收到腰间;目视前下方。两脚不动,身体左转 90°,同时,右掌由腰间缓缓向左侧穿出,约与肩同高,并配合口吐"嘘"字音;两目渐渐圆睁,目视右掌伸出方向。此时意念集中在穿掌指尖,意想肝内的浊气从口中"嘘"出,沿着指尖方向发散出去。

动作二:右掌沿原路收回腰间;同时身体转回正前方;目视前下方。

动作三:身体右转 90°;同时,左掌由腰间缓缓向右侧穿出,约与肩同高,并口吐"嘘"字音;两目渐渐圆睁,目视左掌伸出方向。

动作四:左掌收回腰间,同时,身体转回正前方;目视前下方。

机制与功效:中医认为,"嘘"字诀与肝相应。口吐"嘘"字具有泄出肝之浊气、调理肝脏功能的作用。同时,配合两目圆睁,还可起到疏肝明目的功效。掌心向上从腰间向对侧穿出,一左一右,交替练习,外导内行,使肝气升发,气血调和。左右旋转,使腰部及腹内的组织器官得到锻炼,不仅能提高中老年人的腰膝及消化功能,而且还能使带脉得到疏通与调节,全身气机得以顺利升降。

第二式　呵(hē)字诀

动作一:接上式。吸气,同时,两掌小指轻贴腰际微上提,指尖朝向斜下方;目视前下方,屈膝下蹲,同时,两掌缓缓向前下约 45° 方向插出,两臂微屈;目视两掌。

动作二:微微屈肘收臂,两掌小指一侧相靠,掌心向上,成"捧掌",约与肚脐相平;目视两掌心。

动作三:两膝缓缓伸直;同时屈肘,两掌捧至胸前,掌心向内,两中指约与下颏同高;目视前下方。

动作四:两肘外展,约与肩同高;同时,两掌内翻,掌指朝下,掌背相靠。然后,两掌缓缓下插;目视前下方。从插掌开始,口吐"呵"字音。

动作五:两掌下插至肚脐前时,微屈膝下蹲;同时,两掌内旋外翻,掌心向外,缓缓向前拨出,至两臂成圆;目视前下方。

动作六:两掌外旋内翻,掌心向上,于腹前成"捧掌";目视两掌心。

动作七：两膝缓缓伸直；同时屈肘，两掌捧至胸前，掌心向内，两中指约与下颏同高；目视前下方。

动作八：两肘外展，约与肩同高；同时，两掌内翻，掌指朝下，掌背相靠，然后两掌缓缓下插，目视前下方。从插掌开始，口吐"呵"字音。当两手形成捧掌时，意念集中在两掌心劳宫穴，意想捧起的是一泓清澈甘冽的泉水，小心翼翼地起身，转掌，将泉水喝入口中，流至心间，排除了所有的郁闷和烦恼。

机制与功效："呵"字诀与心相应。口吐"呵"字具有泄出心之浊气、调理心脏功能的作用。通过捧掌上升、翻掌下插，外导内行，使肾水上升，以制心火；心火下降，以温肾水，达到心肾相交、水火既济，调理心肾功能的作用。两掌的捧、翻、插、拨，肩、肘、腕、指各个关节柔和连续地屈伸旋转运动，锻炼了上肢关节的柔韧性、功能的协调性，起到内调脏腑、外练筋骨的作用。

第三式 呼(hū)字诀

动作一：当上式最后一动两掌向前拨出后，外旋内翻，转掌心向内对肚脐，指尖斜相对，五指自然张开，两掌心间距与掌心至肚脐距离相等；目视前下方。此时意念集中在脾胃。两掌收回时渐渐吸气，意想将大自然的清新空气吸入了胸腔，脾胃得到了滋养；两掌外开时徐徐呼气，意想浊气从口中呼出，排出糟粕，留存精华。

动作二：两膝缓缓伸直；同时，两掌缓缓向肚脐方向合拢，至肚脐前约10cm。

动作三：微屈膝下蹲；同时，两掌向外展开至两掌心间距与掌心至肚脐距离相等，两臂成圆形，并口吐"呼"字音；目视前下方。

动作四：两膝缓缓伸直；同时，两掌缓缓向肚脐方向合拢。共吐"呼"字音6次。

机制与功效："呼"字诀与脾脏相应。口吐"呼"字具有泄出脾胃之浊气、调理脾胃功能的作用。通过两掌与肚脐之间的开合，外导内行，使整个腹腔形成较大幅度的舒缩运动，具有促进肠胃蠕动、健脾和胃、消食导滞的作用。

第四式 呬(sī)字诀

动作一：接上式。两掌自然下落，掌心向上，十指相对；目视前下方。

动作二:两膝缓缓伸直;同时,两掌缓缓向上托至胸前,约与两乳同高;目视前下方。

动作三:两肘下落,夹肋,两手顺势立掌于肩前,掌心相对,指尖向上。两肩胛骨向脊柱靠拢,展肩扩胸,藏头缩项;目视前斜上方。

动作四:微屈膝下蹲;同时,松肩伸项,两掌缓缓向前平推逐渐转成掌心向前亮拳,同时口吐"呬"字音;目视前方。

动作五:两掌外旋腕,转至掌心向内,指尖相对,约与肩宽。

动作六:两膝缓缓伸直;同时屈肘,两掌缓缓收拢至胸前约10cm,指尖相对;目视前下方。

动作七:两肘下落,夹肋,两手顺势立掌于肩前,掌心相对,指尖向上。两肩胛骨向脊柱靠拢,展肩扩胸,藏头缩项;目视斜前上方。

动作八:微屈膝下蹲;同时,松肩伸项,两掌缓缓向前平推逐渐转成掌心向前,并口吐"呬"字音;目视前方。意念集中在膻中穴,意想此时吸入的大自然之清气和上升的丹田之气布满了胸腔;当转松肩推掌时,意想气血快速释放,肺腑中的浊气通过口吐"呬"字泄出。

机制与功效:"呬"字诀与肺相应。口吐"呬"字具有泄出肺之浊气、调理肺脏功能的作用。通过展肩扩胸、藏头缩项的锻炼,使吸入的大自然清气布满胸腔,同时小腹内收,使丹田之气也上升到胸中。先天、后天二气在胸中会合,具有锻炼肺的呼吸功能,促进气血在肺内的充分融合和与气体交换的作用。立掌展肩与松肩推掌,可以刺激颈项、肩背部周围的穴位,并能有效解除颈、肩、背部的肌肉和关节疲劳,防治颈椎病、肩周炎和背部肌肉劳损等病症。

第五式 吹(chuī)字诀

动作一:接上式。两掌前推,随后松腕伸掌,指尖向前,掌心向下。

动作二:两臂向左右分开成侧平举,掌心斜向后,指尖向外。

动作三:两臂内旋,两掌向后画弧至腰部,掌心轻贴腰眼,指尖斜向下;目视前下。

动作四:微屈膝下蹲;同时,两掌向下沿腰骶、两大腿外侧下滑,后屈肘提臂环抱于腹前,掌心向内,指尖相对,约与脐平;目视前下方。两掌从腰部下滑时,口吐"吹"字音。

动作五:两膝缓缓伸直;同时,两掌缓缓收回,轻抚腹部,指尖斜向下,虎口相对;目视前下方。

动作六:两掌沿带脉向后腰部摩运。

动作七:两掌至后腰部,掌心轻贴腰眼,指尖斜向下;目视前下方。

动作八:微屈膝下蹲;同时,两掌向下沿腰骶、两大腿外侧下滑,后屈肘提臂环抱于腹前,掌心向内,指尖相对,约与脐平;目视前下方。此时意念主要集中在两肾部位,当抚摸带脉、实摩两腰眼时,意想丹田之气环绕腰际,使两肾充满活力。

机制与功效:"吹"字诀与肾相应。口吐"吹"字具有泄出肾之浊气、调理肾脏功能的作用。"腰为肾之府"。肾位于腰部脊柱两侧,腰部功能的强弱与肾气的盛衰息息相关。通过两手对腰腹部的摩按,具有壮腰健肾、增强腰肾功能和预防衰老的作用。

第六式　嘻(xī)字诀

动作一:接上式。两掌环抱,自然下落于体前;目视前下方。两掌内旋外翻,掌背相对,掌心向外,指尖向下;目视两掌。

动作二:两膝缓缓伸直;同时,提肘带手,经体前上提至胸。随后,两手继续上提至面前,分掌、外开、上举,两臂成弧形,掌心斜向上;目视前上方。

动作三:屈肘,两手经面部前回收至胸前,约与肩同高,指尖相对,掌心向下;目视前下方。然后微屈膝下蹲;同时,两掌缓缓下按至肚脐前。从两掌下按开始口吐"嘻"字音。

动作四:两掌向下、向左右外展至左右髋旁约15cm处,掌心向外,指尖向下;目视前下方。

动作五:两掌掌背相对合于小腹前,掌心向外,指尖向下;目视两掌。

动作六:两膝缓缓伸直;同时,提肘带手,经体前上提至胸。随后,两手继续上提至面前,分掌、外开、上举,两臂成弧形,掌心斜向上;目视前上方。

动作七:屈肘,两手经面部前回收到胸前,约与肩同高,指尖相对,掌心向下;目视前下方。然后微屈膝下蹲;同时两掌缓缓下按至肚脐前,目视前下方。

动作八:两掌顺势外开至髋旁约15cm,掌心向外,指尖向下;目视前下方。从上动两掌下按开始配合口吐"嘻"字音。意想把大自然之清气吸入"三焦"腑内,滋养着心、肝、脾、肺、肾五脏。

机制与功效:"嘻"字诀与少阳三焦之气相应。口吐"嘻"字有疏通少阳经脉、调和全身气机的作用。通过提手、分掌、外开、上举和内合、下按、松垂、外开,分别可以起到升开与肃降全身气机的作用。二者相反相成,共同达到调和全身气血的功效。

收势

动作一:接上式。两手外旋内翻,掌心向内,缓缓抱于腹前,虎口交叉相握,轻抚肚脐;同时两膝缓缓伸直;目视前下方;静息片刻。两掌以肚脐为中心揉腹,顺时针6圈,逆时针6圈。意念集中在下丹田,两手叠交,护住丹田之气,两手揉腹,调理丹田之气。

动作二:两掌松开,两臂自然垂于体侧;目视前下方。

健身气功六字诀,四季均可练习,是一种极好的养生锻炼方法,对有慢性疾病的人、老年人更为适合,但是一定要注意练习认真、动作到位,精力集中,要做到意念与动作一致,并且经常做,常年坚持,才会收到良好的健身效果,特别对于有慢性呼吸系统疾病的人,有助于提高和改善肺功能,提高身体素质。

 强身益肺八段锦

八段锦是气功动功功法之一,由8节组成。说到八段锦的优势,它能改善神经体液调节功能和加强血液循环,对腹腔脏器有柔和的按摩作用,对神经系统、心血管系统、消化系统、呼吸系统及运动器官都有良好的调节作用。八段锦要求身正,含胸沉气,使呼吸深长,增加肺活量。八段锦采用的呼吸方法(内养功呼吸法)可增加肺的换气功能,有利于氧气和二氧化碳的交换。八段锦的定静作用和内脏按摩作用,可使呼吸道、消化道畅顺。现代临床研究也证明,每天坚持练习八段锦,可通过内养功呼吸法、肌耐力锻炼、呼吸肌锻炼等,改善慢性呼吸道疾病的病情,提高肺功能及生活质量。做法如下:

预备势:

动作一:两脚并步站立;两臂自然垂于体侧;身体中正,目视前方。

动作二：随着松腰沉髋，身体重心移至右腿；左脚向左侧开步，脚尖朝前，约与肩同宽；目视前方。

动作三：两臂内旋，两掌分别向两侧摆起，约与髋同高，掌心向后目视前方。

动作四：两腿膝关节稍屈；同时，两臂外旋，向前合抱于腹前呈圆弧形，与脐同高，掌心向内，两掌指间距约10cm；目视前方。

［动作要点］

1. 头向上顶，下颏微收，舌抵上腭，双唇轻闭；沉肩坠肘，腋下虚掩；胸部宽舒，腹部松沉；收髋敛臀，上体中正。

2. 呼吸徐缓，气沉丹田，调息6~9次。

［功理与作用］

宁静心神，调整呼吸，内安五脏，端正身形，做好练功前的准备。

第一式　两手托天理三焦

动作一：两臂外旋微下落，两掌五指分开在腹前交叉，掌心向上；目视前方。

动作二：两腿徐缓挺膝伸直；同时，两掌上托至胸前，随之两臂内旋，翻掌向上托起，掌心向上；抬头，目视两掌。

动作三：两臂继续上托，肘关节伸直；同时，下颏内收，动作略停；目视前方。

动作四：身体重心缓缓下降；两腿膝关节微屈；同时，十指慢慢分开，两臂分别向身体两侧下落，两掌捧于腹前，掌心向上；目视前方。

本式托举、下落为1遍，共做6遍。

［动作要点］

1. 两掌上托要舒胸展体，略有停顿，保持抻拉。

2. 两掌下落，松腰沉髋，沉肩坠肘，松腕舒指，上体中正。

［功理与作用］

1. 通过两手交叉上托，缓慢用力，保持抻拉，使"三焦"通畅、气血调和。

2. 通过拉长躯干与上肢各关节周围的肌肉、韧带及关节组织，对防治肩部疾患、预防颈椎病等具有良好的作用。

由于这节动作是全身的伸展活动，又伴随深呼吸，有利于肺部扩张，使呼吸加深，吸进更多的氧气，所以对内脏各部调理是自然的。

不仅如此,对腰背肌肉骨骼也有良好作用,有助于矫正肩内收、圆背等不良姿势。

第二式　左右开弓似射雕

动作一:接上式。身体重心右移;左脚向左侧开步站立,两腿膝关节自然伸直;同时,两掌向上交叉于胸前,左掌在外,两掌心向内;目视前方。

动作二:两腿徐缓屈膝半蹲成马步;同时,右掌屈指成“爪”,向右拉至肩前;左掌成八字掌,左臂内旋,向左侧推出,与肩同高,坐腕,掌心向左,犹如拉弓射箭之势;动作略停;目视左掌方向。

动作三:身体重心右移;同时,右手五指伸开成掌,向上、向右画弧,与肩同高,指尖朝上,掌心斜向前;左手指伸开成掌,掌心斜向后;目视右掌。

动作四:重心继续右移;左脚回收成并步站立;同时,两掌分别由两侧下落,捧于腹前,指尖相对,掌心向上;目视前方。

动作五至动作八:同动作一至动作四,唯左右相反。

本式一左一右为 1 遍,共做 3 遍。

最后一动时,身体重心继续左移;右脚回收成开步站立,与肩同宽,膝关节微屈;同时,两掌分别由两侧下落,捧于腹前,指尖相对,掌心向上;目视前方。

［动作要点］

1. 侧拉之手五指要并拢屈紧,肩臂放平。

2. 八字掌侧撑需沉肩坠肘,屈腕,竖指,掌心涵空。

3. 年老或体弱者可自行调整马步的高度。

［功理与作用］

1. 展肩扩胸,可刺激督脉和背部腧穴;同时刺激手三阴三阳经等,可调节手太阴肺经等经脉之气。

2. 可有效发展下肢肌肉力量,提高平衡和协调能力;同时,增加前臂和手部肌肉的力量,提高手腕关节及指关节的灵活性。

3. 有利于矫正不良姿势,如驼背及肩内收,很好地预防肩、颈疾病等。

这节动作影响所及包括两手、两臂和胸腔内的心和肺,通过扩胸伸臂可以增强胸肋部和肩臂部肌肉功能,加强血液循环,有助于心肺功能改善。

第三式　调理脾胃须单举

动作一:接上式。两腿徐缓挺膝伸直;同时,左掌上托,左臂外旋上穿经面前,随之臂内旋上举至头左上方,肘关节微屈,力达掌根,掌心向上,掌指向右;同时,右掌微上托,随之臂内旋下按至右髋旁,肘关节微屈,力达掌根,掌心向下,掌指向前,动作略停;目视前方。

动作二:松腰沉髋,身体重心缓缓下降;两腿膝关节微屈;同时,左臂屈肘外旋,左掌经面前下落于腹前,掌心向上;右臂外旋,右掌向上捧于腹前,两掌指尖相对,相距约 10cm,掌心向上;目视前方。

动作三、四:同动作一、二,唯左右相反。

本式一左一右为 1 遍,共做 3 遍。

最后一动时,两腿膝关节微屈;同时,右臂屈肘,右掌下按于右髋旁,掌心向下,掌指向前;目视前方。

［动作要点］

力在掌根,上撑下按,舒胸展体,拔长腰脊。

［功理与作用］

1. 通过左右上肢一松一紧的上下对拉(静力牵张),可以牵拉腹腔,对脾胃中焦肝胆起到按摩作用;同时可以刺激位于腹、胸胁部的相关经络以及背部腧穴等,达到调理脾胃(肝胆)和脏腑经络的作用。

2. 可使脊柱内各椎骨间的小关节及小肌肉得到锻炼,从而增强脊柱的灵活性,有利于预防和治疗肩、颈疾病等。

第四式　五劳七伤往后瞧

动作一:接上式。两腿徐缓挺膝伸直;同时,两臂内旋,掌心向后,指尖向下,目视前方。然后上动不停。两臂充分外旋,掌心向外;头向左后转,转头不转体,两肩后张,动作略停;目视左斜后方。

动作二:松腰沉髋,身体重心缓缓下降;两腿膝关节微屈;同时,两臂内旋按于髋旁,掌心向下,指尖向前;目视前方。

动作三:同动作一,唯左右相反。

动作四:同动作二。

本式一左一右为 1 遍,共做 3 遍。第 3 遍最后一动时,两腿膝关节微屈;同时,两掌捧于腹前,指尖相对,掌心向上;目视前方。

［动作要点］

1. 头向上顶,肩向下沉。

2. 转头不转体,旋臂,两肩后张。

［功理与作用］

1. "五劳"指心、肝、脾、肺、肾五脏劳损;"七伤"指喜、怒、悲、忧、恐、惊、思七情伤害。本式动作通过上肢伸直外旋扭转的静力牵张作用,可以扩张牵拉胸腔、腹腔内的脏腑。

2. 本式动作中往后瞧的转头动作,可刺激颈部大椎穴,达到防治"五劳七伤"的目的。

3. 可增加颈部及肩关节周围参与运动肌群的收缩力,增加颈部运动幅度,活动眼肌,预防眼肌疲劳,以及肩部、颈部、背部等部位的疾患。同时,改善颈部及脑部血液循环,有助于解除中枢神经系统疲劳。

第五式　摇头摆尾去心火

动作一:接上式。身体重心左移;右脚向右开步站立,两腿膝关节自然伸直;同时,两掌上托与胸同高时,两臂内旋,肘关节微屈,掌心向上,指尖相对,两掌继续上托至头上方,目视前方。

动作二:两腿徐缓屈膝半蹲成马步;同时翻掌,两臂缓缓向两侧下落,两掌扶于膝关节上方,肘关节微屈,小指侧向前;目视前方。

动作三:身体重心向上稍升起,而后右移;上体先向右倾,随之偏向右脚面上方;目视前方。

动作四:身体重心左移;同时,上体由右向前、向左旋转;目视右足跟。

动作五:身体重心右移,成马步;同时,头向后摇,上体立起,随之下颏微收;目视前方。

动作六至动作八:同动作三至动作五,唯左右相反。

本式一左一右为1遍,共做3遍。

做完3遍后,身体重心左移,右脚回收成开步站立,与肩同宽;同时,两掌向外经两侧上举,掌心相对;目视前方。随后松腰沉髋,身体重心缓缓至腹前,掌心向下,指尖相对;目视前方。

［动作要点］

1. 马步下蹲要疏髋敛臀,上体中正。

2. 摇转时,颈部与尾闾对拉伸长,好似两个轴在相对运转,速度应柔和、缓慢,动作宜圆活连贯。

3. 年老或体弱者要注意动作幅度,不可强求。

[功理与作用]

1. 心火,即心热火旺的病证,属阳热内盛的病机。通过两腿下蹲,摆动尾闾,可刺激脊柱、督脉等;通过摇头,可刺激大椎穴,从而达到疏经泄热的作用,有助于去除心火。

2. 在摇头摆尾过程中,脊柱腰段、腰腹及臀、股部肌群参与收缩,既增加了颈、腰、髋等部位关节的灵活性,也增强了这些部位的肌力。

第六式　两手攀足固肾腰

动作一:接上式。两腿挺膝伸直站立;同时,两掌指尖向前,两臂肘关节伸直,向前、向上举起,掌心向前;目视前方。

动作二:两臂外旋至掌心相对,屈肘,两掌下按于胸前,掌心向下,指尖相对;目视前方。

动作三:两臂外旋,两掌心向上,随之两掌掌指顺腋下向后插;目视前方。

动作四:两掌心向内沿脊柱两侧向下摩运至臀部;随之上体前俯,两掌继续沿腿后向下摩运,经脚两侧置于脚面;抬头,动作略停;目视前下方。

本式一上一下为1遍,共做6遍。

做完6遍后,上体立起;同时,两臂向前、向上举起,肘关节伸直,掌心向前;目视前方。随后松腰沉髋,身体重心缓缓下降;两腿膝关节微屈;同时,两掌向前下按至腹前,掌心向下,指尖向前;目视前方。

[动作要点]

1. 反穿摩运要适当用力,至足背时松腰沉肩,两膝挺直,向上起身时手臂主动上举,带动上体立起。

2. 年老或体弱者可根据身体状况自行调整动作幅度,不可强求。

[功理与作用]

1. 通过前屈后伸可刺激脊柱、督脉以及命门、阳关、委中等穴,有助于防治生殖泌尿系统方面的慢性病,达到固肾壮腰的作用。

2. 通过脊柱大幅度前屈后伸,可有效发展躯干前、后伸屈脊柱肌群的力量与伸展性,同时对腰部的肾、肾上腺、输尿管等器官有良好的牵拉、按摩作用,可以改善其功能,刺激其活动。

这一段动作,既有前俯,又有后仰,可充分伸展腰背肌肉,同时两臂也尽量向下伸展,显然对增强腰部及下腹功能有良好作用。

第七势　攒拳怒目增气力

接上式。身体重心右移,左脚向左开步;两腿徐缓屈膝半蹲成马步;同时,两掌握固,抱于腰两侧,拳眼朝上;目视前方。

动作一:左拳缓慢用力向前冲出,与肩同高,拳眼朝上;瞪目,视左拳冲出方向。

动作二:左臂内旋,左拳变掌,虎口朝下;目视左掌。左臂外旋,肘关节微屈;同时,左掌向左缠绕,变掌心向上后握拳;目视左拳。

动作三:屈肘,回收左拳至腰侧,拳眼朝上;目视前方。

动作四至动作六:同动作一至动作三,唯左右相反。

本式一左一右为1遍,共做3遍。

做完3遍后,身体重心右移,左脚回收成并步站立;同时,两拳变掌,自然垂于体侧;目视前方。

[动作要点]

1. 马步的高低可根据自己的腿部力量灵活掌握。

2. 冲拳时要怒目瞪眼,注视冲出之拳,同时足趾抓地,拧腰顺肩,力达拳面;拳回收时要旋腕,五指用力抓握。

[功理与作用]

1. 中医认为,"肝主筋,开窍于目"。本式中的"怒目瞪眼"可刺激肝经,使肝血充盈,肝气疏泻,有强健筋骨的作用。

2. 两腿下蹲十趾抓地、双手攒拳、旋腕、手指逐节强力抓握等动作,可刺激手、足三阴三阳十二经脉的腧穴和督脉等;同时,使肌肉、筋脉受到静力牵张刺激,长期锻炼可使全身筋肉结实,气力增加。

第八势　背后七颠百病消

动作一:接上式。两足跟提起;头上顶,动作略停;目视前方。

动作二:两足跟下落,轻震地面;目视前方。

本式一起一落为1遍,共做7遍。

[动作要点]

1. 上提时足趾要抓地,足跟尽力抬起,两腿并拢,百会穴上顶,略有停顿,要掌握好平稳。

2. 足跟下落时,咬牙,轻震地面,动作不要过急。

3. 沉肩舒臂,周身放松。

［功理与作用］

此式通过肢体导引,吸气时两臂自身侧上举过头,呼气下落,同时放松全身,并将"浊气"自头向涌泉引之,排出体外。同时有利于脊髓液的循环和脊髓神经功能的增强,进而加强全身神经的调节作用。

 ## 巧用药膳助睡眠

睡眠对人体健康起着至关重要的作用。睡眠不好不但影响人体免疫力和健康,也是一件令人烦恼和痛苦的事情。下面介绍几种药膳,会有助于你的睡眠。

(一) 藤柏枣仁茶

炒柏子仁 15g,首乌藤 20g,酸枣仁 20g,红枣 3 枚。开水冲泡,加盖闷 5 分钟,代茶饮。中、晚饭后 1 小时各服 1 次,连服数日。

功效:柏子仁性味甘平,具有养心安神、润肠通便的功效;其养心气,润肾燥,益智宁神,能滑肠开秘,治疗失眠,也可消食。首乌藤性味甘平,能养心安神,通络祛风。酸枣仁性味甘平,有养心安神及敛汗作用,能养心阴、益肝血,疗失眠。

(二) 合欢琥珀枣仁茶

合欢皮 20g,酸枣仁 20g,水煎;琥珀粉 5g,冲服。睡前 1 小时服。

功效:酸枣仁性味甘平,有养心安神及敛汗作用,能养心阴、益肝血,疗失眠,常与茯苓、知母同煎服用,也可研末单用每次 2g。琥珀味甘性平,有定惊安神、活血散瘀、利尿通淋功效。合欢皮性味甘平,入心、肝经,有治疗心神不安、忧郁、不眠、内外痈疡、跌打损伤的作用。此方治疗烦躁不安、失眠多梦等。

(三) 远志合百三七花茶

百合 30g,远志 10g,合欢花 20g,三七花 15g。水煎服,每日 1 剂,分 2 次服。

功效:远志能安神益智,祛痰,消肿。合欢花性味甘平,有安神、解郁功效。百合味甘性微寒,有润肺止咳、清心安神作用。三七花性凉,味甘、微苦,有清热、平肝、降压、降脂、抗癌的功效。三七花总皂苷对中枢神经系统呈抑制作用,表现为镇静、安神功效。此方常用于心肾不交引起的失眠多梦、健忘惊悸、神志恍惚等。

(四)莲子百合瘦肉汤

莲子 50g,百合 50g,猪瘦肉 250g(切块),加水煲汤。

功效:莲子性味甘、涩、平,入心、脾、肾经,能养心、益肾、补脾、涩肠。百合性味甘、微苦、平,入心、肺经,有润肺止咳、养阴清热、清心安神、益气调中等功效。猪瘦肉有补虚强身、滋阴润燥的作用。本方适用于神经衰弱、心悸失眠、病后体弱等。

(五)柏子仁茯神炖猪心

柏子仁 30g,茯神 30g,猪心 1 个。用柏子仁、茯神放入猪心内,加水炖熟服食。

功效:柏子仁味甘、辛,性平,可宁心安神,润肠通便,止汗;茯神性味甘淡平,有渗湿、健脾、宁心等功能。猪心性味甘咸平,入心经,可补血养心。本方适用于心悸、怔忡、失眠、肠燥便秘等。

(六)甘草小麦红枣汤

甘草 10g,小麦 30g,红枣 5 枚。清水 2 碗,煎至 1 碗,去渣饮汤。

功效:甘草性味甘平,入脾、肺经,能和中缓急,润肺,解毒。小麦性味甘凉,入心、脾、肾经,能养心、益肾、除热、止渴。红枣性味甘温,入脾、胃经,能补脾和胃、益气生津、调和营卫。本方适用于癔病、神经衰弱、失眠、盗汗等。

 长寿秘诀就在每天生活中

说起唐代伟大的医学家、药王孙思邈,不知你了解多少,据史料记载,孙思邈活到 101 岁,还有记载说他活了 141 岁,总之他是历史上最长寿的医师之一。他是怎样拥有长寿的呢？其实,最大的原因就是他有很多养生方法,比如每天都做的养生十三法,不但能够延年益寿,而且对很多慢性病都有很好的预防和治疗作用。为了健康,不防你每天做一做。

(一) 发常梳

操作方法:将双手掌互搓数次,令掌心发热,然后十指向后,由前额开始用手梳头发,经后脑回颈部。早晚各做数次。

功效:头部是身体十二经脉经络汇集之处。常梳头可以明目祛风,预防头痛、头晕、耳鸣,改善睡眠等。

(二) 目常运

操作方法:第一个方法是合眼或闭眼均可,用眼珠转圈,先左、上、右、下顺时针方向转;然后眼珠逆时针转圈。重复 3 次。

第二个方法是搓手 36 下,将发热的掌心敷在眼部。

功效:可明目、预防近视、缓解眼部疲劳,尤其适用于经常用电脑、看手机,视力疲劳的人。

(三) 齿常叩

操作方法:把口慢慢闭上,以此进行叩门齿,每个动作 30~50 次。在叩门齿的时候必须叩出声音。

功效:轻轻叩齿,能够健肠胃、促进吸收,防止牙痛、蛀牙和牙退化。

(四) 漱玉津 (津液、唾液)

操作方法:口微微合上,将舌头伸出牙齿外,由上面开始,向左慢慢转动,一共转 12 圈,然后将口水吞下去。之后再由上面开始,反方向再做一下。口微微合上,这次舌头不在牙齿外边,而在口腔里,围绕上下腭转动。左转 12 圈后吞口水,然后再反方向做 1 次。吞口水时,尽量想象将口水带到下丹田。

功效:《黄帝内经素问集注》说:"肾络上贯隔入肺,上循喉咙挟舌本,舌下廉泉玉英,上液之道也,故肾为唾。"因此,经常做这一动作,可以强健脾胃,增强肾功能,延年益寿。

(五)耳常鼓

操作方法:手掌掩双耳,用力向内压,然后放手,重复做 10 下。

功效:这一动作每天临睡前后做,可以增强记忆和提高听力。

(六)面常洗

操作方法:搓手 36 下,暖手以后上下搓面。

功效:这一动作经常做,可疏通面部经络,刺激脏腑在面部的反应点,活血散瘀,排出毒素,有美容功效,使脸色红润有光泽,并可预防减轻面部皱纹。

(七)头常摇

操作方法:双手叉腰,闭目,垂下头,缓缓向右扭动,直至恢复原位为 1 次,共做 6 次,反方向重复。

功效:预防颈椎病,防止颈椎增生。

这一动作经常做可令头脑灵活,防止颈椎增生。注意要慢慢做,否则会头晕。

(八)腰常摆

操作方法:身体和双手有韵律地摆动。当身体扭向左时,右手在前,左手在后,在前的右手轻轻拍打小腹,在后的左手轻轻拍打命门穴。反方向重复。最少做 50 下,做够 100 下更好。

功效:可以强化肠胃功能、固补肾气,预防消化不良、胃痛、腰痛、腰椎间盘突出等病。

(九)腹常揉

操作方法:搓手 36 下,手暖后两手交叉,围绕肚脐顺时针方向揉。揉的范围由小到大,做 36 下。

功效:这一动作可以促进胃肠蠕动,帮助消化吸收,消除腹胀便秘。

(十)摄谷道(提肛动作)

操作方法:吸气时提肛,即将肛门的肌肉收紧。闭气,维持数秒,直至不能忍受,然后呼气放松。这一动作无论何时都可以练习。最好是每天早晚各做 20~30 下。相传这一动作是乾隆最得意的养生功法。

功效:本法有升提中气、固精止泄的功效,对慢性腹泻、肛门脱垂、男性早泄有一定效果。

(十一)膝常扭

操作方法:双脚并拢,膝部紧贴,微微下蹲,双手按膝,向左右扭动,各做 20 下。

功效:可以强化膝关节,防止膝关节疼痛及腰膝酸软。

(十二)常散步

操作方法:挺直胸膛,轻松地散步。最好心无杂念,尽情欣赏大自然风光。

功效:生命在于运动,俗话说"饭后走一走,活到九十九"。散步对健康有很大益处。散步的时候,自然放松,有助于增强胃肠蠕动、血液循环、肌肉能力,调补脏腑功能。

(十三)脚常搓

操作方法:右手擦左脚,左手擦右脚。由足跟向上至足趾,再向下擦回足跟为 1 下。共做 36 下。

功效:足底集中了全身器官的反射区。经常搓足可以疏通经络,强化各器官,对身体有益。常做这个动作,可治疗失眠、降血压、消除头痛等。

总之,健康就在日常生活细节中,只要认真、坚持去做,养成良好的习惯,健康就永远属于你。

 ## 服中药的时间和方法有讲究吗?

很多人在吃中药,但是中药什么时间吃,服法有什么不同,时间上有什么讲究,却不了解。什么时间服中药,看上去很简单,其实大有学问。古代医家就十分注意中药的服用时间,在几千年的医疗实践中积累了很多宝贵的有关服药时间的经验,比如饭前服、饭后服、睡前服、空腹服、顿服、频服等等。

《神农本草经》提出:"病在胸膈以上者,先食后服药。病在心腹以下者,先服药而后食。病在四肢血脉者,宜空腹而在旦。病在骨髓者,宜饱满而在夜。"在不同时间服药,药物疗效差异很大。因此,了解选择服药时间方面的知识,有助于根据病情,合理选择服药时间,以发挥药物的最好功效。下面一起学习一下。

(一)服药时间

1. 空腹服(饭前)　空腹服药易使药力得到发挥。东晋时期著名医药学家葛洪说:"未食内虚,令毒势易行。"多用于实证疾病,特别是积滞、瘀血、水湿等病证。服药一般在饭前 30~60 分钟,以使药性容易下达。另外,从部位上说,病位在下,如肝肾虚损或腰以下的疾病,宜空腹服用。治疗肠道疾病,也宜在饭前服药,因为在胃空状态下,药液能直接与消化道黏膜接触,较快地通过胃入肠,从而较多地被吸收而发挥作用,不致受胃内食物稀释而影响药效。有些中药对脾胃有一定影响,如补血药、补肾药、活血化瘀药、软坚散结药、清热解毒药等,不适宜空腹服用,而在上、下午服用最好。

驱虫或治疗四肢血脉病的药物也宜空腹服,这样可使药物迅速入肠,并保持较高浓度而迅速发挥药效。具有泻下作用的汤药也亦空腹服用,以增强药效。

2. 饭后服　一般在饭后 30~60 分钟服药。病位在上,应在饭后服药。对胃肠有刺激作用的药,在饭后服用可减少对胃肠黏膜的损害。毒性较大的药,也宜在饭后服用,避免因吸收太快而发生副作用。

《神农本草经》说:"病在胸膈以上者,先食后服药。"偏于滋补一类的药物,也宜饭后服。如葛洪说:"服治病之药以食前服之,服养身之药以食后服之。"中医传统认为,上部的疾病,如耳、目、口、鼻、五官等疾病都宜采取先食后服药方法,如治疗心肺胸膈、胃脘以上的病症,在饭后服用,可使药性上行。对于脾胃不好的患者,大部分的药都不适宜空腹服用,而在上、下午服用,尤以饭后 1 小时以上或半空腹状态服用较好。

3. 顿服　病情较急者,要急病急治,煎好后立即服下,称为顿服。目的在于使药物在不伤正气的情况下,集中药力,发挥最大效应。东汉张仲景《金匮要略》所载治急症吐衄的泻心汤、治肠痈的大黄牡丹皮汤等属于此类。目前,一般的高热性疾病、传染性疾病、小儿急症等亦采用顿服法。

一般来说,病情急的、重的,要抓紧时间用药,服药时间可不拘时,目的是及时迅速地发挥药效。此外,中药急救药品,如四逆汤、参附汤、升脉散、安宫牛黄丸等,在用于病情危重患者时,为保证及时抢救成功,可以随时顿服或一天多次服用,以使药力持续发挥。

4. 频服　凡咽喉病、呕吐病患者,宜采用频服的方法,缓缓服下,能使汤药充分接触患部,较快见效。如高热患者,可频频予以服药,一天多次,以使体温快速降下来,尽快摆脱高热对大脑的损伤;治疗喘证的中药,如定喘汤、苏子降气汤等,也可不拘时服之。

5. 睡前服　一般在睡前15~30分钟服用。补心脾、安心神、镇静安眠的药物,以及治疗积滞、胸膈病、遗尿症等的药物常睡前服。睡前服药能使药效及时发挥作用。另外,服药后宜仰卧。有头、口、耳部疾病者,服药后宜去枕而卧;有左右两肋疾病者,服药后应按药性的升降作用选择睡姿,如药性升发则健侧卧,如药性沉降则患侧卧。

6. 隔夜服　主要是指驱虫药,睡前服1次,第2天早晨空腹再服用1次,以便将虫杀死而排出体外。

总之,服中药要根据病情和病位、病性和药物的特点来决定不同的服用时间。急性重病应不拘时间尽快服药或频服,慢性病则要坚持每日按时服药。服药以尽量发挥药物的预防、治疗作用,减少不良反应为原则。

（二）服用方法

中药一般服法是一剂汤药每天分2次温服,早、晚各服1次,或一天3次,分早、中、晚各服1次,但根据病情,有的也可一天只服1次,有的一天需服几次。那温度怎么掌握呢?

1. 温服　一般药物均宜温服,即药煎好后放一会儿,待其不冷不热时服。如平和补益药物。

2. 热服　凡伤风感冒的药,宜趁热服下,以达到发汗目的;祛寒通血脉的药也如此,以利于祛寒活血。

3. 冷服　在药液冷却后服。一般指解毒药、止吐药、清热药,可稍冷后服用。

（三）服药与饮食错开多长时间呢?

服补药后要间隔一定时间再进食,若进食油腻食物,容易造成呕吐、腹泻等。那么,进食与服中药究竟需要错开多长时间呢? 这要看进食的种类和性质。如果食物是清淡的,可以错开半小时左右服中药;如果食物是油腻的,服药时间最好要错开 1~2 小时;如果是淡米粥一类的食物,基本不用间隔时间就可服药。例如,服用退热解表中药,药后常主张进食热粥,以促进药力,达到尽快发汗以祛邪的目的。如果药后进食油腻之品,会影响药效的发挥。

（四）服药时间与病情病位有什么关系

一般来讲,病情急的、重的,要抓紧时间用药,服药时间可不拘时,目的是及时迅速地发挥药效。如高热患者,可频频予以服药,一天多次,以使体温快速降下来;治疗喘证的中药如定喘汤、苏子降气汤等也可不拘时服之。此外,中药急救药品,如四逆汤、参附汤、升脉散、安宫牛黄丸等,在用于病情危重患者时,为保证及时抢救成功,可以随时或一天多次服用,以使药力持续发挥。相反,对于病情轻缓的,治疗就不能求之过急,可以酌情采用饭前、食后、平旦、临卧等时间服药;有些还可以间歇服药,如隔日服,或服几天停几天等,使药物缓慢、持续地发挥作用,以达到持久的效果。

（五）服药时间与药物性质有关吗?

中药若以平衡阴阳、调畅气血、调理脏腑为主,服药时间一般以上、下午为宜,可以上午 8—9 时,下午 4—5 时,与吃饭时间错开 1 小时左右,这样可以充分发挥药效,并不会影响脾胃功能,达到最佳治疗效果。补肾药可以早晚服,补肾阳药宜晨间服,补肾阴药宜晚间服,这样更符合中医阳时养阳、阴时养阴的原理。对胃肠道有刺激作用的药物,苦寒或过于辛热的方剂,宜饭后 1 小时服,以减少对胃肠道的刺激。

 ## 体质养生与呼吸道疾病预防

呼吸系统疾病是世界四大慢性疾病之一。我国人口疾病死因最新调查显示,呼吸系统疾病在所有疾病死亡率中占第三位。世界卫生组织全球抗击慢性呼吸系统疾病联盟调查显示,中国疾病死亡总数的 17% 来自慢性呼吸系统疾病。所以,预防和减少呼吸道疾病的发生,是全民保健防病的重要任务。

中医通过养生手段,改善体质,预防呼吸道疾病的历史悠久。《黄帝内经》曰:"智者之养生也,必顺四时而适寒暑。"又曰:"圣人春夏养阳,秋冬养阴。"认为人与自然是一个密切联系的有机整体。天人合一,自然界的一切生物受四时春温、夏热、秋凉、冬寒气候变化的影响,而机体五脏六腑也随四时存在,出现相应的变化,太过或不及,均会伤及人体。所以,预防和治疗都要因时制宜、因人制宜。通过调节体内阴阳平衡和脏腑功能,增强机体抗病能力,可达到预防疾病的目的。

按中医理论,呼吸道疾病的病位虽然表现在肺,但与五脏六腑及每个人的体质有着密切的关系。按阴阳五行理论,土能生金,脾为土,肺为金,所以脾阳虚,卫气不固的人,很容易感冒、呼吸道感染;脾是生痰之源,痰湿体质的人,脾运化不好,很容易咳嗽痰多,甚至总觉得咽部有痰或异物感。又如,金能生水,肺为金,肾为水,二者是母子关系,所以慢性咳嗽日久会造成肾虚,出现肾不纳气的症状,一活动就气喘。另外,肝火过旺,会伤肺,中医称"木火刑金",会出现咯血等。所以,呼吸道疾病的治疗,不能头痛医头、脚痛医脚,而要根据每个人体质辨证特点来治疗、预防疾病,才会取得事半功倍的效果。

(一)人的体质各自有什么特点

1. 平和质　阴阳气血调和,以体型适中、面色红润、精力充沛等为主要特征。肤色润泽、唇色红润,头发稠密有光泽,目光有神,嗅觉通利,耐受寒热,睡眠良好,胃纳佳,二便正常。舌色淡红,苔薄白,脉和缓有力。对自然环境和社会环境适应能力强。

2. 气虚质　元气不足,以疲乏、气短、自汗等气虚表现为主要特征。肌肉松软不实。平素语音低弱,气短懒言,容易疲乏,精神不振,易出汗,舌淡红,舌边有齿痕,脉弱。

3. 阳虚质　阳气不足,以畏寒怕冷、手足不温等虚寒表现为主要特征。肌肉松软不实。畏寒怕冷,手足不温,喜热饮食,精神不振,舌胖有齿痕,脉沉迟。

4. 阴虚质　阴液亏少,以口燥咽干、手足心热等虚热表现为主要特征。体形偏瘦。手足心热、口鼻咽干燥,喜冷饮,大便干燥,舌红少津,脉细数。

5. 痰湿质　痰湿凝聚,以形体肥胖、腹部肥满、口黏苔腻等痰湿表现为主要特征。体形肥胖,腹部肥胖松软。面部皮肤油脂较多,汗多且黏,胸闷,痰多,口黏腻或甜,喜食肥甘甜黏,苔腻,脉滑。

6. 湿热质　湿热内蕴,以面垢油光、口苦、苔黄腻等湿热表现为主要特征。形体中等或偏瘦。面垢油光,易生痤疮,口苦口干,身重困倦,大便黏滞不畅或燥结,小便短黄,男性易阴囊潮湿,女性易带下增多,舌质偏红,苔黄腻,脉滑数。容易心烦气躁。

7. 血瘀质　血行不畅,以肤色晦暗、舌质紫暗等血瘀表现为主要特征。胖瘦均见。常见表现:肤色晦暗、色素沉着,容易出现瘀斑,口唇暗淡,舌暗或有瘀点,舌下络脉紫暗或增粗,脉涩。

8. 气郁质　气机郁滞,以神情抑郁、忧虑脆弱等气郁表现为主要特征。形体瘦者为多。神情抑郁,情感脆弱,烦闷不乐,舌淡红,苔薄白,脉弦。

9. 特禀质　禀赋先天特异,以过敏反应等为主要特征。过敏体质者常易发生哮喘、咽痒、鼻痒、耳痒、鼻塞、喷嚏、过敏性皮疹等。对环境适应能力差,对易致过敏季节适应能力差。

(二)各种体质如何预防呼吸道疾病

1. 平和质　平和质是指阴阳平和,脏腑气血功能正常,先天禀赋良好,后天调养得当的个体体质,即一般健康人的体质状态。

平和质者养生重在维护保持,饮食节制,宜"谨和五味",不宜有偏嗜。五味偏嗜,往往会破坏身体的平衡状态。如过酸伤脾,过咸伤心,过甜伤肾,过辛伤肝,过苦伤肺。生活起居应有规律,劳逸结合,参加适度运动。

2. 气虚质 "肺是主气之枢。"肺的功能相对不足就会气虚。肺主皮毛,肺气亏虚,遇到气候变化、季节转换就很容易感冒、咳嗽,尤以秋冬多见;夏天则怕热,容易中暑、伤暑等。另外,有慢性呼吸道疾病如慢性支气管炎、慢性阻塞性肺疾病的患者,又属气虚体质的,疾病容易反复,且容易引起急性加重。

气虚质的人宜吃性平偏温的、具有补益作用的食品,如大枣、龙眼肉、山药、莲藕、土豆、糯米、小米、黄豆、蜂蜜、淡水鱼等。气虚体质的补益要缓补,不能峻补。缓补的最好方式就是养生粥,容易被人吸收,堪称"天下第一补品",如红枣山药粥可健脾益肺补气,而生黄芪炖母鸡汤、参芪姜枣茶(黄芪、西洋参、生姜、大枣)亦都是补肺益气不错的食品。中成药可使用玉屏风散,补益肺气,预防反复感冒。每年感冒易发季节提前服用。

气虚体质的人,应该避免过度思虑、淡定平和、起居有常,注意冷暖适宜、不熬夜、三餐规律、坚持适合自己的运动。

3. 阳虚质 明代医家张介宾说:"天之大宝,只此一丸红日;人之大宝,只此一息真阳。"可见阳气之于人体的重要性。阳虚体质,通俗地讲,就是火力不够。阳虚体质的人易患呼吸道慢性疾病,如感冒、急慢性支气管炎、支气管哮喘、肺炎等。

阳虚体质的人要注意少吃或不吃生冷、冰镇之品,如西瓜、梨、苦瓜等;蔬菜尽量不要凉拌生吃,最好在开水中焯一焯或蒸煮后食用。平时可多食用韭菜、生姜、南瓜、胡萝卜、山药等。秋冬季经常喝"山药板栗红枣糯米粥",不仅暖身暖胃还能补阳气。肉食类有羊肉、牛肉、狗肉、鹿肉。羊肉性甘温、柔和,可以补阳、补气又补血。一到冬天就手脚冷的人,可以喝"当归生姜羊肉汤",这是东汉张仲景的食疗方,既补阳气又补血,是温补的经典食疗方。

中药如鹿茸、补骨脂、益智仁、桑寄生、杜仲、菟丝子、肉桂、熟地黄等可补阳。中成药有金匮肾气丸、龟鹿二仙膏、右归丸等,可在医师指导下选择服用。三伏天还可以做贴敷治疗。比如慢性阻塞性肺疾病、支气管炎、慢性鼻炎等发生在阳虚、气虚体质基础上的慢性病,都可以选择贴敷治疗以改善体质。坚持每天热水泡脚,也可加用中药艾叶、花椒等煮后应用,有助于改善阳虚体质。

4. 阴虚质　阴虚体质,通俗地说,就是阴分不足、体内津液水液偏少。阴分少会呈现出两种现象:一是缺乏滋润,二是火会偏盛。所以,体内水液少的人特别容易内热上火。阴虚体质的人易患肺结核、咽炎、燥咳等疾病。

温燥的、辛辣的、香浓的食物都伤阴。比如花椒、茴香、桂皮、五香粉、味精、辣椒、葱、姜、蒜、韭菜、虾仁、荔枝、桂圆、核桃、樱桃、杏、羊肉、狗肉等。这些食物并非绝对不能食,但是要尽量少。酸甘可化阴,甘寒可清热,用于阴虚体质比较合适。比如枸杞子、甘蔗、冬瓜、丝瓜、苦瓜、黄瓜、菠菜、生莲藕、银耳、百合、燕窝、黑芝麻等,这些都比较适合阴虚体质的人食用。如百合红枣粥、银耳燕窝粥、雪梨银耳百合羹等,都适合阴虚体质食用。

另外,镇静安神也是阴虚体质的养生原则。中医认为静能生水,静能生阴。"神"的活动要消耗物质,是典型的阳动过程。"神"的动静越大,消耗的阴液就越多。所以,阴虚体质的人宜静少动。当然也不是完全不动,如在秋季可去郊游,登高望远,多到空气清新清凉的地方。多练习深呼吸,使气息绵长深沉,可增强肺之肃降功能。

5. 痰湿质　中医的"痰"有广义、狭义之分。狭义之痰就是从呼吸道排出的痰。广义的痰是指水液代谢过程不畅通而产生的废物,随着气血的运行而流窜全身,位置不定,可引起许多疾病,所以中医有"百病皆由痰作祟""顽痰生怪症"的说法。"肺为贮痰之器",如痰湿体质的人在呼吸道的病变主要有慢性支气管炎、慢性阻塞性肺疾病、支气管扩张,平素表现为痰多。

在饮食养生方面,痰湿体质的人口味要清淡,不宜多食,饭吃七八成饱即可。可以常用党参、怀山药、茯苓、白扁豆、砂仁、陈皮、冬瓜皮、白芥子,都有一定的祛痰湿作用,但是祛痰湿的部位不同。常用的中成药用于改善痰湿体质的有二陈丸、参苓白术丸等。

痰湿体质秋冬不宜过分补益,凡是补益的肉类、动物内脏、阿胶、秋梨膏、核桃、芝麻等几乎都不太适合痰湿体质者。痰湿体质的人要多晒太阳,因为阳光能够散湿气,振奋阳气。湿气重的人,可经常洗一洗热水澡,最好是泡浴,毛孔开张最好,有利于痰湿消散。痰湿重的人,当运动出汗特别多的时候,不要马上吹空调、吹风扇,更不要马上去冲凉,因为这样最容易使外湿内湿夹击而伤身体。

6. 湿热质 长期吸烟、饮酒、熬夜、滋补不当是造成湿热体质的重要原因。湿热体质的人易感易患支气管炎、肺炎、皮肤病,泌尿生殖、肝胆系统疾病;湿热体质的人,容易出现、口黏、口苦、黄痰等症状。

在所有食物中,湿热之性最重的就是酒,故建议少饮酒。此外,宜少吃甜食、辛辣刺激的食物,多食用苦瓜、冬瓜、丝瓜、菜瓜、芹菜、芥蓝、竹笋、紫菜、海带、绿豆、四季豆、赤小豆、西瓜、梨、绿茶、花茶。少食麦冬、熟地黄、银耳、燕窝、雪蛤、阿胶、蜂蜜、麦芽糖等滋补药食。湿热体质最忌食油炸、煎炒、烧烤等高温加工烹制的食物。

中药中偏于温性的艾叶、佩兰可以除湿,偏于凉性的竹叶、荷叶可以清热,每天泡茶喝,有助于清除体内的湿热。生姜、大茴香、桂皮等香料,具有祛寒、除湿、发汗等功效,每天做饭时适当放一点有温中祛湿的作用。

湿热的季节,喝粥也是很好的选择,如茯苓、赤小豆、薏苡仁、大米各适量,每天煮粥喝,可健脾祛湿养胃。冬瓜香菜汤亦可清热利湿。

对于祛湿热的中药,一般来说,也要分清针对哪儿的湿热,如上焦、中焦的可以用三仁汤、甘露消毒丹等,下焦的可以用八正散,肝胆湿热可以用龙胆泻肝丸等。但是,要在医师的指导下使用。

另外,湿热体质的人,尽量避免在炎热潮湿的环境中长期工作和居住,不熬夜、保证睡眠的时间和质量,非常重要。还要适当进行运动锻炼。

7. 血瘀质 血瘀体质很容易产生各种各样的疾病,如肺栓塞、肺结节病、肺纤维化、肺源性心脏病、冠心病、月经不调、黄褐斑、各系统肿瘤等。调理体质十分重要,适合血瘀体质的人吃的食物有生山楂、金橘、韭菜、茴香、洋葱、香菇、平菇、金针菇、生藕、黑木耳、紫皮茄子、海带、紫菜、油菜、萝卜、胡萝卜、橙、柚、玫瑰花、绿茶、葡萄酒、白酒等,有行气活血、温散化瘀、健脾益气之功效。

血瘀体质的人不宜吃收涩、寒凉、冰冻的东西,如乌梅、苦瓜、李子、青梅、杨梅、石榴、酸枣、柠檬等,以免酸涩收引,加剧血瘀不散;寒性收引,冰冷的饮料、冰淇淋亦不可多食。

适合血瘀体质的中成药有很多,如丹七片、三七粉、血府逐瘀丸等,但不可过量服用,需在医师指导下进行。

对血瘀体质的人来说,要生活规律,不可过于安逸。多活动,做一些有助于促进气血运行的运动,如舞蹈、步行健身法、太极拳、太极剑、徒手健身操等。可早卧早起,保持足够的睡眠;注意精神养生,保持平和心态和乐观情绪,以免气机郁滞而致血行不畅。

8. 气郁质　气郁质的人,性格内向不稳定、敏感多虑,对精神刺激的适应能力较差。容易出现胸胁疼痛、肺部结节、慢性咽炎、咽喉部经常有异物感,中医叫做梅核气,即咽喉部好像总是有个东西卡在那儿一样,咳不出来,也咽不下去。

气郁体质多见于工作压力比较大的白领阶层、行政工作人员、管理人员等。再次,气郁体质的产生,与人在幼年时所经历的事件有关,如在心理发育还不是很成熟的时候,受到一些生活打击,调整不好就容易形成气郁体质。

在饮食方面,气郁体质的人比较适合食用橙子、橘子、柚子、陈皮、洋葱、丝瓜、包心菜、香菜、萝卜、槟榔、玫瑰花、茉莉花等。气郁的人也易上火,可以用玫瑰花、芍药花、菊花泡茶饮。

中成药逍遥丸、柴胡疏肝散适合气郁质的人服用。

气郁质的人要想让自己的体质向平和体质靠拢,首先要把自己的心神情志调整好。中医养生,养神是第一位的。如果"神"调不好,内脏就不得安宁。气郁体质的人可以听一些欢快的、振奋的音乐,使自己身心舒展。多去旅游,徜徉于自然山水之间,就不会钻牛角尖,就不会郁闷,气机自然就舒展。要多交一些性格开朗的朋友,开朗的人一般气机都舒畅,经常和这样的人在一起,自己的情绪也会平稳。

9. 特禀质　特禀质是由于先天禀赋不足和遗传等因素造成的一种特殊体质。特禀质的人常患麻疹、过敏性紫癜、过敏性鼻炎、支气管哮喘等疾病。

中药中一些祛风抗过敏的常用药物有荆芥、防风、钩藤、蝉蜕、乌梅、五味子、露蜂房等。有季节过敏的人,可以用中药生黄芪 10g、防风 10g、乌梅 6g 泡茶饮。

饮食上要多食富含维生素 C 的水果蔬菜和补肺益气食品,少食腥膻食品如鱼、虾、蟹、羊肉等发物。饮食注意回避过敏原,宜清淡、均衡,粗细搭配适当,荤素配伍合理;亦不宜食用酒、辣椒、浓茶、咖啡等辛辣之品。

生活起居要注意经常房间通风,被褥床单要经常洗晒,避免尘螨滋生引起过敏。另外,不宜在居室内养宠物,以免引起动物毛屑过敏。经常进行体育锻炼,以增强自身免疫力。